·四川大学精品立项教材·

口腔病理学临床实习教程

KOUQIANG BINGLIXUE LINCHUANG SHIXI JIAOCHENG

主　编　汤亚玲

编　委（排名不分先后）

汤亚玲（四川大学华西口腔医院）

唐月阳（四川大学华西口腔医院）

池彦廷（四川大学华西口腔医院）

韩　琪（四川大学华西口腔医院）

姚莉洪（四川大学华西口腔医院）

万梓欣（四川大学华西口腔医院）

郑志建（四川大学华西口腔医院）

李　茂（四川大学华西口腔医院）

蒋鸿杰（四川大学华西口腔医院）

王浩帆（四川大学华西口腔医院）

张　美（上海交通大学医学院附属第九人民医院）

吴家顺（中山大学附属口腔医院）

姜　健（电子科技大学医学院附属肿瘤医院／
　　　　四川省肿瘤医院）

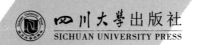

四川大学出版社

SICHUAN UNIVERSITY PRESS

图书在版编目（CIP）数据

口腔病理学临床实习教程 / 汤亚玲主编. — 成都：
四川大学出版社，2022.6
四川大学精品立项教材
ISBN 978-7-5690-5459-0

Ⅰ. ①口… Ⅱ. ①汤… Ⅲ. ①口腔颌面部疾病—病理
学—高等学校—教材 Ⅳ. ① R780.2

中国版本图书馆 CIP 数据核字（2022）第 082328 号

书　　名：口腔病理学临床实习教程
　　　　　Kouqiang Binglixue Linchuang Shixi Jiaocheng
主　　编：汤亚玲

选题策划：许　奕
责任编辑：许　奕
责任校对：周　艳
装帧设计：墨创文化
责任印制：王　炜

出版发行：四川大学出版社有限责任公司
　　　　　地址：成都市一环路南一段 24 号（610065）
　　　　　电话：（028）85408311（发行部）、85400276（总编室）
　　　　　电子邮箱：scupress@vip.163.com
　　　　　网址：https://press.scu.edu.cn
印前制作：四川胜翔数码印务设计有限公司
印刷装订：成都市新都华兴印务有限公司

成品尺寸：185mm×260mm
印　　张：18
字　　数：365 千字

版　　次：2022 年 8 月 第 1 版
印　　次：2022 年 8 月 第 1 次印刷
定　　价：89.00 元

本社图书如有印装质量问题，请联系发行部调换

四川大学出版社
微信公众号

前　言

　　口腔病理学是口腔医学的重要基础学科，是口腔临床医学与基础医学的桥梁学科，是研究口腔颌面部疾病的病因、发生发展规律及其形态、功能变化的一门科学。其根本任务是探讨口腔颌面部疾病的发病机制，并根据其形态改变，得出诊断结果，为预防及治疗口腔颌面部疾病提供理论基础。

　　本教材是四川大学精品立项教材，全面系统地介绍了口腔病理学临床常见疾病的临床要点、病理学特征以及典型临床病例。全书共十章，包括口腔临床病理学技术、牙体与牙周组织疾病、口腔黏膜疾病、口腔黏膜肿瘤及瘤样病变、唾液腺非肿瘤性疾病、唾液腺肿瘤、口腔颌面部囊肿、牙源性肿瘤、颌骨疾病、口腔软组织和淋巴造血系统肿瘤与瘤样病变，附有临床典型病例的病理学图片。

　　本教材根据口腔病理科住院医师临床实习的要求和目的，注重口腔病理学理论知识与临床病例的密切结合，不仅可作为口腔病理科本科生临床实习教材，也可作为口腔病理科规培生、进修生、研究生以及临床医师的参考教材。

　　本教材编写人员均为战斗在口腔病理学临床、教学和科研一线的中青年医师。本教材在汇集口腔病理学临床常见疾病的基础上，结合临床和教学过程中学生的意见，综合口腔病理学其他相关书籍要点。

　　衷心感谢为华西口腔病理学事业奉献一生的老一辈口腔病理学家，感谢他们对我们青年一代的谆谆教诲和辛勤培养！我们将不忘初心、牢记使命，把口腔病理学的基本知识、基本理论和基本技能传承下去，使华西口腔病理学科不断超越发展。

在教材的编写过程中，整个团队竭尽全力，力求全面涵盖口腔病理学的主要内容，满足广大读者的需要，但囿于作者水平和时间，在内容和编排上尚有很多不足之处，敬请广大读者批评指正。

汤亚玲

2022年6月

目 录 CONTENTS

第一章

口腔临床病理学技术

第一节　显微镜的基本知识

一、光学显微镜的组成

光学显微镜主要由机械装置和光学系统两部分组成。

（一）机械装置

1. 机架：显微镜的主体部分，包括底座和弯臂。

2. 目镜筒：位于机架上方，靠圆形燕尾槽与机架固定，目镜插在其上。

3. 物镜转换器：是一个旋转圆盘，上有3～5个孔，分别装有低倍或高倍物镜镜头。

4. 载物台：放置玻片的平台，其中央具有通光孔。

5. 调焦旋钮：利用调焦手轮可以驱动调焦结构，使载物台做粗调和微调的升降运动，从而使被观察物体对焦清晰成像。

6. 聚光器调节结构：聚光器安装在其上，调节螺旋可以使聚光器升降，用以调节光线的强弱。

（二）光学系统

1. 目镜：插在目镜筒顶部的镜头，由一组透镜组成，可以使物镜成倍地分辨、放大物像，例如×10、×15等。

2. 物镜：安装在转换器的孔上，也是由一组透镜组成，能够把物体清晰地放大。物镜上刻有放大倍数，主要有×10、×40、×60、×100等。

3. 光源：卤素灯、钨丝灯、汞灯、荧光灯、金属卤化物灯等。

4. 聚光器：聚光镜、孔径光阑。

二、光学显微镜的操作方法

1. 打开光源开关，调节灯光亮度到合适大小。
2. 转动物镜转换器，使低倍镜头正对载物台上的通光孔。
3. 将载玻片放置在载物台上，使切片中被观察的部分位于通光孔的正中央。
4. 右手旋转物镜转换器，切换观察倍数。从低倍到高倍观察切片（×4，×10，×20，×40，×100为油镜）。
5. 观察完毕后，右手将物镜转换器旋转至低倍镜头。
6. 取出切片，放入切片盒。
7. 调弱灯光光源，关闭电源。

三、显微照片放大倍数的计算

显微镜的放大倍数是指物像长度或宽度的放大倍数，而不是面积或体积。显微照片的放大倍数等于显微镜目镜倍数乘以物镜倍数。例如，目镜倍数为×10，物镜倍数为×20，最后放大倍数为200。

四、光学显微镜的发展历程

早在公元前1世纪，人们就发现通过球形透明物体去观察微小物体时，可以使其放大成像。

1590年，荷兰和意大利的眼镜制造者已经造出类似显微镜的放大仪器。1610年前后，意大利的伽利略和德国的开普勒在研究望远镜时，改变物镜和目镜之间的距离，得出合理的显微镜光路结构。

17世纪中叶，英国的罗伯特·胡克和荷兰的安东尼·列文虎克，都对显微镜的发展做出了卓越的贡献。1665年前后，胡克在显微镜中加入粗动调焦结构和微动调焦结构、照明系统和承载标本片的工作台。这些部件经过不断改进，成为现代显微镜的基本组成部分。

1673—1677年，列文虎克制成单组元放大镜式的高倍显微镜。胡克和列文虎克利用自制的显微镜，在动、植物机体微观结构的研究方面取得了杰出的成就。19世纪，高质量消色差浸液物镜的出现，使显微镜观察微细结构的能力大为提高。1827年，阿米奇第一个采用浸液物镜。19世纪70年代，德国人阿贝奠定了显微镜成像的古典理论基础。这些都促进了显微镜制造和显微观察技术的迅速发展，并为19世纪后半叶包括科赫、巴斯德等在内的生物学家和医学家发现微生物提供了有力的工具。

（姚莉洪）

第二节　组织蜡块的制备

一、组织固定

（一）组织固定的机制

组织固定是指利用某些化学试剂（如甲醛）的化学特性，使组织细胞内的蛋白质发生分子间的交联，从而使蛋白质转变成不溶性凝胶。这种凝胶使细胞器等良好保存。

（二）固定液的分类

1. 常用的单纯固定液。

（1）10%中性缓冲福尔马林（10%中性甲醛固定液）：对组织的渗透能力较强，固定均匀，能够保存脂肪和类脂质。

（2）乙醇：对组织具有固定、硬化和脱水作用，既能保存糖原，又能溶解脂肪，因其对组织有硬化作用，所以很少单独使用，多与其他化学试剂配制成混合固定液。

（3）甲醇：又称木醇，为有毒的无色透明液体，多用于血涂片的固定及配制Giemsa染液。

2. 常用的混合固定液。

（1）Carnoy固定液：常用于RNA和DNA染色的组织固定，也是糖原的良好固定液。

（2）Bouin固定液：对结缔组织和肌纤维染色有媒染作用，其固定后的组织着色鲜艳，细胞的微细结构显示清晰，常用于Masson三色法的组织固定。

（3）Zenker固定液：对细胞核有良好的固定作用，对酸性染料染色有媒染作用，经其固定后的细胞质和胶原纤维染色效果良好，常用于Masson三色法的组织固定。

（4）B-5固定液：是淋巴细胞的优良固定液，可保存淋巴细胞内的抗原，常用于免疫组织化学技术，也可用于特殊染色。

（三）固定方法

1. 常规外检标本的固定。

手术或活检取下来的新鲜标本立即固定于10%中性缓冲福尔马林中。组织一定要新鲜，离体后需立即投入固定液。标本应放入体积适宜的容器，容器要足够大，并采用广口、平底及有盖的容器，以利于取出和保持组织原形。将组织完全浸泡在固定液里，固定液量应是组织体积的4~20倍。固定时间应视组织标本的大小、厚度、当时室温和选用的固定液种类而定，如使用10%中性缓冲福尔马林，大标本通常固定24~48小时，小标本固定4~12小时。10%中性缓冲福尔马林可长期保存标本。

2. 免疫组织化学标本的固定。

（1）免疫荧光标记的新鲜组织标本，经冷冻切片后用冷丙酮（4℃）固定10分钟。

（2）细胞涂片或细胞爬片，采用冷丙酮（4℃）固定。

（3）其他免疫组织化学染色的组织标本，采用10%中性缓冲福尔马林固定。

二、大体标本的取材

（一）核对验收

取材前应首先核对验收送检的大体标本，核对患者姓名、性别、年龄、送检科室、临床资料等信息是否填写完整，如发现标本信息不一致，则不应接收；送检标本固定液不足，应立即补加。

（二）取材

取材由病理医师及记录员配合完成，如实描述和记录标本的体积、数量、形态和质地，取材时需要锋利的取材专用刀、剪子、尺子和镊子。

1. 定位：应用解剖标志或外科记号帮助标本定位，明确病变位置。

2. 大体描述：标本和特殊病变的大小、颜色、形状和硬度。

3. 浸墨：在标本的切面上涂墨汁是标记切缘的好方法。

4. 标本取材：分切标本时，右手持刀，从刀根部下刀由后往前切下，从标本的最大径切开（图1-2-1A）。切忌来回拉刀，造成组织挤压、撕扯。标本打开后，从最大径取一个平面的组织然后分切成小块（图1-2-1B），取材的组织块大小不宜超过2.0cm×1.5cm，厚度为0.2~0.3cm。用镊子轻轻地将标本放入印有病理编号的包埋盒内（图1-2-1C），不可用力挤压标本。分切后的组织块平放在包埋盒中，闭合包埋盒的盖子（图1-2-1D）。标本继续固定于10%中性缓冲福尔马林中。

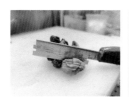 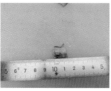 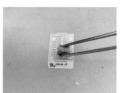 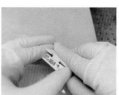

A　　　　　　B　　　　　　C　　　　　　D

图1-2-1　大体标本的取材

（1）口腔癌标本的取材。肉眼可见明显肿块，应每1cm至少取材1块，确保取到肿瘤侵袭最深处、肿瘤与周围正常组织交界部位的组织。描述肿瘤剖面，如实性、囊性、部分实性或部分囊性，边界是否清晰。对于肿瘤累及颌骨组织者，应对部分颌骨组织连同部分肿瘤组织整体取材、脱钙。

（2）唾液腺肿瘤标本的取材。取材时应连同包膜一起取材，送检切除的肿瘤及周围组织者，应在肿瘤与周围组织交界处取材。对肿块较大、质地及颜色有明显差别的肿瘤，应在不同质地、颜色处分别取材。对囊性为主的肿瘤，应仔细观察，寻找有无实性区域，如有实性区域，应在囊性区域、实性区域分别取材。如无肉眼可见明显肿块，应对可疑病变处充分取材。

（3）囊肿标本的取材。观察和描述囊内容物的性质、含量和颜色。用长刀切开囊肿的实性部分，取材一个平面，分切成条索状。取材要选取增厚的部分或粗糙处或乳头状突起处。

（4）黏膜或皮肤标本的取材。首先需要分清黏膜面（一般黏膜面颜色发白）和皮肤表面。取材时从黏膜面或皮肤表面下刀分切。取材的平面将是石蜡包埋的包埋面，它应包括黏膜组织的黏膜层和黏膜下层，或是皮肤组织的表皮和真皮。

（5）颌骨标本的取材。颌骨标本不规则，常带有牙齿。可在骨组织病理切割机上分切（图1-2-2A）。骨组织病理切割机分切颌骨标本时，控制标本分切厚度，从标本最大径打开（图1-2-2B），上颌骨沿唇腭面或颊腭面方向分切，下颌骨沿唇舌面或颊舌面方向分切，切割刀片垂直分切标本，切取肿瘤组织一个平面（图1-2-2C）。取材标本的大小为1.5cm×1.0cm，厚度不宜超过0.3cm。分切标本放入印有病理编号的包埋盒内。

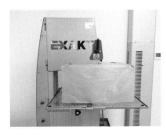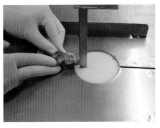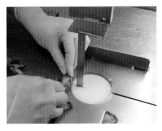

A   B   C

图1-2-2　颌骨组织取材

（6）冷冻切片标本的取材。选取最具有代表性的组织进行冷冻切片。冷冻切片剩余的组织（冰剩）以及冷冻切片同一组织块（冰对）的标本都必须经过10%中性缓冲福尔马林固定制作石蜡包埋切片，与冷冻切片对照。

（7）活检标本的取材。当活检标本最大径大于1cm时，应进行分切。当活检标本最大径小于0.2cm时，可采用伊红点染标本，使之容易辨认。小标本用纱布包裹后，放入印有病理编号的包埋盒中。

（8）淋巴结标本的取材。每个颈部清扫淋巴结及其他送检淋巴结均应取材、包埋，且要保留淋巴结及被膜的完整性。最大径小于或等于3mm的淋巴结可以直接包埋；较大的淋巴结可以一分为二，必要时可以将淋巴结分切成2～3mm的薄片，每个淋巴结均应至少选取1片进行取材、包埋。对肉眼怀疑有肿瘤转移的淋巴结，应选取可疑淋巴结包膜的部位取材，对于有粘连的淋巴结，注意需附带淋巴结周围的结缔组织。

三、颌骨标本的脱钙

组织内含有骨质或钙化灶时，需先行脱钙处理。脱钙即将钙盐从骨或其他含钙组织中去除。

（一）脱钙的注意要点

1. 组织在脱钙前必须固定。

2. 脱钙应该在室温下进行并持续磁性搅拌。

3. 不要过长时间脱钙。

4. 残留的酸会破坏细胞核的结构，因此，骨组织应该用水清洗24小时以去除脱钙液中的酸。

5. 脱钙液的体积应该10～15倍于脱钙组织。

（二）操作流程

颌骨标本经过10%中性缓冲福尔马林固定24小时后，再置于5%盐酸脱钙液或EDTA脱钙液中脱钙。脱钙液的体积应是标本体积的10～15倍，每日更换一次新液。脱钙标本放置于摇床上24小时摇动。用镊子取出标本，直至能用大头针扎动骨组织，脱钙结束。自来水流水冲洗过夜或24小时（将酸从骨组织中完全洗出来），进行梯度乙醇脱水，二甲苯透明，切片石蜡浸蜡及包埋。

四、组织脱水、透明与浸蜡

（一）组织脱水

组织经固定和水洗后含大量的水分，水与石蜡不能混合，因此在浸蜡和包埋前必须脱水。

1. 常见脱水剂：乙醇、丙酮、正丁醇。

2. 通用脱水程序：70%乙醇、80%乙醇、95%乙醇、95%乙醇、100%乙醇、100%乙醇依次1小时→二甲苯Ⅰ、Ⅱ依次30分钟→石蜡Ⅰ、Ⅱ、Ⅲ依次1小时30分钟。

（二）组织透明与浸蜡

1. 组织透明：组织在无水乙醇内完全脱水后，置入石蜡前，用与脱水剂及熔化的石蜡都能混合的透明剂（如二甲苯）处理，其折射指数接近组织蛋白的折光指数，组织变得透亮。

2. 组织浸蜡：组织经透明剂透明后移入熔化的石蜡内浸透。

五、石蜡包埋

石蜡包埋是指组织经过石蜡浸透，用石蜡包起的过程。包埋后组织可达到一定的硬度和韧度，有利于切成薄片。

操作流程：打开标本包埋盒→检查标本→将组织包埋面紧贴包埋模具底部→带有病理编号的包埋盒压在包埋模具上→灌注液体石蜡→冷却→脱掉包埋模具→蜡块修整。

（万梓欣）

第三节　组织切片制作及苏木精–伊红染色（HE染色）

一、石蜡切片的制作

石蜡切片是送检组织经过固定、脱水、透明、浸蜡、石蜡包埋、切片等步骤制作而成。

制作流程如下。

1. 切片。

2. 摊片：把切出的组织蜡片在摊片机的恒温（48℃）水内展平，使其平整，无皱折和气泡，以利于贴片。

3. 贴片：将在摊片机恒温水中展平的组织蜡片贴在载玻片上。

4. 烤片：组织蜡片贴在载玻片后放在烤片机上烘烤（60~65℃），将组织蜡片上的水分烤干，使石蜡熔化，使组织蜡片牢固贴附在载玻片上，该过程是防止组织切片脱片的关键。

二、冷冻切片的制作

冷冻切片是指新鲜组织不经任何固定、脱水等处理，直接在低温恒冷切片机（-25℃）冷冻后马上切片。

制作流程：用吸水纸吸干新鲜组织表面水分→放在低温恒冷切片机样本托

上→浸没在冷冻切片包埋剂（OCT包埋剂）中→组织块置于低温恒冷切片机内（-25℃）冷冻→上机进行冷冻切片（厚度6~8μm）→切好的组织片贴在载玻片上，自然晾干。

三、苏木精–伊红染色（HE染色）

苏木精（hematoxylin）和伊红（eosin）联合染色又称HE染色，常规HE制片是指组织进行常规固定、脱水、透明、浸蜡、石蜡包埋、切片、摊片、捞片、烤片、HE染色和封片等一系列操作。组织切片本身是无色的，在显微镜下难以分辨组织和细胞的结构，无法观察其微小的形态改变，因此需要对组织切片进行染色。HE染色是临床病理学诊断中最常用、最基本的染色。苏木精把细胞核染成蓝色，伊红把细胞质、胶原纤维和肌纤维、红细胞等染成深浅不同的红色。

（一）染色操作

1. 石蜡切片，脱蜡至水：依次将切片放入二甲苯Ⅰ10分钟→二甲苯Ⅱ10分钟→无水乙醇Ⅰ5分钟→无水乙醇Ⅱ5分钟→95%乙醇5分钟→90%乙醇5分钟→80%乙醇5分钟→70%乙醇5分钟→蒸馏水洗。

2. 苏木精染细胞核：切片放入Harris苏木素染液染色3~8分钟，自来水冲洗，1%盐酸乙醇分化数秒，自来水冲洗，0.6%氨水返蓝，流水冲洗。

3. 伊红染细胞质：切片入伊红染液中染色1~3分钟。

4. 脱水封片：将切片依次放入95%乙醇Ⅰ15分钟→95%乙醇Ⅱ5分钟→无水乙醇Ⅰ5分钟→无水乙醇Ⅱ5分钟→二甲苯Ⅰ5分钟→二甲苯Ⅱ5分钟，脱水透明，将切片从二甲苯中拿出来稍晾干，中性树胶封片。

（二）染色结果

细胞核呈蓝色，钙盐以及各种微生物呈蓝色或蓝紫色，细胞质、肌纤维、胶原纤维、甲状腺胶质等呈深浅不同的红色，红细胞、角蛋白等呈明亮的橙红色。

（万梓欣）

第四节　硬组织切磨技术

硬组织切磨技术主要是针对人工种植牙、骨和含植入物的骨组织、埋置有坚硬植入物的其他组织标本，或在动物实验阶段进行了亲骨荧光素标记的不能进行脱钙的骨组织，通过脱水、浸润、包埋处理，由硬组织切磨系统完成的组织病理切片制作技术。

一、硬组织切磨技术的优缺点

1. 优点。

（1）不用脱钙，可用于大块骨组织以及带植入物的骨组织样本。

（2）可以做到原位切片。

2. 缺点。

（1）成本高，设备、带锯、砂纸、树脂及树脂载片等主要耗材均需专机配套使用，价格较石蜡切片高很多。

（2）周期相对更长。

（3）步骤繁多，每一步都需要精挑细刻，时间无法省略或缩短。

（4）硬组织切片相对较厚。

二、制作流程

1. 标本固定：固定液常用10%中性缓冲福尔马林。

2. 标本冲洗：自来水冲洗标本30分钟。

3. 标本脱水：75%乙醇、85%乙醇、95%乙醇、100%乙醇。

4. 标本浸透：将脱水后的标本逐级浸透于无水乙醇/Technovit 7200 VLC光固化树脂中。

5. 标本包埋：包埋模具底部依次放置模具填充材料、标本，采用Technovit 7200 VLC包埋材料进行标本包埋。

6. 标本固化：通常需要24小时，也可根据标本大小调节固化时间。

7. 附加下载片：将组织的非切割面与下载片黏合。

8. 附加平行切片：将组织块的组织面与平行载片黏合。

9. 标本切片：用组织锯片机切割组织块。

10. 磨片和抛光：分别用P500、K1200研磨纸，P2500、K4000抛光纸进行磨片和抛光。

11. 切片染色：常规采用甲苯胺蓝染色或HE染色。

12. 标本封固：采用Technovit 7200 VLC封固磨片。

13. 光镜下观察。

（郑志建　姚莉洪）

第五节　组织化学染色（特殊染色）

组织化学染色是把组织学、细胞学和生物化学结合起来的一门染色技术，应用某些试剂或染料与组织细胞内的化学成分进行特异性反应或染料分子结构的某些基团与组织内的相应基团特异性结合而显色，既能确定组织细胞的某些特殊成分，又能显示出这些特殊成分在组织细胞中的分布和含量以及在病变时所发生的变化。

一、脂类染色

在病理诊断中，脂类染色常用于鉴别脂肪变性、脂肪栓子以及脂类来源的肿瘤。

（一）油红O染色法

1. 试剂配制。

（1）油红饱和液：油红O（oil red O）干粉0.5g，异丙醇（含量98%）100mL。

（2）油红稀释液：取油红饱和液6mL，加蒸馏水4mL，静置5~10分钟过滤后使用。

2. 染色方法。

（1）冷冻切片，自然干燥2~5分钟。

（2）蒸馏水充分洗涤。

（3）浸入油红稀释液10~15分钟，避光、密封。

（4）60%乙醇镜下分化至间质清晰。

（5）蒸馏水稍洗。

（6）Mayer苏木素染液复染3分钟。

（7）蒸馏水稍洗。

（8）甘油或甘油明胶封固。

3. 染色结果：中性脂肪、脂肪酸、胆固醇酯染成深红色。磷脂、脑苷脂染成粉红色。细胞核染成蓝色。

（二）苏丹Ⅳ染色法

1. 试剂配制：苏丹Ⅳ0.5g，70%乙醇50mL，丙酮50mL。

2. 染色方法。

（1）冷冻切片，自然干燥2~5分钟。

（2）蒸馏水稍洗，70%乙醇浸洗片刻。

（3）浸入苏丹Ⅳ染液5~15分钟。染色中尽可能密封，防止试剂挥发，如加温至56℃，染色时间可缩短。

（4）70%乙醇洗去多余染液。

（5）蒸馏水稍洗。

（6）Mayer苏木素染液复染1～2分钟，蒸馏水稍洗。

（7）甘油明胶封固。

3．染色结果：中性脂肪呈猩红色，细胞核呈蓝色。

二、淀粉样蛋白染色

淀粉样蛋白是指用碘染色其反应像淀粉，即遇碘呈赤褐色，再加硫酸变蓝色，和淀粉的染色相同的蛋白，但其本身不是淀粉而是一种蛋白质，故又称淀粉样物质。显示淀粉样变性的方法较多，但常用的是刚果红染色法和甲紫法。这里主要介绍甲醇刚果红染色法。

1．试剂配制。

（1）甲醇刚果红液：刚果红0.5g，甲醇80mL，甘油20mL，室温下混匀。

（2）碱性乙醇分化液：氢氧化钾0.2g，80%乙醇100mL，室温下混匀，现用现配。

2．染色方法。

（1）石蜡切片，脱蜡至水。

（2）甲醇刚果红液染色10～20分钟。

（3）碱性乙醇分化液分化数秒。

（4）蒸馏水洗2分钟。

（5）Mayer苏木素染液复染2分钟，水洗3分钟。

（6）无水乙醇迅速脱水2次。

（7）二甲苯透明，中性树胶封固。

3．染色结果：淀粉样物质呈砖红色，细胞核呈蓝色。

三、横纹肌纤维染色

肌组织主要由肌细胞构成，根据结构和功能，肌组织可分为骨骼肌、心肌和平滑肌，前两者肌纤维含有横纹，故又称为横纹肌。常见肿瘤的共同病理变化是肿瘤细胞可出现横纹肌纤维，可用磷钨酸苏木精（PTAH）染液来显示肌纤维成分。

1．试剂配制。

（1）磷钨酸苏木精染液：苏木精0.1g，磷钨酸2g，蒸馏水100mL。将苏木精置于20mL蒸馏水中加热溶解，再将磷钨酸溶于80mL蒸馏水中。苏木精冷却后加入磷钨酸溶液，混匀后放置。经阳光处理数周至数月才成熟。

（2）高锰酸钾氧化液：5%高锰酸钾水溶液50mL，0.5%硫酸水溶液50mL。

2．染色方法。

（1）石蜡切片，脱蜡至水。

（2）4%铁明矾水溶液15分钟。

（3）自来水冲洗10秒。

（4）0.25%高锰酸钾水溶液氧化5～10分钟。

（5）自来水冲洗10秒。

（6）2%草酸水溶液漂白至无色，约1分钟。

（7）自来水冲洗10秒，蒸馏水洗2次。

（8）浸入磷钨酸苏木精染液中（加盖）24～48小时。如放于37℃恒温环境中，染色时间可缩短。

（9）95%乙醇迅速洗去多余染液。

（10）无水乙醇脱水，二甲苯透明，中性树胶封固。

3．染色结果：横纹肌纤维、细胞核和神经胶质纤维呈蓝色，胶原纤维、网状纤维呈棕红色，弹性纤维呈微紫色。

四、胶原纤维染色

胶原纤维染色在病理诊断上主要用于与肌纤维鉴别，其特殊染色方法包括Van Gieson（V.G）染色法和Masson三色法等。

（一）Van Gieson（V.G）染色法

1．试剂配制。

（1）Weigerr铁苏木精染液。甲液：苏木精1g，无水乙醇100mL。乙液：30%三氯化铁4mL，蒸馏水95mL，纯盐酸1mL。临用前将甲、乙两液等量混合。

（2）Van Gieson（V.G）染液。甲液：1%酸性品红水溶液。乙液：苦味酸饱和水溶液（浓度约1.2%）。临用前甲液与乙液按1：9混合，配制成Van Gieson（V.G）染液。

2．染色方法。

（1）石蜡切片，脱蜡至水。

（2）Weigerr铁苏木精染液染色5分钟。

（3）流水冲洗2分钟。

（4）1%盐酸乙醇分化数秒。

（5）流水冲洗。

（6）Van Gieson（V.G）染液染色1～2分钟。

（7）倾去染液，用95%乙醇分化2秒。

（8）无水乙醇脱水，二甲苯透明，中性树胶封固。

3．染色结果：胶原纤维呈鲜红色，肌纤维、红细胞呈黄色。

（二）Masson三色法

1．试剂配制。

（1）丽春红酸性品红染液：酸性品红1g，丽春红2g，橘黄G 2g，0.25%醋酸300mL。混匀，过滤后备用。

（2）亮绿染色液水溶液：亮绿粉末0.1g，0.2%醋酸100mL。充分混匀，过滤后备用。

（3）1%磷钨酸：磷钨酸粉末1g，蒸馏水100mL。

2．染色方法。

（1）石蜡切片，脱蜡至水。

（2）苏木精染液染色5分钟，流水冲洗。

（3）1%盐酸乙醇分化2秒，流水冲洗。

（4）0.2%醋酸水溶液染色2秒。

（5）丽春红酸性品红染液染色5～10分钟。

（6）0.2%醋酸水溶液染色2次，每次2秒。

（7）放入1%磷钨酸水溶液染色5～10分钟。

（8）0.2%醋酸水溶液染色2秒。

（9）亮绿染色液染色5分钟。

（10）0.2%醋酸水溶液染色1分钟。

（11）无水乙醇脱水，二甲苯透明，中性树胶封固。

3．染色结果：胶原纤维呈绿色，肌纤维呈红色，红细胞呈橘红色。

五、糖原染色

糖原是单纯的多糖，存在于细胞浆内。当机体组织坏死后，糖原被破坏。因此须采取新鲜标本，及时固定于Carnoy固定液或无水乙醇中。糖原染色主要采用过碘酸-Schiff（PAS）染色法。

1．试剂配制。

（1）0.5%过碘酸氧化液：高碘酸0.5g，蒸馏水100mL。

（2）0.5%偏重亚硫酸钠溶液：偏重亚硫酸钠0.5g，蒸馏水100mL。

（3）Schiff染液：碱性品红1g，重蒸馏水200mL，1M/L盐酸20mL，偏重亚硫酸钠2g。

（4）1%淀粉酶溶液：淀粉酶1g，蒸馏水100mL。

先将200mL蒸馏水煮沸，改为小火。加入1g碱性品红，再煮沸1分钟。待冷却到50℃时，加入1M/L盐酸20mL。待冷却到35℃时，加入2g偏重亚硫酸钠。室温放置5小时后溶液变为无色液体，储存于棕色磨口瓶内，封口，避光放于4℃冰箱内保存。

2. 染色方法。

（1）取新鲜薄片组织，立即固定于Carnoy固定液中3～6小时，其间更换两次固定液，然后转入95%乙醇。

（2）无水乙醇脱水，石蜡包埋切片。

（3）取两张连续切片，分别做A和B记号，然后将B片脱蜡至水。

（4）将B片置入预热至37℃的1%淀粉酶溶液，于37℃温箱内消化40分钟～1小时。

（5）取出B片，稍水洗。

（6）在消化过程中，将A片脱蜡至水。

（7）A、B两片同时放入0.5%过碘酸氧化液中10分钟。

（8）蒸馏水洗2次。

（9）入Schiff染液于暗处并加盖染色10～20分钟。

（10）用0.5%偏重亚硫酸钠溶液滴洗2次，每次约1分钟。

（11）流水冲洗5分钟。

（12）苏木精染液染色2～3分钟。

（13）0.5%盐酸乙醇分化，自来水冲洗至细胞核变蓝为止。

（14）无水乙醇脱水，二甲苯透明，中性树胶封固。

3. 染色结果：A片细胞内糖原呈亮红色颗粒，细胞核呈蓝色。B片经1%淀粉酶溶液消化后，糖原染色呈阴性。

六、黏液物质（黏多糖）染色

黏液卡红（胭脂红）染色法和阿尔辛蓝染色法，主要用于酸性黏液物质的鉴别。过碘酸-Schiff（PAS）染色法用于中性黏液或某些酸性黏液物质的鉴别。

（一）黏液卡红（胭脂红）染色法

1. 试剂配制：胭脂红1g，氢氧化铝1g，三氯化铝0.5g，50%乙醇200mL。

将胭脂红1g和氢氧化铝1g倒入250mL的三角瓶中，加入50%乙醇100mL，混匀后再加入三氯化铝0.5g。水浴加温逐级煮沸并搅拌，使其充分溶解（当心染液外溅）。约10分钟后，染液逐渐由红色变为透明深紫红色（储存液）。冷却后倒入量筒，再补充50%乙醇至100mL。过滤后放入冰箱备用。使用时储存液与蒸馏水按1：4比例稀释（储存液能长期保存，稀释液不能长期保存）。

2. 染色方法。

（1）石蜡切片，脱蜡至水。

（2）苏木精染液染色5分钟，充分水洗。

（3）1%盐酸乙醇分化1~2秒。

（4）流水冲洗3分钟。

（5）黏液卡红染液染色30分钟至数小时，水洗。

（6）无水乙醇脱水，二甲苯透明，中性树胶封固。

3. 染色结果：酸性黏液呈红色，细胞核呈蓝色。

（二）阿尔辛蓝染色法

1. 试剂配制。

（1）1%阿尔辛蓝染液（pH值2.5）：阿尔辛蓝1g，冰醋酸3mL，蒸馏水97mL。在溶液中加入麝香草酚50mg防腐，混匀。

（2）0.1%核固红染液：核固红0.1g，硫酸铝5g，蒸馏水100mL，麝香草酚50mg。先将5g硫酸铝溶于100mL蒸馏水，然后加入0.1g核固红，加温溶解，冷却后过滤，最后加入50mg麝香草酚。

2. 染色方法。

（1）石蜡切片，脱蜡至水，蒸馏水洗。

（2）1%阿尔辛蓝染液染色30分钟。

（3）蒸馏水洗2次，每次2分钟。

（4）0.1%核固红染液染色10~20分钟。

（5）蒸馏水洗，滤纸吸干。

（6）95%乙醇迅速脱水。

（7）无水乙醇脱水，二甲苯透明，中性树胶封固。

3. 染色结果：酸性黏液和一般黏液呈蓝色，细胞核呈红色。

（三）过碘酸-Schiff（PAS）染色法

1. 试剂配制。

见第一章第五节"五、糖原染色"的相关内容。

2. 染色方法。

见第一章第五节"五、糖原染色"的相关内容。

3. 染色结果：中性黏液性物质、某些酸性黏液物质呈红色，细胞核呈蓝色。经1%淀粉酶溶液消化后，黏液过碘酸-Schiff（PAS）染色阳性不消失。

七、黑色素染色

黑色素是一种正常的色素，多见于眼、皮肤的黑色素细胞。机体患病时易产生异常的黑色素，经过染色其能够被清楚地显示。黑色素常见于恶性黑色素瘤、淋巴结肿瘤、色素性神经瘤等。黑色素的特殊染色方法包括硫酸亚铁法和银氨液浸染法。下面主要介绍硫酸亚铁法。

1. 试剂配制。

（1）硫酸亚铁水溶液：硫酸亚铁（$FeSO_4 \cdot 7H_2O$）2.5g，蒸馏水100mL。充分溶解并过滤后取其澄清液。

（2）铁氰化钾醋酸液：铁氰化钾1g，蒸馏水99mL，冰醋酸1mL。用99mL蒸馏水溶解1g铁氰化钾后，再加入1mL冰醋酸。

（3）Van Gieson（V.G）染液：见第一章第五节"四、胶原纤维染色"的相关内容。

（4）1%冰醋酸溶液：蒸馏水99mL，冰醋酸1mL，混匀。

2. 染色方法。

（1）石蜡切片，脱蜡至水。

（2）放入硫酸亚铁水溶液30分钟（37℃恒温水浴箱）。

（3）蒸馏水洗3次，每次5分钟。

（4）放入铁氰化钾醋酸液30分钟（37℃恒温水浴箱）。

（5）放入1%冰醋酸溶液3秒。

（6）Van Gieson（V.G）染液染色1分钟，水洗。

（7）95%乙醇脱水3秒。

（8）无水乙醇脱水，二甲苯透明，中性树胶封固。

3. 染色结果：黑色素呈绿色至墨绿色，胶原纤维呈红色，肌纤维呈黄色。

八、神经纤维染色

神经纤维的特殊染色法有甘氨酸银浸镀法和改良的银浸镀法。下面主要介绍改良的银浸镀法。

1. 试剂配制。

（1）氨银溶液：20%硝酸银（$AgNO_3$）30mL，无水乙醇20mL，混匀后逐渐加入氨水（NH_4OH），使形成的沉淀颗粒恰好溶解，再加入氨水0.5mL，pH值10.0。

（2）酸化高锰酸钾液：0.5%高锰酸钾溶液50mL，0.5%硫酸溶液50mL，使用前等量混合。

（3）0.2%氯化金液：0.2g氯化金，溶于100mL蒸馏水。

（4）2.5%草酸液：2.5g草酸，溶于100mL蒸馏水。

（5）2.5%铁明矾液：2.5g铁明矾，溶于100mL蒸馏水。

（6）10%中性缓冲福尔马林：10mL甲醛原液，溶于90mL蒸馏水。

2．染色方法。

（1）石蜡切片，脱蜡至水，蒸馏水洗3次。

（2）放入酸化高锰酸钾液5分钟，流水冲洗3次。

（3）放入2.5%草酸液2分钟，流水冲洗3次。

（4）放入2.5%铁明矾液7分钟，流水冲洗，蒸馏水洗3次。

（5）放入氨银溶液2分钟。

（6）放入10%中性缓冲福尔马林3分钟，流水冲洗3次。

（7）放入0.2%氯化金液2分钟，流水冲洗，蒸馏水洗。

（8）梯度乙醇脱水，二甲苯透明，中性树胶封固。

3．染色结果：神经纤维呈棕黑色至黑色。

九、弹性纤维染色

弹性纤维染色有间苯二酚-品红染色法、醛品红染色法和地衣红染色法。下面主要介绍间苯二酚-品红染色法。

1．试剂配制。

（1）间苯二酚-品红溶液：碱性品红2g，间苯二酚4g，30%氯化铁溶液25mL，蒸馏水200mL，95%乙醇200mL，浓盐酸4mL。

将碱性品红、间苯二酚与蒸馏水加热溶解，玻璃棒搅拌，煮沸后缓慢加入30%氯化铁水溶液，搅拌并继续煮沸3~5分钟，冷却过滤，倾去滤液，将滤纸与沉淀物一起放回烧杯内，温箱中烘干。取出后加入95%乙醇200mL，隔水煮至沉淀物完全溶解后取出滤纸。冷却后再过滤，并以95%乙醇补足总量至200mL。最后加浓盐酸4mL，于4℃冰箱保存。

（2）酸化高锰酸钾液：0.5%高锰酸钾溶液50mL，0.5%硫酸溶液50mL，使用前等量混合。

（3）2%草酸液：2g草酸，溶于100mL蒸馏水。

2．染色方法。

（1）石蜡切片，脱蜡至水，蒸馏水洗3次。

（2）酸化高锰酸钾液氧化5分钟。

（3）流水冲洗3次。

（4）2%草酸液漂白2分钟。

（5）流水洗3次。

（6）间苯二酚-品红溶液染色2.5小时（37℃水浴）。

（7）95%乙醇洗涤。

（8）1%盐酸乙醇分化。

（9）流水冲洗。

（10）95%乙醇脱水，二甲苯透明，中性树胶封固。

3．染色结果：弹性纤维呈深蓝色。

十、网状纤维染色

网状纤维染色有氢氧化银氨液浸染法Ⅰ和氢氧化银氨液浸染法Ⅱ。下面主要介绍氢氧化银氨液浸染法Ⅰ。

1．试剂配制。

（1）Gordon-Sweets银氨液：用小量杯盛10%硝酸银水溶液2mL，逐滴加入氢氧化铵，边滴边摇动容器。先出现沉淀物，继续滴入氢氧化铵至所形成的沉淀物恰好溶解。加入3%氢氧化铵水溶液2mL，再次形成沉淀，继续滴入氢氧化铵，直至沉淀物再次恰好溶解。最后加蒸馏水至40mL，配好后用棕色磨口瓶盛装，置于4℃冰箱内保存，使用前提前取出恢复到室温。

（2）酸化高锰酸钾液：0.5%高锰酸钾溶液50mL，0.5%硫酸溶液50mL，使用前等量混合。

（3）2%草酸液：草酸2g，蒸馏水100mL。

（4）2%硫酸铁铵水溶液：硫酸铁铵2g，蒸馏水100mL。

（5）10%中性缓冲福尔马林：10mL甲醛原液，溶于90mL蒸馏水。

（6）0.1%核固红染液：核固红0.1g，硫酸铝5g，蒸馏水100mL，麝香草酚50mg。先将5g硫酸铝溶于100mL蒸馏水，然后加入0.1g核固红，加温溶解。冷却后过滤，最后加入50mg麝香草酚。

（7）5%硫代硫酸钠水溶液：硫代硫酸钠5g，蒸馏水100mL。

（8）0.2%氯化金液：氯化金0.2g，蒸馏水100mL。

2．染色方法。

（1）石蜡切片，脱蜡至水，蒸馏水洗。

（2）酸化高锰酸钾液氧化5分钟。

（3）流水冲洗。

（4）2%草酸液漂白1~2分钟。

（5）流水冲洗，蒸馏水冲洗。

（6）2%硫酸铁铵液媒染5分钟。

（7）稍水洗，再用蒸馏水冲洗。

（8）滴加Gordon-Sweet银氨液1分钟。

（9）蒸馏水冲洗。

（10）10%中性缓冲福尔马林还原1分钟。

（11）蒸馏水冲洗3～5分钟。

（12）0.2%氯化金液调色1～2分钟。

（13）蒸馏水冲洗。

（14）5%硫代硫酸钠液固定2分钟。

（15）0.1%核固红染液复染5～10分钟。

（16）流水冲洗。

（17）梯度乙醇脱水，二甲苯透明，中性树胶封固。

3. 染色结果：网状纤维呈黑色，细胞核呈红色。

（郑志建　姚莉洪）

第六节　免疫组织化学及免疫荧光技术

一、免疫组织化学概述

免疫组织化学是在常规HE染色和组织化学染色的基础上，利用抗原-抗体反应的原理，用已知的抗体检测组织或细胞内未知的抗原，从而判断组织或细胞的组织来源及其分化，用于病理诊断和鉴别诊断的染色技术，是临床病理诊断中重要的辅助技术之一，对于判断肿瘤的来源、分类、预后和鉴别诊断以及指导和评估临床治疗起着重要作用。

1. 特点：①特异性强；②敏感性高；③定位、定量准确；④方法相同；⑤应用范围广。

2. 抗原：一种引起免疫反应的物质，即能刺激人或动物机体产生特异性抗体或致敏淋巴细胞（具有抗原性），并且能够与由它刺激所产生的这些产物在体内或体外发生特异性反应的物质（具有反应原性）。

3. 抗体：人或动物机体在抗原物质诱导下产生的，能够与相应抗原特异性结合发生免疫反应的免疫球蛋白。所有抗体都是免疫球蛋白，但并非所有的免疫球蛋白都是抗体。每种抗体仅识别特定的目标抗原。

（一）抗体的选择

首先应当了解抗体标记的适用范围及反应谱。不同的英文缩写表明不同用途，Flow cyt用于流式细胞技术，ICC/IF用于免疫组织化学/免疫荧光技术，IHC用于多聚甲醛固定的标本，IHC-Fr用于冷冻切片技术，IHC-P用于石蜡包埋的标本，IP用于免疫沉淀，WB用于免疫印迹。尽量选择单克隆抗体，按说明书要求进行稀释，通常采用磷酸盐缓冲液（PBS）稀释抗体，然后分装保存于4℃冰箱或–20℃保存。

（二）抗原修复

经10%中性缓冲福尔马林固定，石蜡包埋的组织在固定过程中，组织中的抗原蛋白与甲醛产生交联，组织蛋白和抗原蛋白也会产生蛋白之间的相互连接，使组织中抗原的决定簇被封闭，抗体难以和抗原充分结合。因此，要进行组织切片前处理，即抗原修复（antigen retrieval，AR），目的是打开组织抗原蛋白与甲醛的交联和蛋白之间的相互连接，充分暴露组织抗原，以提高组织抗原的检出率。

1. 常见的抗原修复方法。

（1）蛋白酶消化：将切片置入预热至37℃的胰蛋白酶消化液消化30分钟。

（2）热处理：黏附载玻片捞取组织脱蜡至水，切片浸泡于装有抗原修复缓冲液的玻璃容器中，置于水浴锅中，加热至95～98℃ 15分钟（修复缓冲液不沸腾）。抗原修复的效果与所用的加热方式、缓冲液的种类、修复的时间和温度密切相关。修复完毕后置于室温中冷却至60℃，然后放入0.01M PBS中。

2. 抗原修复常用试剂。

（1）0.01M枸橼酸缓冲液。

A液（0.1M枸橼酸溶液）：2.1g枸橼酸溶于100mL蒸馏水。

B液（0.1M枸橼酸钠溶液）：2.9g枸橼酸钠溶于100mL蒸馏水。

工作液：9mL A液与41mL B液加入450mL蒸馏水中，pH值6.0。

（2）0.01M PBS。

二、免疫组织化学的常用方法

（一）亲和素–生物素–酶复合物（ABC）法

1. 原理。

亲和素–生物素–酶复合物（avidin–biotin–peroxidase complex，ABC）法：先按一定比例将亲和素与酶标生物素结合在一起，形成ABC复合物，标本中的抗原先后与一抗、生物素标记的二抗、ABC复合物结合，最终形成晶格样结构的复合体，其中网络了大量酶分子，从而大大提高了检测抗原的灵敏度。

2. 操作步骤。

（1）石蜡切片，脱蜡至水。

（2）3% H_2O_2处理10分钟后，蒸馏水洗涤。

（3）0.01M枸橼酸缓冲液修复抗原15分钟，冷却到60℃。

（4）0.01M PBS洗涤5分钟。

（5）正常血清（0.01M PBS按1∶50稀释）孵育20分钟。

（6）一抗（0.01M PBS按1∶100稀释，同时设有PBS代替一抗的阴性对照）37℃湿盒内孵育60分钟。

（7）0.01M PBS洗涤5分钟。

（8）生物素标记的二抗（0.01M PBS按1∶100稀释）37℃湿盒内孵育30分钟。

（9）0.01M PBS洗涤5分钟。

（10）ABC复合物（Reagent A与Reagent B等量混合后按1∶100稀释）37℃湿盒内孵育60分钟。

（11）0.01M PBS洗涤5分钟。

（12）二氨基联苯胺四盐酸（DAB）-3%H_2O_2液显色5分钟，水洗。

（13）苏木精浅染细胞核。

（14）乙醇梯度脱水，二甲苯透明，中性树胶封固。

3. 染色结果：阳性部位呈深浅不一的棕色，位于细胞浆、细胞膜或细胞核。

（二）过氧化物酶–抗过氧化物酶（PAP）法

1. 原理。

过氧化物酶–抗过氧化物酶（peroxidase anti–peroxidase，PAP）法是指在抗酶抗体中加入过量的辣根过氧化物酶（HRP），使HRP充分结合在抗酶抗体上形成可溶性的PAP复合物。HRP不是通过标记抗体的方法标记在抗体上，因此，PAP法为非标记抗体法。

2. 操作步骤。

（1）石蜡切片，脱蜡至水。

（2）3%H_2O_2液浸泡10分钟后，蒸馏水洗涤5分钟。

（3）0.01M枸橼酸缓冲液修复抗原15分钟，冷却至60℃。

（4）0.01M PBS洗涤5分钟。

（5）正常血清（0.01M PBS按1∶50稀释）孵育20分钟。

（6）一抗（0.01M PBS按1∶100稀释，同时设有PBS代替一抗的阴性对照）37℃湿盒内孵育60分钟。

（7）0.01M PBS洗涤3次。

（8）过氧化物酶标记的二抗（0.01M PBS按1∶100稀释）37℃湿盒内孵育30分钟。

（9）0.01M PBS洗涤3次。

（10）滴加PAP复合物，37℃湿盒内孵育30分钟。

（11）0.01M PBS洗涤3次。

（12）DAB-3%H$_2$O$_2$液显色5分钟，在显微镜下掌握染色程度（细胞浆呈棕色者判定为阳性细胞）。水洗10分钟终止反应。

（13）苏木精浅染细胞核，盐酸乙醇分化。

（14）乙醇梯度脱水，二甲苯透明，中性树胶封固。

3. 染色结果：阳性部位呈黄色或棕黄色，位于细胞浆或细胞核。

（三）链霉素抗生物素蛋白-过氧化物酶连接（SP）法

1. 原理。

链霉素抗生物素蛋白-过氧化物酶连接（streptavidin-peroxidase，SP）法是专为免疫组织化学和其他免疫检测而设计的，用以显示组织和细胞中的抗原分布。链霉亲和素是一种从链霉菌中提取的蛋白质，分子量47000，同亲和素一样，对生物素分子有极高的亲和力，是一般抗原抗体亲和力的一百万倍。链霉亲和素等电点接近中性，IP=6.0～6.5，对组织和细胞的非特异性吸附很低，基于链霉亲和素的免疫组织化学方法背景很低。根据研究，SP可形成一百万个左右的过氧化物酶和五十个左右的链霉亲和素所形成的复合物。大量的酶将保证SP法具有很高的敏感性。SP法兼具高敏感性、低背景和操作简便的优点。

2. 操作步骤。

（1）石蜡切片，脱蜡至水。

（2）3%H$_2$O$_2$液浸泡10分钟后，蒸馏水洗涤。

（3）0.01M枸橼酸缓冲液修复抗原15分钟，冷却到60℃。

（4）0.01M PBS洗涤3次。

（5）正常血清（0.01M PBS按1∶50稀释）孵育20分钟。

（6）一抗（0.01M PBS按1∶100稀释，同时设有PBS代替一抗的阴性对照）37℃湿盒内孵育60分钟。

（7）0.01M PBS洗涤3次。

（8）生物素标记的二抗（0.01M PBS按1∶100稀释）37℃湿盒内孵育30分钟。

（9）0.01M PBS洗涤3次。

（10）HRP标记的链霉素卵白素工作液，37℃湿盒内孵育30分钟。

（11）0.01M PBS洗涤3次。

（12）DAB-3%H$_2$O$_2$液显色5分钟，水洗。

（13）苏木精浅染细胞核。

（14）乙醇梯度脱水，二甲苯透明，中性树胶封固。

3. 染色结果：阳性部位呈深浅不一的棕色，位于细胞浆或细胞核。

（四）非生物素型聚合物（polymer）法

1. 原理。

非生物素型聚合物法是新发展的一种免疫组织化学技术，利用一种名为多聚葡萄糖聚合物的独特结构，将HRP或碱性磷酸酶和鼠／兔的免疫球蛋白一起结合在葡聚糖骨架上，形成酶标二抗复合物。

2. 操作步骤。

（1）石蜡切片，脱蜡至水。

（2）3%H_2O_2液浸泡10分钟后，蒸馏水洗涤。

（3）0.01M枸橼酸缓冲液修复抗原15分钟，冷却到60℃。

（4）0.01M PBS洗涤3次。

（5）正常血清（0.01M PBS按1∶50稀释）孵育20分钟。

（6）一抗（0.01M PBS按1∶100稀释，同时设有PBS代替一抗的阴性对照）37℃湿盒内孵育60分钟。

（7）0.01M PBS洗涤3次。

（8）滴加反应增强剂，室温下孵育20分钟。

（9）0.01M PBS洗涤3次。

（10）HRP标记的IgG聚合物（酶标记的二抗）室温下孵育30分钟。

（11）0.01M PBS洗涤3次。

（12）DAB-3%H_2O_2液显色5分钟，水洗。

（13）苏木精浅染细胞核。

（14）乙醇梯度脱水，二甲苯透明，中性树胶封固。

3. 染色结果：阳性部位呈棕黄色，位于细胞浆、细胞膜或细胞核。

三、免疫组织化学染色机

（一）免疫组织化学染色机的发展

该机器经历了由半自动到全自动的过程。

1. 半自动免疫组织化学染色机：一般从滴加抗体孵育开始，到最后显色复染，都在机器上完成，但烤片、脱蜡及抗原修复等操作仍然需要人工或由其他机器完成。

2. 全自动免疫组织化学染色机：该机器具有独立加热模块，能够完成从烤片到苏木精复染的免疫组织化学染色全过程，自动化程度高，操作人性化。

（二）全自动免疫组织化学染色机的加液方式

1. 开放式加液：液体直接滴加在组织表面，较容易干片，或染色不均匀。

2. 油膜覆盖：油膜浮在试剂表面，防止液体挥发，但清洗油膜时需要较多液体。

3. 高分子盖片：如Bond免疫染色机上使用Covertile覆盖在组织上，通过真空吸引，加液轻柔，抗体覆盖组织均匀，不容易产生气泡，而且对组织保护效果较好。

（三）全自动免疫组织化学染色机的特点

全自动免疫组织化学染色机的特点有全自动、高通量、高清晰、易操作、更经济。

四、免疫荧光技术

免疫荧光技术（immunofluorescence technique）和免疫组织化学技术类似，也是把组织学、细胞学和免疫学结合起来的一门技术，利用免疫学反应在组织切片或细胞涂片上原位显示组织细胞中的抗原以及抗原的分布和含量，以了解相关抗原在组织和细胞中的变化及意义。所不同的是，免疫荧光技术所用的抗体标记物是荧光素而不是酶，不需要显色剂和显色反应，通过激发抗原–抗体复合物上结合的荧光素发出可见荧光，用荧光显微镜观察这些可见荧光来确定是否有抗原表达。眼睛在暗视场观察抗原部位发出的荧光比在明视场观察阳性结果的颜色要敏感。

（一）免疫荧光技术概述

1. 荧光：在一定波长的光（如紫外光）照射后，某些物质吸收照射光后被激发出的比照射光波长更长的可见光。

2. 激发光：激发光由荧光显微镜光源发出，激发引起荧光最有效的是波长较短的紫外光和蓝紫光，而荧光的亮度与光源发出的激发光强度成正比。

3. 荧光素：能吸收一定波长的光（如紫外光）照射后，被激发出可见光的物质称为荧光素。

（二）免疫荧光技术分类

1. 直接免疫荧光法。

（1）原理。

用荧光素标记的一抗直接与组织细胞特异性结合，即可在荧光显微镜下观察结果。直接免疫荧光法中只有抗原抗体特异性结合，没有连接其他抗体，所以特异性极高，非特异性染色少。但由于没有将抗原–抗体复合物放大，所以敏感性不及间接免疫荧光法。

（2）操作步骤。

1）新鲜组织冷冻切片，厚度4～5μm。细胞涂片或细胞爬片。

2）空气干燥10分钟。

3）室温下，丙酮固定5~10分钟。

4）0.01M PBS洗涤2分钟，共3次。

5）荧光素FITC或TRITC标记抗体（0.01M PBS按1∶50或1∶100稀释），37℃孵育30分钟，避光。

6）滴加25μg/mL DAPI染色剂复染细胞核，37℃孵育30分钟。

7）0.01M PBS洗涤2分钟，共3次。

8）蒸馏水洗1分钟，共2次。

9）甘油封片。

10）荧光显微镜下观察。

（3）染色结果：FITC标记阳性为绿色，TRITC标记阳性为红色。细胞核呈蓝色。

2．间接免疫荧光法。

（1）原理。

先用目的一抗与抗原特异性结合，再加入荧光素标记的二抗与一抗连接，然后在荧光显微镜下观察结果。间接免疫荧光法中加入二抗，将抗原-抗体复合物进一步放大，所以敏感性较高。

（2）操作步骤。

1）新鲜组织冷冻切片，厚度4~5μm。细胞涂片或细胞爬片。

2）空气干燥10分钟。

3）室温下，丙酮固定5~10分钟。

4）0.01M PBS洗涤2分钟，共3次。

5）3%H_2O_2液孵育切片10分钟。

6）0.01M PBS液洗涤2分钟，共3次。

7）滴加适当浓度的一抗（0.01M PBS按1∶50或1∶100稀释），37℃孵育2小时。双重标记分别采用鼠抗人和兔抗人的一抗孵育切片。

8）0.01M PBS洗涤2分钟，共3次。

9）滴加25μg/mL DAPI染色剂复染细胞核，37℃孵育30分钟。

10）0.01M PBS洗涤2分钟，共3次。

11）滴加荧光素FITC或TRITC标记的二抗，37℃孵育30分钟，避光。双重标记分别采用抗鼠和抗兔的荧光素FITC和TRITC标记的二抗孵育切片。

12）0.01M PBS洗涤2分钟，共3次。

13）蒸馏水洗1分钟，共2次。

14）甘油封片。

15）荧光显微镜下观察。

（3）染色结果：FITC标记阳性为绿色，TRITC标记阳性为红色。细胞核呈蓝色。

（万梓欣）

第七节　分子病理学技术

分子病理学技术（molecular pathology technique）是指在病理组织学的基础上，将分子生物学和细胞遗传学的一些技术用于在分子水平上检测组织细胞中的生物性标记物来辅助病理学诊断，其对肿瘤的早期诊断、鉴别诊断以及指导和评估临床治疗有着重要作用。

一、原位杂交

（一）原理

原位杂交是用已知碱基顺序并带有标记物的核酸探针与组织细胞中相应的核酸杂交，再通过杂交体上标记物的免疫学反应和化学反应，形成有颜色的稳定的沉淀而显色，或荧光素标记物被激发光激发而发光，从而通过显微镜观察，将靶核酸进行定性、定位和定量。

（二）操作流程

1. 标本固定及处理：石蜡切片厚度4～5μm，55～60℃烤片2～16小时，常规脱蜡至水。

2. 酶处理。

（1）石蜡切片滴加300～400μL胃蛋白酶工作液（胃蛋白酶1g溶于4mL去离子水中，取10μL溶于1mL 0.1N HCl），37℃，30分钟。

（2）弃去胃蛋白酶工作液。

（3）乙醇梯度脱水。

（4）空气干燥切片10分钟。

3. 变性及杂交。

（1）滴加20μL适量浓度的地高辛标记的探针杂交液。

（2）同时设阳性对照和阴性对照，分别加入20μL的阳性对照探针和阴性对照探针。

（3）加盖用有机硅烷处理过的盖玻片。

（4）橡胶水泥封住盖玻片四周，晾干。

（5）95℃探针变性5分钟（RNA探针不进行此项）。

（6）37℃杂交16小时。

4．洗涤。

（1）取出切片，去除封片胶。

（2）DNA探针杂交的切片：

1）置于TBS（1.0M/L Tris·HCl 10mL，NaCl 8.8g，三蒸水至1000mL）漂洗10分钟，盖玻片自然脱落。

2）TBS洗10分钟。

3）滴加PanWash缓冲液（杂交后洗液）5～6滴，37℃，15分钟。

4）TBS漂洗，1分钟，共3次。

（3）RNA探针杂交的切片：

1）置于PBS 10分钟，盖玻片自然脱落。

2）PBS漂洗2分钟，共3次。

5．免疫标记。

（1）滴加2～3滴HRP的标记物，37℃，30分钟。

（2）DNA探针杂交的切片用TBS漂洗，1分钟，共3次；RNA探针杂交的切片用PBS漂洗，2分钟，共3次。

（3）蒸馏水洗，1分钟，共3次。

6．显色。

（1）滴加2～3滴AEC工作液（也可用DAB显色），置于暗处，37℃，5～15分钟。

（2）每5分钟在显微镜下观察显色情况。

（3）蒸馏水洗，1分钟，共3次。

7．复染。

（1）2%甲基绿（1g甲基绿溶于50mL蒸馏水中。取20mL甲基绿水溶液，加入20mL三氯甲烷，充分混匀后沉淀。取上清液，再加入10mL三氯甲烷，使其沉淀，取上清液。直到沉淀物无紫色为止）复染细胞核，1～4分钟。

（2）DAB显色的可用苏木精浅染细胞核。

（3）蒸馏水洗，1分钟，共3次。

（4）甘油封片（DAB显色的可用中性树胶封片）。

（5）显微镜下观察，拍照。

8．结果判断：阳性为红色（AEC显色）或棕黄色（DAB显色）。细胞核为绿色（甲基绿复染）或蓝色（苏木精复染）。

二、荧光原位杂交

（一）原理

荧光原位杂交（fluorescence in situ hybridization，FISH）是20世纪80年代末在放射性原位杂交技术基础上发展起来的一种非放射性分子生物学和细胞遗传学结合的新技术，是以荧光标记取代同位素标记而形成的一种新的原位杂交方法。采用荧光素标记的特异DNA探针，按照DNA序列的互补原则，探针与被检测样本中的靶DNA杂交形成特异性的杂交体，通过荧光显微镜观察荧光信号位置、大小及数量来判断待测序列的缺失、扩增及易位等情况。

（二）操作流程

1. 切片预处理：石蜡切片厚度4μm，55～60℃烤片，常规脱蜡至水，用纸吸去切片上多余的水分。

2. 2×SSC溶液中浸洗5分钟，2次。

3. 滴加蛋白酶K溶液（200μg/mL）孵育消化20～30分钟，37℃。

4. 2×SSC溶液中浸洗5分钟，2次。

5. 组织切片依次置于−20℃预冷的70%乙醇、85%乙醇和100%乙醇中各3分钟脱水。

6. 浸入丙酮中2分钟，自然干燥玻片。

7. 加热组织切片至56℃。

8. 将组织切片浸泡在变性液中变性5分钟，73～75℃。

9. 组织切片在预冷至4℃的70%乙醇、85%乙醇和100%乙醇中各进行3分钟脱水后自然干燥。

10. 将组织切片放在45～50℃烤片机上预热2～5分钟。

11. 将装有探针混合物的试管置于73～75℃水浴箱中变性5分钟，后置于45～50℃水浴箱中备用。

12. 滴加探针液15～20μL并盖上盖玻片，再用专用的橡皮胶在盖玻片四周封边，放于杂交仪或湿盒中于42℃杂交过夜（10～15小时）。

13. 用50%甲酰胺/2×SSC溶液浸洗组织切片，并轻轻上下移动组织切片将盖玻片洗脱，再浸洗5～10分钟后取出组织切片。

14. 50%甲酰胺/2×SSC溶液洗5～10分钟，2次。

15. 2×SSC溶液浸洗10分钟。

16. 2×SSC/0.1% NP-40溶液浸洗5分钟。

17. 70%乙醇洗3分钟，自然干燥。

18. 滴加DAPI复染剂，盖上盖玻片在暗处染色10～20分钟，在荧光显微镜下选用合适的滤光片观察结果。

19．结果判读：在黑暗的背景下阳性部位呈红色、绿色等不同颜色的荧光，呈细颗粒状或簇状粗颗粒状或团块状，定位在细胞核，细胞核呈蓝色。

三、实时定量荧光PCR

（一）工作原理

实时定量荧光PCR（real-time PCR）通过对PCR扩增反应中每一个循环产物荧光信号的实时检测实现对起始模板的定量及定性分析。在实时定量荧光PCR中，引入了一种荧光化学物质（最常用的是SYBR GreenⅠ染料），随着PCR的进行，PCR产物不断累积，荧光信号强度也等比例增加。每经过一个循环，PCR产物增加，相应的荧光信号强度也跟着增加，此时收集一个荧光强度信号。经过若干个循环后，可以得到一条以循环数为横坐标和荧光强度变化为纵坐标的"S"形荧光扩增曲线。

（二）操作流程

相对定量SYBR Green染料法（ΔΔCT法）：

1．总RNA提取。

（1）TRIzol法提取总RNA：

1）新鲜组织50mg加入1mL TRIzol，室温静置5分钟。

2）加入0.2mL氯仿，振荡混匀15~30秒。室温静置2~3分钟，4℃离心，12000转/分，15分钟。

3）取上清液，加入0.5mL异丙醇，混匀，室温静置10分钟。4℃离心，12000转/分，10分钟，可见乳白色或云雾状RNA沉淀。

4）弃上清液，加入1mL 75%乙醇（含0.1%DEPC水配制）混匀。4℃下离心，7500转/分，5分钟。风干RNA提取沉淀物，用40μL DEPC水溶解。

（2）RNA纯度鉴定：以分光光度法测定总RNA的OD（260）OD（280）比值等于2.0，并于260nm波长处测定总RNA浓度。

（3）RNA完整性鉴定：采用1%琼脂糖凝胶电泳鉴定RNA完整性。其28S条带的亮度和宽度约为18S条带的两倍，表明总RNA完整性良好。

2．反转录合成cDNA第一链。

（1）RNA变性的反应体系：

1）总RNA 3.0μg。

2）Oligo（dT）18（10mM）1μL。

3）去离子水（无RNA酶）补至12μL。

（2）RNA变性的反应条件：60℃，5分钟；冷却，瞬时离心。

（3）反转录的反应体系：

1）5×反应缓冲液4μL。

2）10mM dNTP 2μL。

3）RevertAidTM M-MuLV Reverse Transcriptase（200U/μL）1μL。

4）RiboLockTM RNase inhibitor 1μL。

（4）反转录反应条件：42℃，60分钟；70℃，5分钟。

3. 取合成的cDNA第一链作为模板，进行实时定量荧光PCR扩增。

（1）实时定量荧光PCR反应体系：

1）Power SYBR Green PCR Master Mix 10μL。

2）上游引物（10μM/L）0.3μL。

3）下游引物（10μM/L）0.3μL。

4）cDNA 1μL。

5）去离子水（无RNA酶）补至20μL。

（2）实时定量荧光PCR反应条件：50℃，2分钟；95℃，10分钟；95℃变性20秒，57℃退火20秒，72℃延伸31秒，共40个循环。

（3）生成溶解曲线（the melt curve）：95℃，15秒；60℃，1分钟；95℃，30秒；60℃，15秒。

4. 结果分析：反应结束后，打印溶解曲线图和扩增曲线图。采用ΔΔCT相对定量法（relative quantitation，ΔΔCT analysis）进行计算和统计学分析。

（万梓欣）

参考文献

［1］王伯沄，李玉松，黄高昇.病理学技术［M］.北京：人民卫生出版社，2000.

［2］贲长恩，李叔庚.组织化学［M］.北京：人民卫生出版社，2001.

［3］中华医学会.临床技术操作规范：病理学分册［M］.北京：人民军医出版社，2004.

［4］张丽华.细胞生物学及细胞培养技术［M］.北京：人民卫生出版社，2003.

［5］卢圣栋.现代分子生物学实验技术［M］.2版.北京：中国协和医科大学出版社，2001.

［6］李江，张春叶.口腔癌及口咽癌病理诊断规范［J］.中国口腔颌面外科杂志，2020，18（4）：289-296.

第二章

牙体与牙周组织疾病

第一节　牙体组织疾病

一、龋病

龋病（dental caries）是在以细菌为主的多因素作用下，牙体硬组织脱矿和被破坏，有机基质分解，导致的一种慢性进行性疾病。

（一）釉质龋

1. 临床要点。

（1）龋病好发于牙菌斑滞留不易清洁的部位，最好发的位点依次是咬合面沟窝点隙、邻面接触点下方、唇颊面牙颈部和磨牙颊侧点隙。

（2）好发牙位：在恒牙列中，下颌第一磨牙患龋率最高，其次是下颌第二磨牙；在乳牙列中，患龋率最高的牙是下颌第二乳磨牙，其次是上颌第二乳磨牙。

（3）牙体硬组织在色、形、质各方面均发生变化，最初表现为釉质表面的白垩色点或斑，随着时间延长和龋损继续发展，可变为黄褐色或褐色斑点。

（4）患者一般无主观症状，遭受外界的物理和化学刺激，如冷、热、酸、甜刺激时亦无明显反应。

2. 病理学特征。

（1）釉质为高度矿化的硬组织，96%～97%为无机物。釉质龋的基本病理改变为脱矿和再矿化。

（2）根据龋损的部位，釉质龋分为平滑面龋（图2-1-1A）和窝沟龋（图2-1-1B）。由于釉柱排列方向不同，平滑面龋病损呈三角形，顶部向着釉牙本质界，基底部向着釉质表面；窝沟龋虽也呈三角形，但基底部向着釉牙本质界，顶部向着窝沟壁。临床上以窝沟龋最常见。

（3）龋病早期，釉质表面尚保持完整，但脱矿可达50%以上，脱矿使病损区的釉质横纹和生长线显得比较明显。显微镜下，典型的早期平滑面龋由病变深部至表面可分为四个区域：①透明层，损害进展的前沿；②暗层，位于透明层与病损体部之间；③病损体部；④相对完整的表层（图2-1-1 A，表2-1-1）。

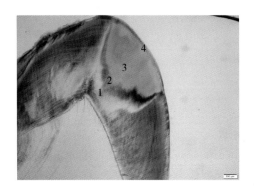 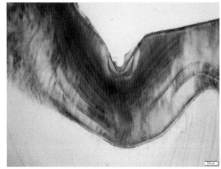

A．磨片，×40　　　　　　　　　　　　B．磨片，×40

图2-1-1　平滑面龋和窝沟龋

注：1.透明层；2.暗层；3.病损体部；4.表层。

表2-1-1　早期平滑面龋由病变深部至表面的四个区域结构特征的比较

区域	位置	脱矿情况	孔隙容积	结构变化	出现概率
透明层	病损前沿	脱矿	孔隙容积1%；封片介质折射率：加拿大树胶折射率1.52，喹啉折射率1.62	透明状	约50%病例出现或只存在于部分区域
暗层	透明层表层	脱矿、再矿化	孔隙容积2%～4%，大小不一，空气占据小孔隙	暗黑色	85%～90%病例中出现
病损体部	暗层表面	脱矿严重	边缘孔隙容积5%，中央孔隙容积25%，孔隙大	较透明，釉质横纹、生长线明显，机制不清	所有病例中存在
表层	釉质龋最表层	脱矿、再矿化	孔隙容积5%	组织结构、理化特性与正常牙相似	95%病例出现

（二）牙本质龋

1. 临床要点。

（1）病变不断进展，牙体硬组织不断被破坏、崩解而逐渐形成龋洞。

（2）由于牙体硬组织遭到破坏，龋洞中充满感染脱矿组织和食物残渣。

（3）患者会出现对冷热刺激敏感，食物嵌塞或食物嵌入龋洞时出现疼痛等症状，但均为一过性表现，刺激消失，症状随之消失。

2. 病理学特征。

（1）牙本质和牙髓可视为一独立的生理性复合体，当龋损到达牙本质时也会累及牙髓组织。

（2）龋损潜行性破坏釉质后，沿牙本质小管侵入牙本质，沿着釉牙本质界向侧方扩散，在牙本质中形成三角形损害，其底向着釉牙本质界，尖指向牙髓腔。

（3）牙本质矿化程度较低，有机成分约占重量的20%。另外，牙本质内有牙本质小管，细菌容易通过牙本质小管深入，因而牙本质龋的进展较快。

（4）按病变的组织形态、脱矿程度、细菌侵入情况，牙本质龋的病理学改变由病变深部到表面分为四个区：透明层、脱矿层、细菌侵入层和坏死崩解层（图2-1-2、表2-1-2）。

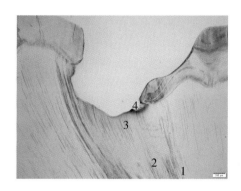
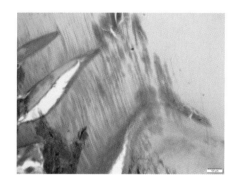

A．磨片，×40　　　　　B．牙本质龋中的横向裂隙（脱钙切片，×100）

图2-1-2　牙本质邻面龋

注：1.透明层；2.脱矿层；3.细菌侵入层；4.坏死崩解层。

表2-1-2　牙本质龋由病变深部至表面的四个区域结构特征的比较

区域	位置	脱矿情况	结构变化	细菌侵入情况
透明层（硬化层）	病损前沿，位于脱矿病变底部侧面	矿化为主，存在一定程度脱矿	均质透明（磨片）	无细菌侵入
脱矿层	透明层表层	脱矿，存在矿化现象	牙本质小管形态完整，胶原纤维结构完好	无细菌侵入
细菌侵入层	脱矿层表面	无机物脱矿，有机物分解	串珠样外观，多灶性外观，横向裂隙	细菌侵入
坏死崩解层	牙本质龋最表面	无机物脱矿，有机物分解	无正常牙本质结构，牙本质完全坏死崩解	细菌侵入

（三）牙骨质龋

1. 临床要点。

临床上牙骨质龋呈浅碟形，多发生于牙龈萎缩、根面自洁作用较差的部位。临床上无法检测单纯的牙骨质龋。

2. 病理学特征。

（1）初期表现为表面脱矿与再矿化。

（2）细菌所产的酸可沿穿通纤维向深部侵入，细菌产生的蛋白酶破坏有机质。病变沿牙骨质生长线或层板状结构扩展，造成牙骨质剥脱（图2-1-3A）。

（3）牙骨质较薄，矿化程度低，牙骨质龋进展较快，龋形成后很快可达牙本质，引起牙本质龋（图2-1-3B）。

（4）当牙骨质龋波及牙本质时称为根部龋，可同时发生于牙骨质和牙本质，在根部所见的牙本质组织病理变化与缓慢进展的冠部龋类似。

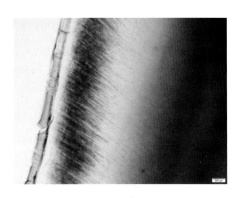
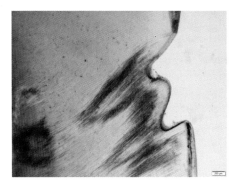

A. 磨片，×40   B. 磨片，×40

图2-1-3　牙骨质剥脱和牙本质龋

二、牙髓病

牙髓组织受到外来刺激（细菌感染或物理、化学刺激）时，由于其被坚硬的牙本质包绕，牙髓炎性水肿的耐受力受到限制，又因为牙髓组织没有侧支循环，牙髓腔的炎性渗出物引流不畅，轻度刺激可引发较重的临床症状和牙髓损伤。

最常见的牙髓病是牙髓炎，牙髓一旦发生急性感染，病变不可逆转，易导致牙髓坏死。

（一）急性牙髓炎

1. 临床要点。

（1）急性牙髓炎多因深龋感染牙髓所致，或由牙髓充血发展而来，或为慢性牙髓炎的急性发作。

（2）发病急，疼痛剧烈，主要为剧烈的自发性、阵发性和放射性疼痛，常难以明确定位患牙。

（3）多有冷热刺激痛病史，疼痛多发于夜间或入睡后，冷热刺激可激发患牙剧痛或使疼痛加剧，后期可出现热刺激疼痛而冷刺激缓解的现象，即所谓的"热痛冷缓解"。经穿髓孔引流后疼痛即刻缓解。

（4）除非炎症超出根尖孔波及根尖周组织，患牙一般无叩痛。

2．病理学特征。

（1）初始急性炎症反应发生在龋损下方的牙髓局部，最终可扩散至整个牙髓组织。

（2）牙髓组织血管扩张充血，通透性增加，液体渗出，组织水肿，沿血管壁周围有纤维蛋白渗出，这时称为急性浆液性牙髓炎。

（3）随着炎症加重，趋化更多的中性粒细胞浸润，成牙本质细胞局灶性或全部变性坏死，受损的组织、细胞或炎性细胞释放大量炎性介质和细胞因子。病变部位也有单核细胞、淋巴细胞、浆细胞浸润。中性粒细胞、巨噬细胞等在杀灭细菌的同时释放溶酶体酶和蛋白水解酶，使局部组织液化坏死，形成多处微小脓肿，其中心为液化坏死组织，外周被密集的中性粒细胞等白细胞环绕。

（4）在严重的病例中，牙髓组织全部液化坏死，称为急性化脓性牙髓炎（图2-1-4）。

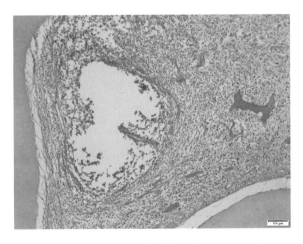

图2-1-4　急性化脓性牙髓炎（HE，×100）

（二）慢性牙髓炎

1．临床要点。

慢性牙髓炎是临床上最常见的牙髓炎类型，多由龋病发展而来，部分慢性牙髓炎可由急性牙髓炎治疗不彻底迁延而来。慢性牙髓炎在临床上一般分为三种类型：髓腔未穿通的情况下，称为慢性闭锁性牙髓炎；穿髓孔较大、髓腔开放或急性牙髓炎开放引流后未继续治疗的情况下，牙髓组织暴露于口腔，称为慢性溃疡性牙髓炎；根尖孔粗大，牙髓血运丰富且穿髓孔较大的情况下，牙髓组织经穿髓孔呈息肉样向外增生，称为慢性增生性牙髓炎或牙髓息肉。

（1）与急性牙髓炎相比，慢性牙髓炎的症状和体征缓和，病程较长，患者都有长期的冷热刺激痛病史。

（2）炎症多已波及全部牙髓及根尖部的牙周膜，致使患牙常表现有咬合不适或轻度叩痛。患者一般可定位患牙。

（3）在髓腔暴露的情况下，食物嵌入龋洞时可出现剧痛，进食酸甜食物时出现疼痛。若穿髓孔较大且血运丰富，则疼痛不明显，炎性增生的暗红色或粉红色息肉自穿髓孔突出，可充满整个龋洞，进食时易出血。

2. 病理学特征。

（1）慢性闭锁性牙髓炎：发生在龋损或磨损但未穿髓的情况下，炎症局限在龋损相对应的牙髓组织。牙髓组织呈慢性炎症改变，血管扩张充血，毛细血管和成纤维细胞增生，慢性炎性细胞浸润，局部可出现急性炎症反应，形成脓肿，周围被肉芽组织包围（图2-1-5A）。

（2）慢性溃疡性牙髓炎：髓腔暴露时，穿髓孔处的溃疡面被炎性渗出物、食物残渣及坏死组织覆盖，有时可见不规则的钙化物或修复性牙本质沉积，其下方为炎性肉芽组织和新生的胶原组织，更深部的组织中毛细血管增生扩张，散在慢性炎性细胞浸润。

（3）慢性增生性牙髓炎：在镜下有溃疡型和上皮型两种表现。溃疡型外观常呈红色或暗红色，探之易出血，镜下表现为充满龋洞的炎性肉芽组织，表面被覆炎性渗出物和坏死组织，深层为成纤维细胞、淋巴细胞、浆细胞等炎性细胞浸润及新生的毛细血管，病程长者可见较多的成纤维细胞和胶原纤维（图2-1-5B）。上皮型肉眼观察呈粉红色，较坚实，探之不易出血，镜下见息肉的外表覆盖复层鳞状上皮，下方的息肉由大量成纤维细胞和胶原纤维构成，其间散在慢性炎性细胞浸润。

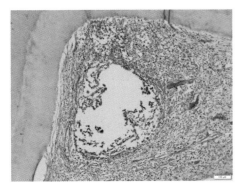 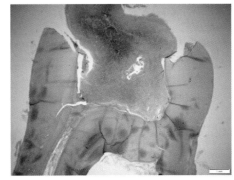

A. 慢性闭锁性牙髓炎（HE，×100）　　B. 慢性增生性牙髓炎（溃疡型）（HE，×12.5）

图2-1-5　慢性牙髓炎

三、根尖周炎

根尖周炎（periapical periodontitis）是发生在根尖周组织的炎症性疾病，绝大多数继发于牙髓疾病。根据临床和病理特点，根尖周炎可分为急性根尖周炎和慢性根尖周炎。

（一）急性根尖周炎

1. 临床要点。

（1）病变早期患牙有轻微疼痛，咬紧患牙时疼痛有所缓解。随着根尖周组织炎症的发展，患牙疼痛加剧，表现为自发性、持续性、搏动性疼痛，定位准确但对冷热刺激无反应。

（2）当脓肿穿破牙槽骨聚集在骨膜下时，由于骨膜致密坚韧，张力大，疼痛达到最高峰。

（3）患牙牙根对应的牙龈黏膜红肿压痛，脓肿穿破牙槽骨和骨膜后患牙疼痛缓解，形成黏膜下或皮下脓肿，波动感明显，脓肿穿破表面可留下瘘口。

（4）部分患者可发生蜂窝织炎。引流区淋巴结肿大触痛，可出现发热等全身症状。

（5）X线片显示根尖周间隙增宽。

2. 病理学特征。

（1）病变早期为急性浆液性根尖周炎阶段，表现为根尖周组织血管扩张、充血水肿、浆液渗出，局部组织呈现水肿，少量中性粒细胞浸润。

（2）随着炎症的发展，根尖周组织血管扩张、充血加重，中性粒细胞浸润增多，根尖周牙周膜组织坏死液化形成脓肿（图2-1-6）。

（3）随着炎症进一步加重，扩散蔓延至周围牙槽骨，形成局限性牙槽突骨髓炎，此时称为急性化脓性根尖周炎，也称急性牙槽脓肿。若此时脓肿得不到引流治疗，压力越来越大，则从组织结构薄弱处突破，形成自然引流。

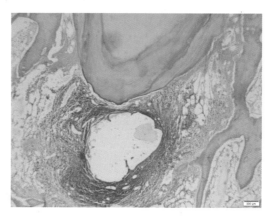

图2-1-6　急性根尖周脓肿（HE，×40）
注：根尖区牙周膜组织坏死液化形成脓肿，中心为脓液流失后的脓腔。

（4）常见的脓肿引流途径包括：①通过骨髓腔突破骨膜、黏膜或皮肤向外排脓；②通过根尖孔经根管从冠部缺损处排脓；③通过牙周膜从龈沟或牙周袋排脓。

（二）慢性根尖周炎

1. 根尖周肉芽肿。

（1）临床要点。

1）患牙多无自觉症状，牙髓对温度和电活力试验无反应，叩诊异样感，偶有咀嚼乏力不适。

2）病变早期，X线片显示根尖区牙周膜间隙增宽，病程较长的病损根尖区呈现界限清楚的圆形透射影。

（2）病理学特征。

1）镜下表现为炎性肉芽肿（图2-1-7A），含有增生的成纤维细胞和血管内皮细胞、淋巴细胞、巨噬细胞、浆细胞、多形核白细胞等，毛细血管明显增生。

2）有时可见增生的上皮团或上皮条索相互交织成网状（图2-1-7A、图2-1-7B）。

3）肉芽肿中可见吞噬脂质的泡沫细胞呈灶性聚集（图2-1-7C），含铁血黄素和胆固醇晶体裂隙（图2-1-7D）。

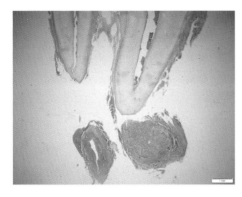

A. 根尖区炎性肉芽肿增生，外周包绕纤维组织（HE，×12.5）

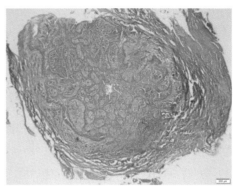

B. 肉芽组织中上皮增生呈网状（HE，×40）

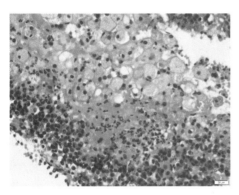

C. 根尖周肉芽肿中的泡沫细胞（HE，×400）

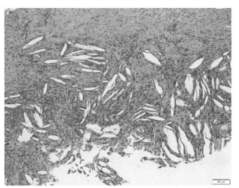

D. 根尖周肉芽肿中的胆固醇晶体裂隙（HE，×100）

图2-1-7　根尖周肉芽肿

4）随着机体免疫力和病原刺激强弱的改变，根尖周肉芽肿的病理学特点可发生以下变化：

一是机体免疫力增强而病原刺激较弱时，病变组织中纤维成分增加，炎性细胞减少，有新牙槽骨和牙骨质形成，病变区缩小；当机体免疫力下降而病原刺激较强时，炎症反应加重，炎性细胞增多，破骨细胞被激活，牙槽骨和根尖周牙骨质吸收破坏，病变区扩大。

二是根尖周肉芽肿体积不断增大，因血运难以抵达肉芽组织中央而导致坏死液化，形成脓液并潴留于根尖部的脓腔内，成为慢性根尖周脓肿。当局部引流不畅，或机体免疫力降低、病原刺激增强时，向急性炎症转化，则形成急性牙槽脓肿。

三是根尖周肉芽肿内的上皮细胞增生，可形成根尖周囊肿。

四是有时在轻度感染刺激下，机体免疫力又很强时，肉芽肿炎症缓解，病变区缩小，根尖周牙槽骨重新沉积，形成围绕根尖周围的一团致密骨，其骨小梁结构比周围骨组织更为致密，称为致密性骨炎，是一种防御性反应。

2．根尖周脓肿。

（1）临床要点。

1）慢性根尖周脓肿无明显症状，咀嚼时可感觉不适或钝痛。

2）患牙多伴有龋坏，多数患者有牙髓炎病史，有轻叩痛，多数有反复疼痛或肿胀史。

3）脓肿自行破溃排脓者，常在患牙对应的牙槽黏膜或皮肤出现瘘口，可有脓液流出。

4）X线片显示根尖周不规则透射影，边界模糊，其周围因骨质较疏松呈云雾状。

（2）病理学特征。

1）根尖部牙周膜内脓肿形成，脓肿内为坏死液化的组织和大量变性坏死的中性粒细胞。

2）脓肿周围为炎性肉芽组织，其内有淋巴细胞、浆细胞、巨噬细胞和中性粒细胞浸润和毛细血管增生，外周有纤维组织包绕。

3）病变区的牙骨质和牙槽骨有不同程度的吸收。

4）部分病变有瘘形成，与口腔黏膜或皮肤相通，瘘管壁由复层鳞状上皮衬里，上皮下毛细血管增生扩张，结缔组织水肿，其中有大量中性粒细胞、淋巴细胞、浆细胞等浸润。

（三）病例分析

女性，38岁，右上后牙牙龈肿胀2个月余。

患者半年前发现右上后牙咬合偶有不适，未就医。2个月前，发觉右上后牙牙龈肿胀并有脓液流出。

专科检查：26牙𬌗面可见龋坏，探（－），叩诊（＋），牙髓电活力测试阴性。26牙颊侧牙龈可见瘘管。

CBCT示：26牙𬌗面可见低密度影，近髓，牙周膜间隙增宽，根尖可见界限清楚的圆形透射影。

临床诊断：26牙根尖周囊肿？

肉眼观察：灰白灰褐软组织一堆，约1.0cm×0.8cm×0.2cm。

光镜观察：炎性肉芽组织团，含有增生的成纤维细胞和血管内皮细胞、淋巴细胞、巨噬细胞、浆细胞、多核形白细胞等，毛细血管增生明显，可见大量吞噬了脂质的泡沫细胞。

病理诊断：26牙根尖区根尖周肉芽肿（图2-1-8）。

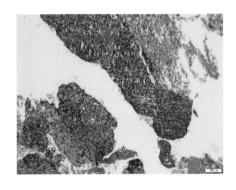
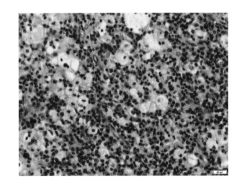

A. HE，×100   B. HE，×400

图2-1-8　根尖周肉芽肿病例

第二节　牙周组织疾病

牙周组织疾病（periodontal diseases）是指发生在牙支持组织（牙龈、牙周膜、牙槽骨及牙骨质）上的疾病，又称牙周病。牙周病广义上包括牙龈病和牙周炎。狭义上，牙周病专指发生在牙周组织的炎症性、破坏性疾病，即通常所说的牙周炎，不包括牙龈病。欧洲牙周病联合会（EFP）与美国牙周病学会（AAP）于2018年6月在荷兰组织召开牙周病与植体周病新分类国际研讨会，会议讨论并制定了牙周病和植体周病国际新分类方案（表2-2-1）。

表2-2-1　2018年EFP与AAP牙周病与植体周病新分类方案

疾病及状况	详述
牙周健康、牙龈炎、牙龈病	1. 牙周健康 　　A. 完整牙周组织的临床牙龈健康 　　B. 退缩牙周组织的临床牙龈健康 2. 牙龈炎：菌斑性牙龈炎 　　A. 仅与牙菌斑相关 　　B. 受系统或局部因素介导 　　C. 药物导致的牙龈肥大 3. 牙龈病：非菌斑性牙龈病 　　A. 遗传/发育性疾病 　　B. 特殊感染 　　C. 炎症和免疫疾病 　　D. 反应性病变 　　E. 肿瘤 　　F. 内分泌、营养、代谢类疾病 　　G. 创伤性病损 　　H. 牙龈色素沉着

疾病及状况	详述
牙周病	1. 牙周炎 2. 坏死性牙周病 3. 反映全身性疾病的牙周炎
其他影响牙周组织的状况	1. 影响牙周支持组织的系统疾病及状况 　A. 通过调节炎症反应对牙周组织造成严重破坏的系统性疾病 　B. 影响牙周病的病理改变的系统性疾病 　C. 与牙周炎无关但造成牙周组织破坏的系统性疾病 2. 牙周脓肿和牙周牙髓联合病变 3. 膜龈异常及状况 4. 创伤性𬌗力 5. 牙齿和修复体相关因素
植体周病及状况	1. 植体周健康 2. 植体周黏膜炎 3. 植体周炎 4. 植体周软硬组织缺损

该分类方案在牙周病和植体周病的新分类中增加了牙周健康的概念及标准。牙周健康是指牙周组织没有炎症表现的状态，包括完整牙周组织的临床牙龈健康和退缩牙周组织的临床牙龈健康，是评价牙周病的发生发展和疾病治疗效果的重要参照。牙龈炎和牙周炎的实质是宿主对牙菌斑生物膜中微生物的炎症反应和免疫反应，以防止细菌及其产物侵入或扩散，但这些"防御性"炎症和免疫反应也会损伤周围的宿主细胞和组织，如果反应根向延展到釉牙骨质界以下，就会造成结缔组织附着丧失和牙槽骨吸收。一般来说，牙龈炎是牙周炎的先期病变，但不是所有的牙龈炎都会进一步发展成牙周炎。菌斑性牙龈炎的初期为急性炎症反应，后伴发长期的慢性炎症。急性炎症为主的病变在采取清除牙菌斑措施后可逆转恢复。只有部分以慢性炎症为主的牙龈炎症对清除牙菌斑治疗的反应不明显，可发展成牙周炎。评价牙周健康的4个诊断指标包括探诊出血（BOP）、探诊深度（PD）、附着丧失、影像学骨丧失，其中BOP是评价牙龈健康或炎症的首选指标。

一、菌斑性牙龈炎

牙菌斑引起的菌斑性牙龈炎，其炎症主要位于游离龈和龈乳头，归类为仅与牙菌斑相关的牙龈炎，龈缘附近牙面上堆积的牙菌斑是其始动因子。发生菌斑性牙龈炎的牙周组织通常没有附着丧失，或虽有附着丧失但稳定不再发展。菌斑性牙龈炎是牙菌斑生物膜中的微生物和宿主组织及炎性细胞相互作用的结果。此外，一些局部和系统危险因素，例如吸烟、高血糖、营养不良、血液疾病、药物、激素、牙菌斑滞留因素及口干症也会介导菌斑性牙龈炎的发生。

（一）慢性龈炎

1. 临床要点。

（1）炎症水肿型慢性龈炎表现为龈缘红肿、光亮、松软、易出血；纤维增生型慢性龈炎一般病程较长，龈缘肿胀、坚实，呈炎症性增生，亦称增生性龈炎。

（2）PD增加（PD≤3mm），但无附着丧失。

（3）牙龈外形不规则，存在牙菌斑结石，炎症一般以前牙区为主，尤其下前牙区最为显著。

（4）X线检查无骨丧失。

2. 病理学特征。

（1）炎症水肿型：牙龈的纤维结缔组织水肿明显，其间有大量的淋巴细胞、中性粒细胞浸润，毛细血管增生、扩张、充血。

（2）纤维增生型：纤维结缔组织增生成束，束间可见慢性炎性细胞浸润，毛细血管增生不明显（图2-2-1）。

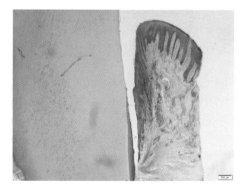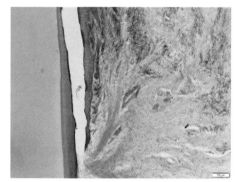

A. HE，×40   B. HE，×100

图2-2-1　慢性龈炎

（二）龈增生

1. 临床要点。

（1）与内分泌相关的龈增生，多与女性经期、妊娠等密切相关，一旦青春期过后或月经结束、妊娠终了，则病变会逐渐消退。

（2）药物性龈增生，一旦停药也可逆转。

2．病理学特征。

纤维结缔组织增生，粗大的胶原纤维束类似瘢痕组织结构（图2-2-2）。

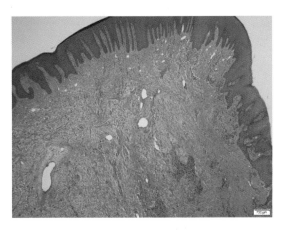

图2-2-2　龈增生（HE，×40）

二、非菌斑性牙龈病

（一）维生素C缺乏性龈炎

1．临床要点。

（1）牙龈极易出血，并且呈紫红色炎症性增生，质地松软。

（2）长时间缺乏维生素C，可引起牙周膜纤维水肿而导致牙松动。

（3）口腔黏膜、皮肤可出现由出血而引起的淤斑，关节腔可出现血肿并引起疼痛。

2．病理学特征。

（1）牙龈组织水肿、出血为主要病理学特征。

（2）上皮下结缔组织中陈旧性出血灶周围可见大量的含铁血黄素颗粒。

（3）毛细血管增生、扩张、充血及出血明显。

（二）伴白血病性龈炎

1．临床要点。

（1）患者具有白血病病史。

（2）牙龈不规则增大，其表面不平，常呈结节状突起或似山的峰谷样外形，颜色不均匀，可合并龈缘糜烂、坏死。

2．病理学特征。

（1）牙龈组织中可见大量不成熟的幼稚白细胞，主要在深部固有层密集浸润，上皮下有一正常固有层带，类似肿瘤周围的包膜样结构。

（2）结缔组织中的大量幼稚白细胞聚集、挤压，可使血管栓塞。

（3）一般组织中的炎症不明显。

（三）急性坏死性溃疡性龈炎

1. 临床要点。

（1）本病特征为牙龈的龈缘及龈乳头坏死，牙龈边缘呈蚕蚀状破坏缺失，表面覆以灰白色假膜。

（2）起病急，病程较短，可伴有全身症状。

（3）伴有严重的腐败性口臭。

（4）疼痛明显。

2. 病理学特征。

（1）非特异性炎症变化。

（2）龈沟液涂片可见大量的梭形杆菌及文森螺旋体等微生物。

（四）遗传性牙龈纤维瘤病

1. 临床要点。

（1）牙龈弥漫性增生，可覆盖牙的一部分或全部。

（2）增生的牙龈呈粉红色，质地坚韧，不易出血。

（3）具有家族遗传性。

2. 病理学特征。

牙龈胶原纤维过度增生，细胞成分少见，似瘢痕组织。

（五）浆细胞龈炎

1. 临床要点。

（1）一种过敏反应性疾病。

（2）多发生于年轻女性。

（3）牙龈病变部位红肿、光亮，可发生于边缘龈和附着龈。

（4）病变也可发生在唇、舌、腭及口底部位黏膜。

2. 病理学特征。

上皮下黏膜固有层的结缔组织内为密集的浆细胞弥漫浸润，呈片状或灶性聚集。

（六）剥脱性龈病损

1. 临床要点。

（1）好发于女性，特别是绝经期女性。

（2）牙龈鲜红、光亮及上皮表层剥脱，牙龈表面粗糙、红亮。

（3）创面对各种刺激极为敏感，患者自己有烧灼感等不适。

2. 病理学特征。

（1）剥脱性龈病损在镜下可分为疱型和苔藓型。

（2）疱型为上皮下疱形成，病变同良性黏膜类天疱疮。

（3）苔藓型上皮萎缩，棘层变薄，基底细胞水肿、液化，常可观察到胶样小体，固有层可见密集的淋巴细胞浸润，病变多与类天疱疮样扁平苔藓或萎缩型扁平苔藓符合。

三、牙周炎

在新的分类方案中牙周病包括牙周炎、坏死性牙周病和反映全身性疾病的牙周炎。牙周炎是引起牙齿支持组织炎症的细菌感染性疾病，是破坏人类咀嚼器官的最主要疾病。存在于牙齿和牙龈表面的牙菌斑是牙周炎发病的始动因素，在多因素参与下，形成菌斑性牙龈炎，只有部分患者的牙龈炎症不可逆转地根向进展，波及结合上皮根方的结缔组织和牙槽骨，持续性地导致牙周膜、牙槽骨和牙骨质破坏，造成附着丧失并形成牙周袋，进入牙周炎阶段。随着病变逐渐向根方发展加重，患者出现牙松动移位、牙龈退缩、咀嚼困难、急性肿胀疼痛等，最后可导致牙齿丧失的严重后果。

（一）临床要点

1. 牙周炎最常见于成年人，儿童和青少年也可发病，男女发病无差异，通常起病和发展过程非常缓慢。

2. 牙周炎有位点特异性现象，即只有部分而不是所有的牙齿同时发生牙周组织破坏；即使在发生病变的牙齿中，也只有部分位点有炎症破坏，而其他位点无病变。病变位点有龈下牙菌斑聚集，是牙菌斑直接作用的结果。

3. 临床上可根据病变范围将牙周炎分为局限型牙周炎（病变位点少于30%）和广泛型牙周炎（病变位点多于30%）。

4. 根据严重程度以及治疗的复杂程度，牙周炎分为4期。

（1）Ⅰ期：附着丧失1~2mm，影像学显示骨丧失为牙根冠方1/3（<15%），没有失牙，最大PD≤4mm；主要为水平型骨丧失。

（2）Ⅱ期：附着丧失3~4mm，影像学显示骨丧失为牙根冠方1/3（15%~33%），没有失牙，最大PD≤5mm；主要为水平型骨丧失。

（3）Ⅲ期：附着丧失≥5mm，影像学显示骨丧失延伸到牙根1/2或根尖1/3，因牙周炎失牙数≤4颗，复杂程度在Ⅱ期的基础上，还伴有PD≥6mm、垂直骨丧失≥3mm、Ⅱ~Ⅲ度根分叉病变、中度牙槽骨破坏。

（4）Ⅳ期：附着丧失≥5mm，影像学显示骨丧失延伸到牙根1/2或根尖1/3，因牙周炎失牙数≥5颗，复杂程度在Ⅲ期的基础上，还伴有因以下原因需要综合治疗的症状：咀嚼功能异常、继发性𬌗创伤（牙松动度≥2度）、重度牙槽骨破坏、咬合错乱（移位或扭转）、余留牙齿少于20颗（10组形成咬合关系的牙）。

5. 根据疾病进展速度分为3级。

（1）A级：慢速，超过5年没有临床附着丧失，骨丧失量/年龄<0.25%，大量牙菌斑附着，但牙周破坏程度处于较低水平。

（2）B级：中速，5年临床附着丧失<2mm，骨丧失量/年龄为0.25%~1.00%，牙周破坏程度与牙菌斑附着程度相匹配。

（3）C级：快速，5年临床附着丧失≥2mm，骨丧失量/年龄>1.00%，牙周破坏程度超过实际牙菌斑附着量，临床检查明确显示疾病迅速进展和（或）有早发性特征。

（二）病理学特征

牙周炎病变有活动期和静止期交替出现的特征。

1. 活动期（进展期）牙周炎的病理变化：已经出现牙周袋及牙槽骨吸收时牙周组织的病理改变。

（1）牙根面有牙菌斑、牙结石堆积。

（2）牙周袋内有大量的炎性渗出物。

（3）结合上皮变性并向根方迁移增殖，形成牙周袋，结合上皮整体的冠根向长度缩短（图2-2-3A）。

（4）沟内上皮呈条索或网眼状增生，深入相邻的结缔组织内，并有大量的炎性细胞浸润（图2-2-3B）。

（5）上皮下结缔组织水肿，胶原纤维变性、破坏，偶见坏死灶，大部分已被炎性细胞取代，牙槽嵴顶骨吸收明显（图2-2-3C）。

（6）牙槽骨出现活跃的破骨细胞性吸收陷窝（图2-2-3D）。牙槽嵴顶及固有牙槽骨吸收、破坏。

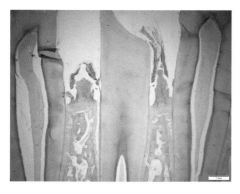 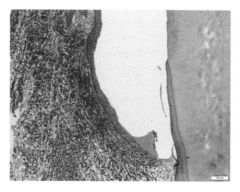

A. 结合上皮整体的冠根向长度缩短（HE，×12.5）　　B. 沟内上皮大量炎性细胞浸润（HE，×100）

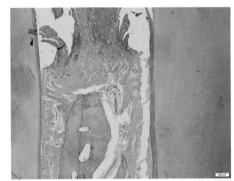
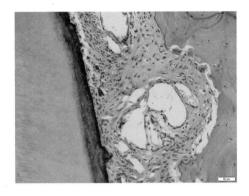

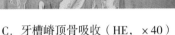

C. 牙槽嵴顶骨吸收（HE，×40）　　　　D. 活跃的破骨细胞（HE，×200）

图2-2-3　慢性牙周炎

（7）牙周膜的基质及胶原变性、降解，由于骨吸收、破坏，牙周膜间隙增宽。

（8）深牙周袋致使根面的牙骨质暴露，可见牙结石与牙骨质牢固地附着。

2. 静止期牙周炎（修复期）的病理变化。

（1）牙周袋壁上皮和沟内上皮内有少量炎性细胞浸润，上皮细胞有轻度的水肿变性，沟内上皮无糜烂溃疡。

（2）上皮下结缔组织有轻度的水肿和炎性细胞浸润，可见大量新生的结缔组织细胞和胶原纤维束。

（3）牙根面被吸收的牙骨质出现新生现象。

（4）牙槽骨吸收停止，无破骨细胞，在原有吸收陷窝部位可见新骨生成。

（李茂　姜健　汤亚玲）

参考文献

［1］孟焕新.牙周病学［M］.北京：人民卫生出版社，2012.

［2］于世凤.口腔组织病理学［M］.北京：人民卫生出版社，2012.

［3］樊明文.牙体牙髓病学［M］.北京：人民卫生出版社，2012.

［4］张震康，俞光岩.实用口腔科学［M］.北京：人民卫生出版社，2009.

［5］周学东，徐健，施文元.人类口腔微生物组学研究：现状、挑战及机遇［J］.微生物学报，2017，57（6）：806-821.

［6］郭淑娟，刘倩，丁一.牙周病和植体周病国际新分类简介［J］.国际口腔医学杂志，2019，46（2）：125-134.

［7］Hargreaves K M，Goodis H E.Seltzer and Bender's Dental Pulp［M］.Chicago：

Quintessence Publishing Co Inc, 2002.

［8］Newman M G, Takei H, Klokkevold P R, et al.Carranza's Clinical Periodontology ［M］.St.Louis: Elsevier, 2006.

［9］Lindhe J, Lang N P, Karring T.Clinical Periodontology and Implant Dentistry ［M］.Copenhagen: Blackwell Munksgaard, 2008.

［10］Maltha J C.Mechanisms of tooth eruption ［J］.Nederlands Tijdschrift Voor Tandheelkunde, 2014, 121（4）: 209-214.

第二章 / 牙体与牙周组织疾病

第三章

口腔黏膜疾病

口腔黏膜疾病是指发生在口腔黏膜及其下方软组织的疾病，其种类众多，可以是局部因素所致的口腔病损，也可以是全身性疾病在口腔黏膜中的表征。发生在口腔黏膜的疾病，其病变主要累及上皮层、固有层及黏膜下结缔组织。

第一节　口腔黏膜斑纹类疾病

一、口腔白斑病

口腔白斑病（oral leukoplakia，OLK）是指发生于口腔黏膜上的以白色为主的损害，不能被擦除，同时临床及组织病理学方法不能诊断为其他病损，属于癌前病变或潜在恶性疾病（potentially malignant disorder，PMD）范畴，不包括吸烟、咀嚼槟榔等局部刺激因素去除以后能够消退的单纯性过角化症。

（一）临床要点

1. 可见于口腔任何部位，以口角区、牙龈和舌黏膜多见。

2. 临床上口腔白斑病可分为均质型与非均质型两大类。均质型包括斑块型和皱纹纸型。斑块型为乳白色或灰白色斑块，界限清楚，表面粗糙或不粗糙，触之柔软，平齐或略高起于黏膜，无症状或有粗涩感。皱纹纸型常见于口底和舌腹，可有刺激痛等症状。

3. 非均质型包括颗粒型、疣状型、溃疡型，多见于牙槽嵴、口底、唇、腭等部位，表现为白色病损中夹杂有疣状、结节、糜烂或溃疡成分。非均质型较均质型的癌变风险高。

4. 白斑癌变率为0.13%～17.50%。白斑的发病部位与癌变密切相关，特别是舌缘、舌腹、口底的U形区，被认为是癌变高风险区。

（二）病理学特征

1. 白斑的主要病理变化为上皮增生：一是上皮良性过度角化；二是上皮伴有异常增生的白斑，属于癌前病变。

2. 上皮单纯性增生属于良性病变，主要表现为上皮过度角化，粒层明显，棘层增生，没有非典型细胞。上皮钉突伸长、变粗，基底膜清晰。固有层及黏膜下层可见淋巴细胞、浆细胞浸润。

3. 疣状白斑可见上皮疣状增生，表面呈刺状或乳头状，凹凸不平，表层过度角化，粒层明显，棘层增生。上皮下结缔组织内可有慢性炎性细胞浸润。

4. 白斑伴有上皮异常增生时，其恶变潜能与异常增生程度密切相关。上皮异常增生主要表现为细胞的不典型增生，丧失正常细胞成熟及分层过程，分为轻度、中度、重度上皮异常增生。

5. 重度上皮异常增生即为原位癌，表现为上皮层内细胞发生癌变，但基底膜完整，未侵犯结缔组织。也可见重度上皮异常增生与浸润癌同时存在。

【病例1】

患者男，32岁，发现左口角发白半年。

专科检查：左侧口角处白色斑片约3mm×5mm，可见角化；右侧口角黏膜及双颊后份可见少许树枝状白色斑纹，未见明显充血糜烂。

临床诊断：口腔白斑？

光镜观察：黏膜上皮部分增生，表层过度角化，颗粒细胞层明显，增生上皮未见明显异常（图3-1-1）。

病理诊断：左口角符合白斑不伴上皮异常增生。

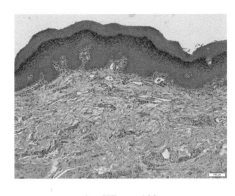 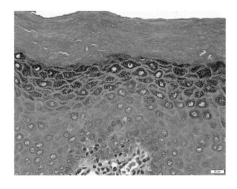

A. HE，×100   B. HE，×400

图3-1-1 白斑不伴上皮异常增生病例

【病例2】

患者男，53岁，发现口内多处白色斑片1年。

专科检查：双颊大面积角化程度稍高的白色斑片伴色素沉着，平伏质软，后下份略粗糙，未见明显充血糜烂；右下颌颊侧牙龈见散在白纹，舌背中后份右侧见1处白色斑片，直径约6mm，未见明显充血糜烂。

辅助检查：内镜色素检查示，口底白斑病损血管排布模式未见明显异常，余口内病损区血管排布模式呈炎性改变。

临床诊断：口腔白斑病。

光镜观察：上皮呈疣状增生伴轻度上皮异常增生，表面呈疣状，凹凸不平，表层过度角化，棘层增生。上皮下结缔组织内可有慢性炎性细胞浸润（图3-1-2）。

病理诊断：右颊符合白斑伴轻度上皮异常增生。

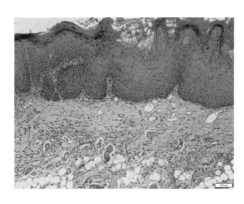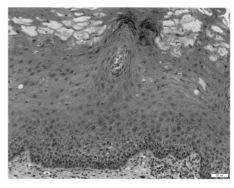

A. HE，×100   B. HE，×200

图3-1-2　白斑伴轻度上皮异常增生病例

【病例3】

患者女，46岁，发现左舌腹疼痛2个月。

专科检查：左舌腹见3cm×1cm大小稍充血增生物区域，其前方2mm×10mm角化程度稍高白色斑片，间杂两处直径约3mm糜烂，质软偏韧，轻度触痛。

临床诊断：左舌腹白斑病（溃疡型）？

光镜观察：上皮表层不全角化，上皮钉突肥大，上皮层次紊乱；固有层炎性细胞浸润（图3-1-3）。

病理诊断：左舌腹符合白斑伴重度上皮异常增生。

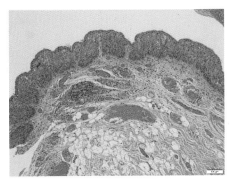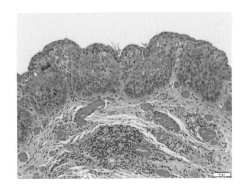

| A. HE，×100 | B. HE，×200 |

图3-1-3　白斑伴重度上皮异常增生病例

二、红斑

红斑（erythroplakia）也称为红色增殖性病变、增殖性红斑，是指口腔黏膜上出现的边界清晰的鲜红色天鹅绒样斑块，临床及病理不能诊断为其他疾病者，不包括局部感染性炎症，如结核、真菌感染等，属于口腔癌前病变，大多数为原位癌或早期鳞状细胞癌。

（一）临床要点

1. 主要与咀嚼烟草、槟榔以及吸烟、饮酒等有关，但发病机制尚不清楚。

2. 红斑好发于中年人，男性略多见。

3. 以舌缘最多见，亦可见于龈、龈颊沟、口底及舌腹等。

4. 临床分为均质型红斑、间杂型红斑、颗粒型红斑。均质型红斑：表面光滑，边界清楚，多见于颊、腭黏膜；间杂型红斑：红白相间，红斑上有散在白色斑点；颗粒型红斑：红斑上有颗粒样或桑葚状红色或白色微小结节。

（二）病理学特征

1. 口腔红斑在镜下表现为上皮萎缩，角化层极薄或缺乏。

2. 颗粒型红斑多数为原位癌或早期鳞状细胞癌，只有少数为上皮异常增生，这种类型的癌可以面积较大，也有的表现为多中心性生长。

3. 颗粒型红斑形成的机制是上皮钉突增大处的表面形成凹陷，而高突的结缔组织乳头形成红色颗粒。钉突之间的上皮萎缩变薄，结缔组织中血管增生且扩张充血，因此临床表现为红斑。红斑的表面上皮由不全角化层覆盖。

【病例】

患者男，53岁，发现左舌背红色斑块半年，偶有疼痛。

专科检查：左后份舌背黏膜丝状乳头大面积萎缩，大小约3cm×2cm，菌状乳头红肿，左上后牙腭侧牙龈及黏膜可见大面积充血及浅糜烂面，大小约

1.2cm×0.8cm，边界清楚，未见明显包块；尼氏征（－）。

临床诊断：口腔红斑病？

光镜观察：上皮表层不全角化，上皮层次紊乱，基底细胞极性消失，细胞多形性，细胞胞核浓染（图3-1-4）。

病理诊断：左舌背符合红斑伴重度上皮异常增生。

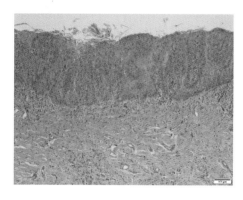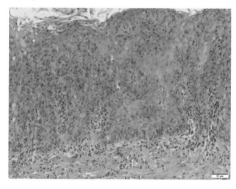

A. HE，×100   B. HE，×200

图3-1-4　红斑伴重度上皮异常增生病例

三、白色海绵状斑痣

白色海绵状斑痣（white sponge nevus）又称软性白病或白皱褶病，为罕见的常染色体显性遗传病，位于染色体12q13的*K4*及17q21-q22的*K13*基因点突变，导致口腔黏膜角质形成缺陷，从而引发本病。

（一）临床要点

1. 儿童和青少年多见，病变常在患者出生时已存在，青春期发展迅速，成年后趋于静止。

2. 通常以双颊黏膜好发，另可见于口底、舌腹、唇部、鼻腔、食管、外阴、肛门、直肠的黏膜。

3. 典型表现为双颊有对称、皱曲的灰白色斑块，有特殊的珠光色，表面呈小的滤泡状，扪之柔软似海绵。病损通常可刮除，刮除后黏膜表面为形似正常的光滑面，病损常无痛且不出血。

4. 白色海绵状斑痣被认为是一种良性病变，通常不会恶变，预后良好。

（二）病理学特征

1. 上皮明显增厚，表层为不全角化细胞。

2. 棘细胞增大，层次增多，可见空泡性变，胞核固缩或消失。

3. 基底细胞增多，分化良好。

4. 结缔组织内可见少许炎性细胞浸润。

5. 电镜观察：角质形成细胞内富含Odland小体，但细胞间隙中很少存在，病损区桥粒增多，可能是造成上皮表层细胞堆积，呈现海绵状外观的原因。

【病例】

患者女，38岁，发现口内多处黏膜白色斑片1年，无明显疼痛。

专科检查：双颊、舌腹可见大量白色絮状斑片，扪之柔软似海绵，部分用力可擦拭，部分用力不可擦拭，擦拭后黏膜表面完整。

辅助检查：内镜色素检查显示双颊、双侧舌缘白色斑片、斑块病损血管排布模式未见明显异常，建议结合临床判断。

临床诊断：白色海绵状斑痣？

光镜观察：上皮明显增厚，表层为不全角化细胞；棘细胞增大，层次增多，可见空泡性变，基底细胞增多（图3-1-5）。

病理诊断：右颊结合临床，较符合白色海绵状斑痣。

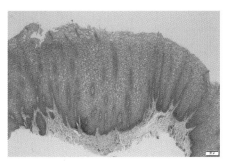
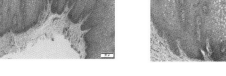

A. HE，×40   B. HE，×100

图3-1-5　白色海绵状斑痣病例

四、白色水肿

白色水肿（leukoedema）为良性病损，原因不明，可能与吸烟、咀嚼槟榔等因素有关。

（一）临床要点

1. 多发生于双颊黏膜咬合线附近，白色边界不清的半透明斑块，有时出现皱褶。颇似白斑，临床上常误诊为白斑，但较白斑软，无压痛。

2. 未发现此病有恶变倾向，无需治疗。

（二）病理学特征

上皮增厚，棘细胞内水肿，出现空泡性变，胞核固缩或消失，基底层无明显变化。

【病例】

患者女，11岁，主诉双颊黏膜出现颜色较淡的区域半年余。

专科检查：左颊中份见一大小15mm×20mm、颜色较淡的半环形区域，中央见直径8mm的颜色较深区。右颊见直径20mm、颜色较淡的半环形区域，水肿样突起，质软。下唇见条纹状病损，周围无明显充血发红。

临床诊断：过敏性口炎？

光镜观察：上皮增厚，表层不全角化，棘细胞内水肿，出现空泡性变，胞核固缩或消失，基底层无明显变化，上皮下结缔组织无明显变化（图3-1-6）。

病理诊断：左颊结合临床，较符合白色水肿。

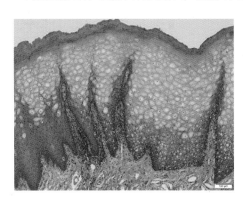 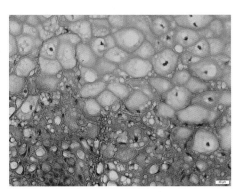

A. HE，×100　　　　　　　　B. HE，×400

图3-1-6　白色水肿病例

五、口腔扁平苔藓

口腔扁平苔藓（oral lichen planus，OLP）是一种常见的口腔黏膜慢性非感染性炎性疾病，患病率为0.5%～3.0%。约15%的口腔扁平苔藓患者伴有皮肤病损。口腔扁平苔藓长期糜烂，有恶变倾向，恶变率为0.4%～12.5%，世界卫生组织（WHO）将其列入口腔黏膜潜在恶性疾病范畴。

（一）临床要点

1. 患者多为中年女性。

2. 可见于口腔黏膜任何部位，以颊部最为多见，常呈对称性分布。

3. 病损形态可分为六型：网纹型、丘疹型、斑块型、萎缩型、糜烂型及水疱型，以网纹型最为多见。口腔黏膜典型病损是小丘疹连成的线状白色、灰白色花纹，白色花纹可呈网状、线状、环状、树枝状或斑块状，呈珠光色。发生在舌黏膜的扁平苔藓多位于舌前2/3区域，一般为灰白色斑块状，似舌白斑，比白斑色浅，光滑。

4. 皮肤病变的特征为四肢伸侧可见对称分布的紫红色多角形扁平丘疹、斑块，其上常可见白色网状条纹（Wickham纹）。Wickham纹是活动期扁平苔藓的最典型表现，常表现为相互交错的网状白色线条。消退期皮损在临床上表现为色素沉着。指甲受累时甲板萎缩、变薄，甚至可见纵裂。

（二）病理学特征

1. 在黏膜的白色条纹处上皮不全角化，在黏膜发红处上皮无角化，且结缔组织内血管扩张充血。

2. 一般棘层增生，仅少数为棘层萎缩。上皮钉突不规则延长，少数钉突呈锯齿状。

3. 基底细胞空泡性变及液化，严重时可形成上皮下疱。

4. 黏膜固有层淋巴细胞呈带状浸润，主要是T细胞，其浸润范围局限于结缔组织浅层。

5. 在上皮基底层可见圆形或卵圆形的嗜酸性胶样小体（colloid body），或称civatte小体，可能是细胞凋亡的一种产物，PAS染色阳性，呈玫瑰红色。

【病例】

患者女，39岁，口腔两侧及舌部灼热、刺痛半年。

专科检查：左舌根舌腹1处12mm×7mm白色斑纹及斑片区，平伏，左颊后份白纹，未见充血糜烂，余口腔黏膜未见明显异常。

临床诊断：口腔扁平苔藓？

光镜观察：部分上皮增生，上皮钉突不规则延长，少数钉突呈锯齿状，部分上皮萎缩；基底细胞液化、变性，黏膜固有层有密集的淋巴细胞浸润带（图3-1-7）。

病理诊断：左舌腹后份近舌缘符合扁平苔藓。

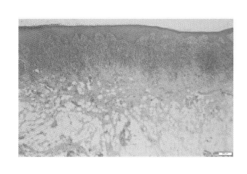 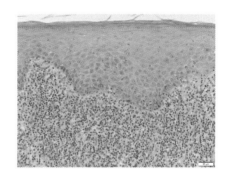

A. HE，×40　　　　　　　　　B. HE，×200

图3-1-7　扁平苔藓病例

六、慢性盘状红斑狼疮

慢性盘状红斑狼疮（chronic discoid lupus erythematosus）是一种慢性皮肤-黏膜结缔组织疾病，病损累及皮肤及黏膜，属于潜在恶性疾病。

（一）临床要点

1. 多见于中年女性。

2. 口腔病损多见于唇、颊、舌，尤以下唇最好发。在唇红部病损可超出唇红缘，病损特点为红斑样病损，中央萎缩凹陷，四周有放射状白纹，可有糜烂、出血、结痂。

3. 皮肤损害好发于头面部等外露部位。典型病损常发生于鼻梁两侧皮肤，状似蝴蝶形，故称为蝴蝶斑，病损覆盖白色鳞屑，在鳞屑的内面可见角质栓。

（二）病理学特征

1. 上皮过度角化或不全角化，角化层可有剥脱，有时可见角质栓。

2. 粒层明显，上皮棘层变薄，有时可见上皮钉突增生、伸长。

3. 基底细胞显著液化、变性，上皮与固有层之间可形成裂隙和小水疱，基底膜不清晰。

4. 固有层毛细血管扩张，管腔内可见玻璃样血栓，血管周围可见密集淋巴细胞及少量浆细胞浸润，类纤维蛋白沉积，PAS染色阳性。

5. 结缔组织内胶原纤维玻璃样变，水肿、断裂。

6. 免疫组织化学：

（1）直接免疫荧光法，病损部位基底膜区域因免疫球蛋白、补体沉积，形成一条翠绿色的荧光带，又称为狼疮带。

（2）采用间接免疫荧光法可以在病变活动期的患者中检测出抗核抗体（antinuclear antibody，ANA）以及抗天然DNA抗体，缓解期患者的自身循环抗体一般为阴性。

7. Schiodt据WHO的DLE组织学诊断标准，重新提出5条口腔DLE组织学诊断标准：①上皮过度角化合并角质栓；②棘层萎缩；③固有层水肿；④深层炎性细胞浸润；⑤密集的连续或块状PAS阳性沉积物。符合以上3条标准，即可诊断。

【病例】

患者女，25岁，下唇反复糜烂、疼痛6年。

专科检查：下唇唇红右侧近口角区可见珠光色短白纹；A5～A7对应颊黏膜后份糜烂近愈合，前份圈形白纹，局部呈放射状改变；B6对应颊黏膜1.0cm×0.4cm短白纹区。

临床诊断：慢性盘状红斑狼疮。

光镜观察：黏膜慢性发炎，上皮萎缩，角质栓形成；灶区基底细胞液化、变性，基底膜不清晰，固有层大量淋巴细胞密集，伴有血管增生扩张（图3-1-8）。

病理诊断：右下唇比较符合慢性盘状红斑狼疮的改变，请结合临床和其他实验室检查考虑。

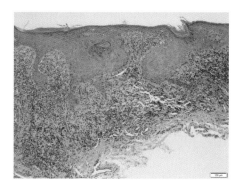 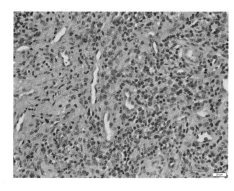

A. HE，×100   B. HE，×400

图3-1-8   慢性盘状红斑狼疮病例

七、口腔黏膜下纤维化

口腔黏膜下纤维化（oral submucous fibrosis，OSF）是一种可累及口腔任意部位的慢性进行性口腔黏膜疾病。该病有一定的恶性潜能，严重者可能发生恶变。

（一）临床要点

1. 最常见于青少年和35岁以下成年人。

2. 易发于颊、软腭、唇、舌、翼下颌韧带、口底、咽等部位。

3. 口腔黏膜发白并伴有皮革样的质地改变。

4. 颊部常对称性发生，黏膜苍白，可扪及触诊发硬的纤维条索；腭部主要累及软腭，黏膜出现斑块状白色病损，组织弹性降低，软腭缩短，腭垂变小；舌、咽腭弓出现瘢痕样条索并伴有口腔溃疡与吞咽困难；舌背、舌腹和口底黏膜苍白，舌乳头消失，舌系带变短，舌活动度减小。

5. 有研究表明，咀嚼槟榔时间、咀嚼量与口腔黏膜下纤维化癌变成明显的正相关关系；年龄越大，口腔黏膜下纤维化癌变的可能性越高。

（二）病理学特征

1. 主要变化为结缔组织发生纤维变性，胶原纤维可发生玻璃样变性，并伴有淋巴细胞、浆细胞等炎性细胞浸润，血管狭窄或闭塞。

2. 上皮萎缩，上皮钉突变短或消失。有的上皮增生，钉突肥大。棘细胞可见空泡性变。上皮有时出现异常增生。

3．张口度严重受损的患者，可见大量肌纤维坏死。

【病例】

患者男，42岁，双颊黏膜发白3个月余。

专科检查：双颊黏膜发白，质韧，右颊见一大小约1.0cm×2.5cm的白色斑片，角化明显，稍突于黏膜表面，右颊上份少许局限性充血。

临床诊断：白斑？口腔黏膜下纤维化？

光镜观察：结缔组织纤维变性，胶原纤维发生玻璃样变性，细胞成分少，血管减少（图3-1-9）。

病理诊断：右颊中份口腔黏膜下纤维化。

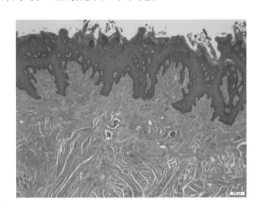

图3-1-9　口腔黏膜下纤维化病例（HE，×40）

第二节　口腔黏膜溃疡疾病

一、复发性阿弗他溃疡

复发性阿弗他溃疡（recurrent aphthous ulcer，RAU）又称复发性口腔溃疡、复发性阿弗他口炎，是最为常见的口腔黏膜溃疡疾病。

（一）临床要点

1．复发性阿弗他溃疡病因不明，是一种多因素综合作用的结果。其中，免疫功能异常是复发性阿弗他溃疡发病的重要原因，而长期的心理应激因素作用于机体，使机体短期或长期处于应激状态也是重要原因。

2．多发于10～30岁的女性。

3．本病根据溃疡大小、持续时间及愈合后有无瘢痕分为轻型、重型和疱疹样型。

4. 具有"黄、红、凹、痛"的临床特征,即溃疡表面覆盖黄色假膜,周边有充血红晕带,中心凹陷,疼痛明显。

5. 可自愈,具有周期性及自限性,一般7~14天愈合,可分为前驱期、愈合期、间歇期,可复发。

各型复发性阿弗他溃疡的临床特征见表3-2-1。

表3-2-1 各型复发性阿弗他溃疡的临床特征

分型	临床特征				
	大小	个数	持续时间	是否形成瘢痕	构成比
轻型	<10mm	<10个	10~14天	否	75%~85%
重型	>10mm	1个至数个	>14天,可1~2个月或更长	是	10%~15%
疱疹样型	<5mm	>10个	10~14天	否	5%~10%

（二）病理学特征

1. 非特异性溃疡,溃疡表面覆盖纤维性渗出物形成的假膜或坏死组织。

2. 溃疡下方为炎性肉芽组织,表现为毛细血管和成纤维细胞增生,密集的急性和慢性炎性细胞浸润。

3. 免疫病理学:病变组织周围上皮基底膜区可有免疫球蛋白和补体沉积,血清中可检测出抗口腔黏膜上皮抗体,唾液中的SIgA含量在发病期升高,缓解期降低。

【病例】

患者女,32岁,口腔溃疡反复发作7年。

专科检查:右上56牙、右下56牙间颊侧牙龈可见直径约8mm糜烂面,B34牙颊侧牙龈可见两处直径1~2mm糜烂面,右颊后份见一大小约10mm×8mm糜烂面,下唇可见4处直径1~5mm糜烂面,舌尖见散在3~5处点状糜烂面,右侧舌缘见大面积不规则糜烂面,尼氏征（-）,余口内黏膜未见明显异常。

临床诊断:口腔糜烂待诊（口腔多形性红斑待排）。

光镜观察:局部上皮破坏缺失,表面见纤维蛋白渗出及炎性细胞浸润,下方为炎性肉芽组织（图3-2-1）。

病理诊断:下唇较符合复发性阿弗他溃疡的改变。

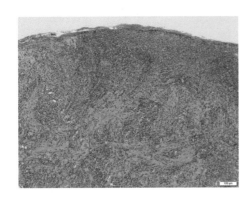 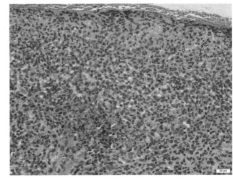

A．HE，×100　　　　　　　　　　　　　B．HE，×400

图3-2-1　复发性阿弗他溃疡病例

二、白塞病

白塞病（Behcet's disease，BD）又名白塞综合征、贝赫切特综合征（Behcet's syndrome），由土耳其医师Behcet于1937年首次报道，是一种原因不明的以小血管炎为病理基础的多系统疾病，具有慢性进行性、复发性、系统损害性等特点。

（一）临床要点

1. 常见体征包括口腔溃疡、生殖器溃疡、皮肤损害及眼部损害，被称为"口-眼-生殖器三联征"。

2. 先后出现多系统、多器官病损，且反复发作。

3. 主要口腔表现为反复发病的口腔溃疡，症状和发作规律与复发性阿弗他溃疡类似。生殖器病变为圆形浅表溃疡。当出现眼部病变时，则预示已形成微血管炎损害，并将逐渐出现动脉血栓、破裂、出血以及中枢神经系统损害，这是本病致死致残的主要原因。

（二）病理学特征

1. 基本病理特点为非特异性血管周围炎，血管周围单核淋巴细胞浸润。血管内可有玻璃样血栓，血管壁有IgG、IgM和C3沉积。

2. 累及全身各大、中、小血管，其中以静脉受累最多。

3. 结缔组织内大量淋巴细胞及浆细胞浸润。

三、创伤性溃疡

创伤性溃疡（traumatic ulceration）是由长期物理性、机械性或化学性刺激引起的病因明确的口腔黏膜损害。

（一）临床要点

1. 化学灼伤性溃疡：溃疡浅表，疼痛明显，溃疡表面覆盖坏死组织形成的白色薄膜，由口腔治疗引起的，常在患牙附近。

2. 热灼伤性溃疡：有确切的热灼伤史，初始为疱，疱壁破溃后形成糜烂或浅表溃疡，疼痛明显。

3. 压疮性溃疡：由持久的非自伤性机械性刺激造成，如残根残冠或不良修复体，多见于老年人，灰白色，溃疡较深，边缘轻度隆起，疼痛不明显。

4. Bednar溃疡：固定发生在硬腭、双侧翼沟处黏膜表面，溃疡浅表，双侧对称分布，常由婴儿吸吮拇指和过硬的橡皮奶头引起。

5. Riga-Fede溃疡：专指发生于儿童舌腹的溃疡，是由过短的舌系带或过锐的新萌出中切牙长期摩擦引起的溃疡，扪诊有坚韧感，影响舌活动，久不治疗则转变为肉芽肿性溃疡。

6. 自伤性溃疡：好发于下唇黏膜、两颊、舌背。溃疡深在，外形不规则，周围呈白色斑块，基底略硬，疼痛不明显。自伤性溃疡好发于性情好动的青少年或患多动症的儿童，患者常有用铅笔尖捅刺黏膜的不良习惯，或有咬唇、咬颊、咬舌等不良习惯。

7. 诊断条件：①具有明确的刺激因素或创伤史；②溃疡的部位与形态与刺激因素相吻合，刺激去除后，溃疡可自愈；③无复发史。

（二）病理学特征

表现为非特异性溃疡，上皮连续性破坏，表层脱落坏死形成凹陷，覆盖由纤维素渗出物形成的假膜，溃疡底部炎性细胞浸润。陈旧性损害可见肉芽组织增生，新生上皮覆盖创面。

四、放射性口炎

放射性口炎（radiation stomatitis）即放射性口腔黏膜炎，是放射线辐射引起的急、慢性口腔黏膜损伤，常见于头颈部肿瘤接受放疗的患者，是肿瘤放疗常见的严重并发症之一，也可见于意外暴露于放射线或长期从事放射线相关工作的人员。其发生机制较为复杂：①放射线照射后，口腔黏膜脆性增加，容易破溃；②口腔唾液腺受到放射性损伤后，浆液性腺泡组织为纤维组织所代替，导致唾液分泌量减少，对黏膜的保护作用降低；③放疗也会抑制全身免疫系统，导致机体免疫力下降

（一）临床要点

1. 可见于口腔黏膜的任何部位。

2. 急性病损一般在放疗结束后至少持续2周。慢性病损可出现在放疗后的任

何时期，从几周到几年不等。

3. 主要症状为黏膜水肿、充血、糜烂、溃疡形成，易出血，触痛明显，严重者吞咽困难、言语困难。

4. 患者可出现乏力、恶心、头晕、失眠等全身症状。

（二）病理学特征

1. 上皮连续性破坏，形成糜烂及溃疡，炎性渗出形成假膜。

2. 上皮下结缔组织内毛细血管增生、扩张充血，并见大量炎性细胞浸润。

第三节　口腔黏膜疱性疾病

一、天疱疮

天疱疮（pemphigus）是一种可危及生命的慢性皮肤黏膜自身免疫大疱性疾病，主要抗原为细胞间黏附分子桥粒芯糖蛋白（Dsg），致病性的自身抗体与Dsg结合，导致炎性细胞浸润以及纤溶酶原-纤溶酶激活，引起角质细胞间黏附能力丧失，出现典型的临床和病理表现。

（一）临床要点

1. 天疱疮多见于40~60岁人群，无明显性别差异或女性稍多见。

2. 临床上天疱疮主要包括寻常型、增殖型、落叶型和红斑型四种类型，其中寻常型发生口腔黏膜损害最为多见。

3. 口腔病损易发生于颊、软腭、牙龈、翼颌韧带等易受摩擦的部位，影响咀嚼、吞咽、言语功能。

4. 约有70%的患者口腔黏膜最早受累。初始为小水疱，无明显症状，尼氏征或揭皮试验阳性。破溃后形成边界清晰、不规则的糜烂面，难以愈合。陈旧病例可见糜烂面有假膜覆盖。

5. 皮肤病损表现为外观正常皮肤上出现大小不等的水疱，不易融合，破溃后结痂、愈合，并有色素沉着，易出现于前胸、躯干、头皮、颈、腋窝、腹股沟等易受摩擦处。

6. 全身症状有发热、无力、厌食等，由于大量失水，电解质和蛋白质从疱液中消耗，患者出现恶病质，常并发感染，若不能及时有效控制病情，可因感染而死亡。在糖皮质激素使用以前，本病死亡率达到75%，如今死亡率降至5%~10%。

（二）病理学特征

1. 基本病理变化为上皮内棘细胞层松解和上皮内疱（或裂隙）形成。

2. 松解的单个或呈团的棘细胞，体积较大，呈球形，核大而深染，核周胞质呈晕状，称为天疱疮细胞（Tzanck cell）或棘层松解细胞。

3. 上皮脱落，上皮的基底细胞附着于结缔组织上方，可见不规则的乳头向上突起呈绒毛状，这些乳头表面排列着单层的基底细胞。

4. 在固有层可见炎性细胞浸润，主要为淋巴细胞及少量的嗜酸性粒细胞。

5. 免疫组织化学：采用直接免疫荧光法染色，病变棘细胞层可见翠绿色的荧光环，主要为IgG或IgA以及IgM在棘细胞间沉积所致。间接免疫荧光法检测发现约80%患者血清中存在抗Dsg的IgG抗体。

【病例】

患者女，45岁，口腔黏膜反复起疱疼痛1年。

专科检查：双颊、双侧上下颌牙龈颊舌侧、双侧舌缘舌腹均可见广泛大面积糜烂，尼氏征（++），上覆黄色假膜。余口腔黏膜未见明显异常。

临床诊断：大疱性疾病待排？

光镜观察：上皮内棘细胞层松解，上皮内疱形成，疱底可见一层基底细胞附着于呈绒毛状的结缔组织上（图3-3-1）。

病理诊断：左上后牙牙龈符合寻常型天疱疮改变。

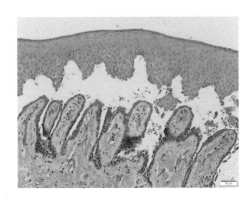 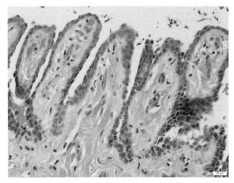

A. HE，×200   B. HE，×400

图3-3-1　天疱疮病例

二、良性黏膜类天疱疮

良性黏膜类天疱疮（benign mucous membrane pemphigoid）又名瘢痕性类天疱疮，是一类针对黏膜上皮和上皮下结缔组织结合处（即基底膜区域）的结构蛋白产生自身抗体的自身免疫性大疱性疾病，以黏膜张力性水疱和糜烂为主要表现，是类天疱疮中较常见的一型。

（一）临床要点

1．多见于老年女性。

2．好发于口腔、眼结膜等体窍黏膜，以水疱为主要临床表现。病程缓慢，迁延不愈。

3．可见于口腔的任何部位，牙龈损害最多见。表现为龈缘及附着龈的弥散性红斑，其上可见2～6mm大小的透亮水疱或血疱，破溃后遗留糜烂面。该病发生于软腭、悬雍垂、腭舌弓、腭咽弓等处，愈合后可出现瘢痕，导致吞咽困难。尼氏征、揭皮试验、探针试验均为阴性。

4．眼部损害多为单纯性结膜炎，进一步发展可出现眼睑粘连，角膜受损。

5．皮肤损害常发生在腋窝、腹股沟、四肢屈侧等处，在外观正常或有红斑的皮肤上发生张力性大疱，疱壁较厚，不易破裂，尼氏征阴性。

6．研究显示，外周血嗜酸性粒细胞（EOS）计数及血清总IgE值有可能作为大疱性类天疱疮临床诊治的参考指标。

（二）病理学特征

1．基底细胞变性，形成上皮下疱，病损部位的上皮全层剥脱。

2．免疫组织化学：直接免疫荧光法表现为病损组织的基底膜区有免疫球蛋白及补体沉积，主要是IgG及C3，呈翠绿色的荧光带，抗基底膜抗体阳性，是本病特异性诊断标志。间接免疫荧光法表现为患者血清中IgG在底物的基底膜带呈线状沉积。

【病例】

患者女，54岁，牙龈反复糜烂出血半年。

专科检查：口腔卫生状况一般，湿润度可，全口牙龈颊腭侧均充血明显，B23、C34、C56、D34间牙龈可见糜烂面，表面干净，无假膜，牙龈尼氏征（－）。

临床诊断：大疱性疾病？

光镜观察：基底细胞变性，形成上皮下疱，病损部位的上皮全层剥脱。结缔组织中有炎性细胞浸润，胶原纤维变性（图3-3-2）。

病理诊断：右上颌牙龈黏膜类天疱疮。

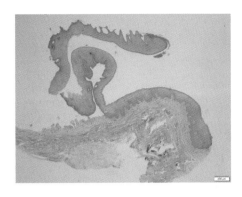 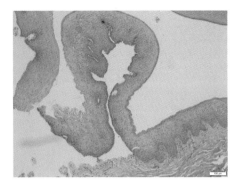

A. HE，×40   B. HE，×100

图3-3-2 良性黏膜类天疱疮病例

第四节 口腔黏膜感染性疾病

一、口腔单纯疱疹

口腔单纯疱疹（herpes simplex）又称为疱疹性口炎（herpetic stomatitis），是由Ⅰ型单纯疱疹病毒（herpes simplex virus，HSV）感染所致。

（一）临床要点

1. 可见于口腔黏膜任何部位，尤其是角化良好的部位，如上腭及龈缘等好发。

2. 临床表现为出现成簇的小水疱，易破溃，形成糜烂面，疼痛明显，影响进食和言语。

3. 原发性疱疹性口炎常见于6个月～3岁的婴幼儿，发病前有接触单纯疱疹患者的病史，潜伏期为4～7天，表现为急性疱疹性龈口炎。

4. 复发性疱疹性口炎：原发性疱疹感染愈合以后，有30%～50%的病例发生复发性损害。复发性损害总是在原先发作过的位置或临近原先发作过的位置，常见部位为口唇或接近口唇处。

（二）病理学特征

1. 形成上皮内疱，细胞显著肿胀，发生气球样变和网状液化，细胞失去了细胞间桥，彼此分离而形成水疱。

2. 气球样变细胞的胞核内可见嗜伊红性病毒包涵体，大小为3～8μm。

3. 上皮下方的结缔组织内有水肿、充血和炎性细胞浸润。刮取早期水疱基底部细胞做涂片，巴氏染色可见毛玻璃样核、多核合胞体及核内包涵体。

二、口腔念珠菌病

口腔念珠菌病（oral candidiasis）是由念珠菌属感染引起的口腔黏膜疾病，是人类最常见的口腔真菌感染。引起口腔念珠菌病的主要是白色念珠菌，其临床表现多样。

（一）临床要点

1. 好发于新生儿和老年人。

2. 口腔念珠菌病包括念珠菌性口炎、念珠菌性唇炎、念珠菌性口角炎、慢性黏膜皮肤念珠菌病及艾滋病相关性口腔念珠菌病。

3. 分型

（1）急性假膜性念珠菌性口炎：又称鹅口疮或雪口病，以新生儿最多见，病变区黏膜充血，且有白色斑点，呈鲜红色与雪白的对比。

（2）急性红斑性念珠菌性口炎：又称抗生素口炎、抗生素舌炎，多见于长期使用抗生素、激素后或HIV/AIDS患者，且大多数患者有消耗性疾病。临床表现为外形弥散的红斑，以舌黏膜多见。

（3）慢性红斑性念珠菌病：又称义齿性口炎。损害常位于与上颌义齿接触的腭、龈黏膜。病变黏膜充血，呈点状或片状红斑，多数患者伴有口角炎。

（4）慢性增生性念珠菌病：又称念珠菌性白斑、慢性肥厚型念珠菌性口炎。颊黏膜病损对称性分布于口角内侧三角区，呈结节或颗粒状，或似黏膜白斑。

（5）肉芽肿性念珠菌病：发生于口腔黏膜的特异性肉芽肿性反应。

（二）病理学特征

1. 黏膜表现为亚急性或慢性炎症。黏膜上皮不全角化，表层水肿，角化层内有中性粒细胞浸润，常形成微小脓肿。

2. 在角化层或上皮浅表1/3处可见菌丝，菌丝与上皮表面多垂直或成一定角度侵入角化层，并有大量孢子，PAS染色为强阳性。

【病例】

患者男，37岁，双颊及舌尖疼痛不适7天。

专科检查：双侧颊黏膜咬合线处、软硬腭交界处、舌背及双侧舌缘可见海绵状白色斑片，舌背可见数条沟纹，沟底黏膜完整，未见明显充血糜烂。余口内黏膜未见明显异常。

临床诊断：口腔斑纹类疾病。

光镜观察：黏膜上皮增生，表层不全角化，角化层、上皮层及固有层较多淋巴细胞和少量中性粒细胞浸润，形成小脓肿（图3-4-1）。经PAS染色查见阳性真菌菌丝（图3-4-1）。

病理诊断：左舌背符合念珠菌病。

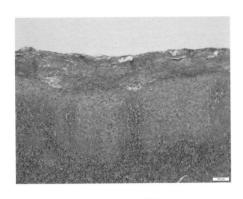 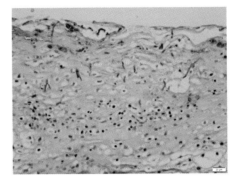

A. HE，×100

B. PAS，×400

图3-4-1　口腔念珠菌病病例

三、口腔黏膜结核

口腔黏膜结核（tuberculosis）是由结核分枝杆菌侵犯口腔黏膜所引起的慢性感染。

（一）临床要点

1．口腔黏膜结核包括口腔黏膜结核初疮、口腔黏膜结核性溃疡、口腔寻常狼疮。

2．口腔黏膜结核初疮（原发性综合征）多见于儿童，常发生于口咽部或舌部，表现为在口腔黏膜结核分枝杆菌入侵部位形成一小硬结，随后发展成顽固性溃疡，一般无痛感。

3．口腔黏膜结核性溃疡是较常见的口腔继发性结核损害，常见于舌部。溃疡边缘微隆，呈鼠啮状，形成不规则的潜掘状边缘，基底为桑葚样肉芽肿，上覆少许脓性渗出物。

4．口腔寻常狼疮是结核菌素试验阳性者继发感染后产生的皮肤结核病。早期表现为绿豆大小的结节，无自觉症状，后可发生坏死，造成组织缺损，形似狼噬。

5．结核分枝杆菌培养、组织病理学检查是诊断结核病的"金标准"。

（二）病理学特征

特征性变化为结缔组织中形成多个结核结节。典型的结核结节表现为中心干酪样坏死，周围有上皮样细胞和朗格汉斯多核巨细胞，结节最外层为大量淋巴细胞。抗酸染色可检测出结核分枝杆菌。

【病例】

患者男，52岁，右侧上颌前庭沟溃疡1年。

专科检查：A5、A6、A7颊侧牙龈可见2.5cm×1.0cm溃疡面，波及前庭沟及颊黏膜，边缘及基底呈鼠噬状，基底可探及骨面，有触痛，A5、A6、A7牙槽骨吸收，A5颊侧全部牙根面、A6根尖1/2暴露；B2唇侧牙龈、B6腭侧黏膜各见直径2mm、5mm的洞形组织缺损，缺损基底处可探及骨面；硬腭中线偏右侧见一直径约2mm的浅溃疡面，软腭见多处点状充血；C6、C7、C8颊侧龈缘鼠噬状溃疡。

临床诊断：口腔溃疡待诊（结核）。

光镜观察：黏膜下结缔组织中形成多个结核结节，结节最外层为淋巴细胞，周围有上皮样细胞和朗格汉斯多核巨细胞（图3-4-2）。

病理诊断：A6前庭沟经抗酸染色查见阳性分枝杆菌，结核分枝杆菌qPCR"+"，诊断为结核病。

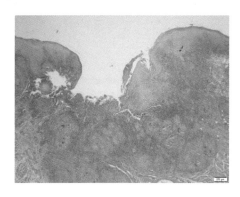 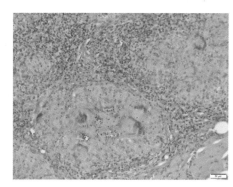

A. HE，×40   B. HE，×200

图3-4-2 口腔黏膜结核病例

四、梅毒

梅毒（syphilis）是由梅毒螺旋体（treponema pallidum）引起的慢性系统性传播疾病。

（一）临床要点

1. 梅毒螺旋体感染人体并经潜伏期后使入侵部位发生硬下疳，硬下疳自愈后进入无症状的潜伏期，为一期梅毒。

2. 一期梅毒：表现为硬下疳和淋巴结肿大，一般无全身症状。唇部或舌部下疳是较常见的口腔一期梅毒损害，发生于梅毒螺旋体入侵部位，可伴有相应部位的淋巴结肿大，无疼痛。

3. 二期梅毒：常发生于硬下疳消退后3~4周，梅毒螺旋体经血液循环造成菌血症，播散全身，引起皮肤、黏膜、骨骼、眼、内脏、心血管及神经损害。二期梅毒常见的口腔损害为梅毒黏膜斑和黏膜炎。多个黏膜斑可融合形成蜗牛迹溃疡。

4. 三期梅毒：也称为晚期梅毒。早期梅毒未经治疗或治疗不充分，累及多器官，包括皮肤黏膜、骨、内脏、心血管及中枢神经系统等，危及生命。三期梅毒口腔黏膜损害主要是三期梅毒舌炎、舌白斑和树胶肿。树胶肿又称梅毒瘤，是三期梅毒的标志。梅毒性黏膜斑可变成鳞状细胞癌。

（二）病理学特征

梅毒的基本病理变化有血管内膜炎及血管周围炎。晚期梅毒除血管内膜炎和血管周围炎外，还可见上皮样细胞和巨噬细胞肉芽肿及坏死组织。

【病例】

患者男，60岁，下唇内侧近前庭处溃疡1个月。

专科检查：下唇内侧近前庭一处8mm×8mm溃疡，表面黄厚假膜，间杂肉芽样增生物，质地稍韧。

辅助检查：梅毒螺旋体抗体（CLIA）（＋），梅毒甲苯胺不加热血清实验（－）。

临床诊断：慢性口腔溃疡待诊。

光镜观察：黏膜下查见多个上皮样细胞和多核巨细胞，形成似肉芽肿性结节，结节局部伴坏死，波及肌层（图3-4-3）。

病理诊断：下唇梅毒肉芽肿。

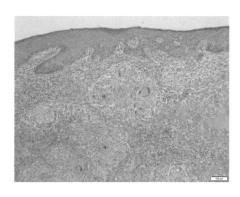
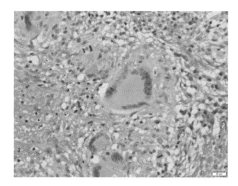

A. HE，×100   B. HE，×400

图3-4-3 梅毒病例

五、艾滋病

艾滋病即获得性免疫缺陷综合征（acquired immune deficiency syndrome，AIDS），由人类免疫缺陷病毒（HIV）感染所致，以CD4[+]T细胞减少，进行性细胞免疫功能缺陷为特征，并继发各种机会性感染、罕见恶性肿瘤和中枢系统病变。

（一）临床要点

1. 艾滋病分为急性感染期、无症状感染期、症状感染期三个阶段。

2. 多数HIV/AIDS患者都有口腔表现，包括口腔真菌感染（如口腔念珠菌病、组织胞浆菌病）、病毒感染（如毛状白斑、单纯疱疹、带状疱疹、巨细胞病毒感染、乳头状瘤、局灶性上皮增生）、卡波西肉瘤、HIV相关性牙周病（牙龈线形红斑、HIV相关性牙周炎、急性坏死性溃疡性龈炎、坏死性牙周炎）、坏死性口炎、溃疡性损害、唾液腺疾病、非霍奇金淋巴瘤等。

3. 儿童HIV/AIDS患者以口腔念珠菌病、口角炎、腮腺肿大、单纯疱疹多见。

（二）病理学特征

1. 口腔念珠菌病：与非HIV口腔念珠菌病相似。

2. 口腔毛状白斑：一般由EB病毒感染所致。病理变化为口腔黏膜上皮增厚，呈粗糙的褶皱或绒毛状，可发生气球样变、空泡性变而在胞核周围呈现环状透明区。电镜观察：在上皮靠近表层部位的细胞内、核内及细胞间可见大量病毒颗粒。

3. HIV牙龈炎：为典型的牙龈炎症表现。

4. HIV牙周炎：与牙周炎表现相似。

5. 口腔卡波西肉瘤：病理变化主要局限于黏膜固有层，血管增生，密集的梭形细胞聚集在管腔不正的血管腔隙周围，红细胞渗出，含铁血黄素沉积。晚期，血管内皮细胞及周围的梭形细胞可出现有丝分裂象，异型性细胞增多，淋巴细胞、浆细胞等炎性细胞浸润，并可见嗜酸小体，PAS染色阳性，具有一定的辅助性病理诊断意义。

6. 非霍奇金淋巴瘤：与口腔以外的淋巴瘤相似，以B细胞为主型。有时可呈现出Burkitt淋巴瘤的组织像，由于瘤细胞迅速死亡，其细胞碎片导致吞噬细胞反应，吞噬细胞的胞浆色淡，均匀分布在瘤细胞之间，形成所谓的满天星图像。

第五节　口腔黏膜肉芽肿性疾病

一、韦格内肉芽肿

韦格内肉芽肿（Wegener granulomatosis）也称为肉芽肿性多血管炎，由Wegener在1936年首先报告，是一种病因尚未明确的肉芽肿性多血管炎和自身性免疫疾病，主要累及上、下呼吸道，肺和肾。

（一）临床要点

1. 平均患病年龄为40岁，无明显性别差异。

2. 韦格内肉芽肿的典型表现为上、下呼吸道炎症和肾小球肾炎。

3. 口腔表现为坏死性肉芽肿性溃疡，主要侵犯软腭、咽部、牙龈等。其中牙龈病变可称为"草莓样龈炎"，牙龈明显增生，表面呈鲜红色颗粒状突起，质地脆、易出血。

4. 皮肤出现红斑及坏死性结节、溃疡等。

5. 病变过程中往往伴有全身发热、关节酸痛、消瘦和体重减轻等症状。

（二）病理学特征

1. 坏死性肉芽肿：主要由淋巴细胞、单核细胞、中性粒细胞、上皮样细胞组成。

2. 坏死性血管炎：血管内膜变性肿胀，血管内见玻璃样血栓，血管壁有玻璃样变，管周有大量炎性细胞浸润，随后血管壁发生坏死。

二、结节病

结节病（sarcoidosis）又名类肉瘤病，为全身性多系统、多器官受累的肉芽肿性疾病，是非干酪样坏死性上皮样细胞肉芽肿性疾病，病因不明，有自限性，大多预后良好，有自然缓解的趋势。最易侵犯肺部，其次是眼、皮肤、淋巴结、肝、脾、肾、骨髓、神经系统、心脏等均可受累。侵犯脑神经可引起面瘫。

（一）临床要点

1. 多见于中青年，女性多于男性，以淋巴结、肺、皮肤、眼、唾液腺常见。

2. 腮腺病变多为双侧性，触诊无痛但较硬，口干。

3. 口腔黏膜表现为无痛性黏膜下肿物。

（二）病理学特征

1. 病变为非干酪样肉芽肿，形成以上皮样细胞为主的结节，由大量上皮样细胞、少量淋巴细胞和浆细胞组成。

2. 结节内有小血管，因此很少发生坏死，或偶见轻度坏死。

3. 结节内见多核巨细胞。多核巨细胞内偶见包涵体，称肖曼小体（schaumanns bodies），也可游离于多核巨细胞外。周围可钙化，呈深蓝色，有时见星形小体，大小不一，呈星状。

三、肉芽肿性唇炎

肉芽肿性唇炎（cheilitis granulomatosa）以唇肥厚肿胀为主要特征，上、下唇均可发病，上唇多见。梅-罗综合征（Melkersson-Rosenthal syndrome）的特征为复发性口面部肿胀伴有面神经麻痹和裂舌症。有人认为肉芽肿性唇炎是梅-罗综合征的不完全型。

（一）临床要点

1. 本病多见于青壮年。

2. 肿胀一般从唇一侧发病，逐渐侵犯另一侧而形成巨唇。唇部皮肤颜色正常，触之柔软，无瘙痒，无压痛，无凹陷性水肿，唇肿胀时轻时重，但不能痊愈。

3. 可伴有神经系统失调的症状。

（二）病理学特征

1. 以非干酪样类上皮细胞肉芽肿为特征，多位于黏膜固有层及黏膜下层。

2. 镜下可见结缔组织内血管周围上皮样细胞、淋巴细胞及浆细胞等呈结节样聚集或灶性浸润。

【病例】

患者男，54岁，下唇反复肿胀2个月。

专科检查：下唇整体肿胀，右侧较重，表面无充血糜烂，扪诊垫絮感；右颊中后份、右侧口底可见黏膜下增生，表面略呈息肉样，扪诊质软，无充血糜烂；舌背可见散在浅沟纹。

临床诊断：肉芽肿性唇炎？

光镜观察：黏膜固有层及黏膜下层可见灶性炎症，上皮样细胞、淋巴细胞、浆细胞呈结节样聚集，肉芽肿结节散在分布，围绕血管，波及肌层（图3-5-1）。

病理诊断：下唇符合肉芽肿性唇炎。

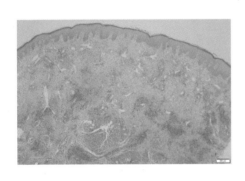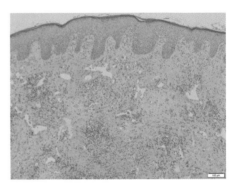

A. HE，×40　　　　　　　　　B. HE，×100

图3-5-1　肉芽肿性唇炎病例

第六节　口腔黏膜其他病变

一、黏膜良性淋巴组织增生

黏膜良性淋巴组织增生（benign lymphadenosis of mucosa）又称淋巴滤泡性唇炎，是多见于下唇的一种良性黏膜淋巴组织反应性增生性疾病。目前病因不明。本病属于口腔黏膜的潜在恶性病变。

（一）临床要点

1. 青壮年男性多见。

2. 好发于唇、颊、腭、舌及龈沟等处的黏膜。

3. 口腔病损多见于下唇唇红部位，以下唇正中最好发，又称为瘙痒性唇炎。以淡黄色痂皮覆盖的局限性损害伴阵发性剧烈瘙痒为特征。损害反复发作可致下唇唇红组织增生。

（二）病理学特征

1. 组织学上一般分为两型：滤泡型和弥散型。

2. 大多在黏膜固有层或黏膜下层有淋巴滤泡形成，淋巴滤泡周围是淋巴细胞，中心为组织细胞。

3. 弥散型淋巴滤泡不明显，可见到大量淋巴细胞呈灶性聚集。

4. 病损处上皮可有萎缩、增生或形成溃疡，少数上皮异常增生甚至发生癌变。

【病例】

患者女，61岁，左上颌牙龈糜烂伴疼痛不适2个月余。

专科检查：患者面型基本对称，张口型、张口度正常。左上颌牙龈可扪及一约1.5cm×1.5cm糜烂面，质韧，界清，活动度可，触之疼痛不适。双侧颊部白色条纹，其余黏膜未见明显异常。颏下、双侧颌下及颈部未扪及肿大淋巴结。

临床诊断：左上颌牙龈癌?

光镜观察：黏膜上皮增生，灶区伴中度上皮异常增生，黏膜固有层灶区淋巴细胞密集浸润，可见淋巴滤泡形成（图3-6-1）。

病理诊断：左上颌牙龈符合黏膜良性淋巴组织增生。

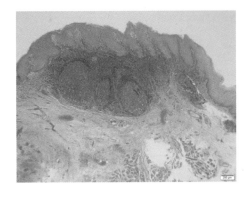
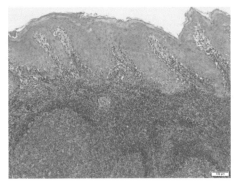

A. HE，×40   B. HE，×100

图3-6-1 黏膜良性淋巴组织增生病例

二、淀粉样变性

淀粉样变性（amyloidosis）是由淀粉样蛋白质沉积在细胞外基质，累及全身多器官及组织的一种代谢紊乱性疾病。淀粉样蛋白质沉积在口腔即为舌淀粉样变。病因尚不明确，可能与自身免疫、炎症、遗传等有关。

（一）临床要点

1. 口腔淀粉样变最常见、最早出现的是舌淀粉样变，表现为进行性巨舌症，舌体增大变硬。

2. 患者多为老年男性。

（二）病理学特征

1. 淀粉样物质HE染色表现为嗜酸性均质团块。

2. 淀粉样物质的边缘部分着色模糊，轮廓较淡，其内部则深浅不一。

3. 采用组织化学方法染色，如苯酚刚果红染色呈红色。

【病例】

患者男，72岁，发现舌体包块4个月。

专科检查：全口口腔卫生情况差，舌体肿胀，舌背多处丝状乳头萎缩，散布直径3～5mm小疱样病损，大部分呈淡黄色，少数病损呈蓝紫色，压迫褪色。左颊中份可见一直径约5mm区域黏膜发红，中间少许白纹，左侧口角内侧黏膜可见一紫色球状突起及数个淡黄色小疱样病损。右侧口角内侧黏膜可见白纹，右颊前份可见两处直径约3mm黄色小疱样病损，已破溃。上述病损触诊质地均较韧。

临床诊断：舌淀粉样变？淋巴管瘤？

光镜观察：HE染色上皮下为粉染均质状物质，刚果红染色（＋）（图3-6-2）。

病理诊断：舌背符合舌淀粉样变。

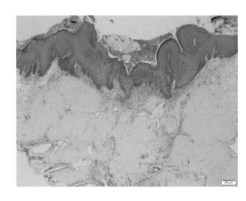
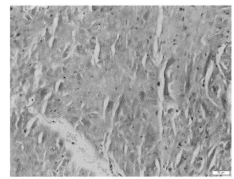

| A．HE，×40 | B．刚果红，×200 |

图3-6-2　舌淀粉样变病例

三、口腔黑斑

口腔黑斑（melanotic macules）是指与种族、系统性疾病、外源性物质所致的口腔黏膜色素沉着无关的黑色素沉着斑。

（一）临床要点

1. 常见于中年女性。

2. 唇红、牙龈、颊黏膜和硬腭多见，表现为棕色或黑色边界清楚、均一的椭圆形斑片，一般不高出黏膜表面。

（二）病理学特征

口腔黏膜上皮基底层及副基底层的角质形成细胞内黑色素沉积，一般无黑色素细胞数量增加，黏膜固有层浅层也可见色素沉积。

【病例】

患者女，69岁，发现左侧口角黑色斑片1年。

专科检查：左侧口角见大小约5mm×2mm的黑色斑片，未突出于黏膜表面，周围未见明显糜烂溃疡。

临床诊断：左侧口角色素痣？

光镜观察：口腔黏膜上皮基底层有显著的色素过度沉积，结缔组织内轻度炎性细胞浸润（图3-6-3）。

病理诊断：左侧口角符合口腔黑斑。

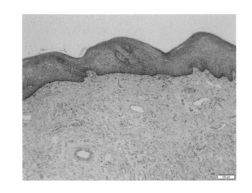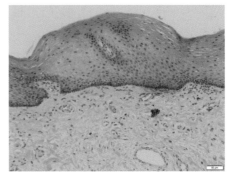

A. HE, ×100　　　　　　　　　B. HE, ×200

图3-6-3　口腔黑斑病例

（张美　蒋鸿杰　王浩帆　韩琪　汤亚玲）

参考文献

［1］吴苏宁，杨溪，刘伟.口腔白斑病癌变的血管生成基因芯片检测及表达验证［J］.实用口腔医学杂志，2021，37（3）：337-341.

［2］崔永峰.口腔黏膜红斑［J］.中国实用医药，2007（21）：78.

［3］秦家佳.白色海绵状斑痣——家系角蛋白13基因突变位点研究［D］.上海：上海交通大学，2015.

［4］洪鹏宇，高嘉雄，王典日，等.白色海绵状斑痣病例报道及文献复习［J］.口腔疾病防治，2019，27（7）：464-467.

［5］刘洁，晋红中.常见红斑鳞屑性皮肤病的皮肤镜与组织病理学特征相关性专家共识（2021）［J］.协和医学杂志，2021（5）：1-13.

［6］张莹，杨保秀.43例口腔盘状红斑狼疮的临床与病理分析［J］.昆明医学院学报，2004（2）：80-82.

［7］赵明宇，陶子荣，陈秀文，等.嚼槟榔与口腔黏膜下纤维化癌变之间的关系［J］.当代护士（上旬刊），2021，28（8）：4-7.

［8］齐乐.口腔粘膜下纤维性变患者血液临床检验分析［J］.航空航天医学杂志，2017，28（5）：559-561.

［9］高小兰，王汉明.Th细胞相关细胞因子在复发性口腔溃疡中的研究进展［J］.口腔医学研究，2021，37（5）：397-400.

［10］刘倩利，雷建华，武云霞.复发性阿弗他溃疡心理因素生物标志物研究进展［J］.口腔医学，2021，41（6）：572-576.

［11］王紫莹，陈晓涛.辅助性T细胞17与白细胞介素17在口腔黏膜疾病中的研究进

展［J］.口腔疾病防治，2021，29（3）：194-197.

［12］徐芳，滕海荣，王月霞，等.鼻咽癌患者放疗后放射性口腔黏膜炎发生的相关因素分析［J］.实用预防医学，2019，26（12）：1476-1479.

［13］彭雪婷，夏育民.炎症细胞因子在天疱疮发病机制中的作用［J］.中国免疫学杂志，2021（20）：1-9.

［14］李胜男，林伟，刘悦.大疱性类天疱疮外周血嗜酸性粒细胞及血清总IgE水平与血清抗BP180 IgG抗体及抗BP230 IgG抗体水平的关系［J］.中国中西医结合皮肤性病学杂志，2021，20（3）：292-294.

［15］李洁，汪荣华.塞来昔布致重症多形性红斑1例［J］.中国医院药学杂志，2020，40（2）：241-242.

［16］时洋洋，周学东，程磊，等.白色念珠菌感染与口腔癌的关系［J］.口腔疾病防治，2021，29（2）：119-123.

［17］陈牧之，马坚，黄永清.口腔黏膜结核1例［J］.中华老年口腔医学杂志，2020，18（3）：156-157.

［18］纪春阳，边学燕.韦格纳肉芽肿一例并文献复习［J］.现代实用医学，2020，32（12）：1575-1576.

［19］王传海，冯涛，张建.以皮下结节为首发表现的结节病1例［J］.临床肺科杂志，2021，26（9）：1457-1458.

第四章

口腔黏膜肿瘤及瘤样病变

口腔黏膜是覆盖于口腔表面的湿性衬覆组织，其大部分来源于外胚层，少数来源于内胚层。本章主要介绍发生于口腔黏膜的肿瘤及瘤样病变。

第一节　良性病变

一、鳞状细胞乳头状瘤

鳞状细胞乳头状瘤（squamous cell papilloma）是一种外生性、局灶性的良性上皮性肿瘤。部分病灶与人乳头状瘤病毒（human papillomavirus，HPV）感染有关，最常见亚型为HPV 6和HPV 11。

（一）临床要点

1. 为口腔黏膜最常见的良性肿瘤，任何年龄均可发病，平均发病年龄为38岁。男女无差异。

2. 最常见的部位是软硬腭后和悬雍垂复合体，其次为唇、舌和牙龈黏膜。

3. 临床表现为质软、无痛的外生性肿块，呈结节状、乳头状或疣状，可呈白色、粉红色等改变，基底有蒂或无蒂，3/4病灶直径≤1cm，多为单发，亦可多发。

（二）病理学特征

1. 局限性、多个外生性生长的复层鳞状上皮，呈指状突起，每个突起中心为血管结缔组织，表面围绕成熟的鳞状上皮。

2. 上皮表层大部分为不全角化或正角化，无角化少见。鳞状上皮常增厚，无明显异型性。增生的基底细胞可伴有较多核分裂。有时在肿瘤棘层可见与HPV感染有关的凹空细胞。

3. 口腔黏膜乳头状瘤恶变报道较少，而喉乳头状瘤则具有明显复发、恶变的特点，近年来喉乳头状瘤恶变率有明显的上升趋势，国内报道多数在20%以上。

【病例】

患者男，52岁，发现左舌缘长包1个月。

专科检查：患者颜面颈部对称，无口角歪斜等面瘫征，双侧关节活动度未见异常，皮温不高，面部皮肤无红肿破溃、麻木等不适。左舌缘可见一增生物，大小约2cm×2cm，突出于舌体表面，有蒂，表面可见乳头样改变，增生物表面、周围黏膜呈白色。双侧腮腺及颌下腺导管口无红肿，分泌液清亮。

临床诊断：左舌部乳头状瘤？

肉眼观察：黏膜表面可见一外生性突起，约1.5cm×1.3cm×0.4cm，有蒂。

光镜观察：增生的鳞状上皮呈指状突起，其中心有血管结缔组织，棘层细胞可查见凹空细胞（图4-1-1）。

病理诊断：左舌部鳞状细胞乳头状瘤。

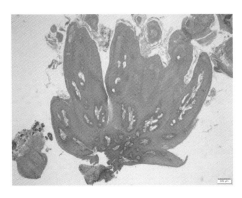 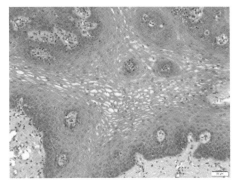

A. HE，×40   B. 凹空细胞（HE，×200）

图4-1-1　鳞状细胞乳头状瘤病例

二、角化棘皮瘤

角化棘皮瘤（keratocanthoma）是一种好发于面部皮肤的毛囊上皮的良性肿瘤。其通常生长迅速，具有自限性，其组织学表现类似高分化鳞状细胞癌。

（一）临床要点

1. 好发于白种人，男性易发，常见于50~70岁，20岁以下患者罕见。

2. 病变主要发生于日光暴露的皮肤，其中面部如颊、鼻梁皮肤处常见。口腔病变常见于唇部。其发病机制可能与紫外线导致的*TP53*基因突变有关。

3．开始为小而实的结节，后迅速长大，病变可持续数周，然后自行消退。常为单发，偶有多发。

4．病变表现为质硬、界限清晰的结节，为无痛的圆顶状结节，中心可见角质栓，呈黑色、黄色或棕色，表面为不规则、陈旧的疣状。但口腔内病变常无中心性角质栓。

5．临床上易误诊为鳞状细胞癌，活检前误诊率为45.8%。角化棘皮瘤与高分化鳞状细胞癌区别十分困难，并且有学者认为皮肤角化棘皮瘤就是高分化鳞状细胞癌的一个亚型。

（二）病理学特征

1．上皮增生明显，表面呈疣状，上皮钉突有角化珠，中央为角质团形成的栓塞，脱落后形成凹陷。两侧的上皮细胞形成"唇状"包绕瘤体，瘤体主要由棘细胞组成，体积大，胞质丰富，可见角囊肿。

2．部分上皮团向结缔组织生长，与高分化鳞状细胞癌较难区分，但细胞的异型性不明显，有丝分裂象罕见或无。但少数病例可伴发鳞状细胞癌。

【病例】

患者男，73岁，发现左耳前包块2个月。

专科检查：面部基本对称，左耳前可见直径约2cm的包块，色紫，质中，触痛，无活动度。颌下及颈部未扪及明显肿大淋巴结。

肉眼观察：不整形结节1个，约3.0cm×3.0cm×2.5cm，表面粗糙、发红，切面灰黄、灰白，实性，有坏死。

光镜观察：病变表面呈疣状，向下形成角化裂隙或囊样，向深部生长的上皮钉突可见角化珠形成。细胞异型性不明显，核分裂罕见（图4-1-2）。

病理诊断：左耳前皮肤角化棘皮瘤。

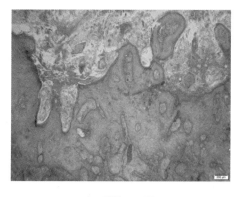 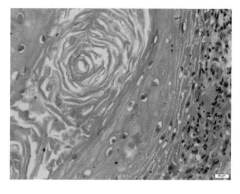

A．HE，×40   B．HE，×400

图4-1-2　角化棘皮瘤病例

三、口腔黏膜色素痣

色素痣（pigmented naevus）又称黑色素细胞痣（melanocytic naevus），为黑色素细胞的良性肿瘤，主要发生于皮肤，口腔黏膜少见，口腔黏膜色素痣可分为四型：交界痣、黏膜内痣、复合痣和蓝痣。

（一）临床要点

1. 可发生于任何年龄，约2/3发生于女性。

2. 最常累及的部位是牙龈、腭，其次是颊、唇黏膜、牙槽嵴和唇红部。

3. 常为黑色、黄褐色或蓝色，少数为无色的色素痣，病变大多数不超过0.5cm，可为平坦或略高起。

4. 色素痣恶变的临床特征常为短时间迅速长大，颜色深浅不一，出现硬结或溃烂，周围有炎症性红晕，伴有疼痛等症状。

5. 黏膜色素痣恶变因素有种族与遗传、创伤与刺激（如机械性摩擦、化学药剂的腐蚀以及不恰当的治疗等）、日光照射、免疫因素等。

（二）病理学特征

1. 色素痣由较小的圆形或多角形细胞（痣细胞）组成，细胞核小、均匀，含中等量嗜酸性胞浆，细胞界限不清晰，呈巢状分布。

2. 口腔黏膜色素痣以黏膜内痣最常见，其次为蓝痣，复合痣和交界痣较少见。交界痣中，痣细胞仅见于沿着上皮基底细胞层或固有层结缔组织最浅层分布。黏膜内痣的痣细胞仅位于结缔组织内，而上皮内看不见痣细胞巢。复合痣指交界痣和黏膜内痣共同存在，即痣细胞同时存在于上皮和结缔组织内。病变表面细胞呈上皮样，常可见细胞内黑色素，有聚集成痣细胞团的趋势，病变中心的痣细胞呈淋巴细胞样外观，深部的痣细胞类似施万细胞或成纤维细胞。

3. 蓝痣是色素痣的另一种类型，黏膜的蓝痣均为普通型蓝痣，病变主要位于黏膜上皮下固有层中部和深部，痣细胞多为细长梭形，少数为圆形、卵圆形和多角形。色素呈匀细黑色，无折光，数量不等。痣细胞高度密集呈灶性聚集为其主要特征。

【病例1】

患者男，35岁，右颊黑色素痣半年余。

专科检查：双侧面部对称，颌面部未见异常。右颊可见一大小约0.3cm×0.4cm的黑色斑块，不高出黏膜表面，无触痛。

临床诊断：右颊色素痣？

肉眼观察：灰白灰褐带黏膜的软组织1块，约0.5cm×0.4cm×0.2cm，黏膜表面可见一色素沉着区，约0.3cm×0.2cm。

光镜观察：黏膜下结缔组织内查见圆形或多角形的痣细胞，呈巢状分布；黏膜上皮和固有层之间有明显的纤维间隔（图4-1-3A）。

病理诊断：右颊黏膜内痣。

【病例2】

患者女，26岁，左颊黑色素痣1年余。

专科检查：双侧面部对称，颌面部未见异常。左颊可见一大小约0.2cm×0.3cm的黑色斑块，不高出黏膜表面，无触痛。

临床诊断：左颊色素痣？

肉眼观察：灰白灰褐带黏膜的软组织1块，约0.4cm×0.3cm×0.2cm，黏膜表面可见一色素沉着区，约0.2cm×0.2cm。

光镜观察：黏膜上皮及上皮下结缔组织内查见圆形或多角形的痣细胞，呈巢状分布（图4-1-3B）。

病理诊断：左颊复合痣（以黏膜内痣为主）。

【病例3】

患者女，32岁，左颊黑色素痣6月余。

专科检查：双侧面部对称，颌面部未见异常。左颊可见一大小约0.4cm×0.2cm的黑色斑块，不高出黏膜表面，无触痛。

临床诊断：左颊色素痣？

肉眼观察：灰白灰褐带黏膜的软组织1块，约0.4cm×0.3cm×0.2cm，黏膜表面可见一色素沉着区，约0.2cm×0.1cm。

光镜观察：黏膜上皮与固有层交界处查见圆形或多角形的痣细胞，呈巢状分布，尤其在上皮钉突顶端（图4-1-3C）。

病理诊断：左颊交界痣。

【病例4】

患者女，26岁，左腭部黑色素痣3月余。

专科检查：双侧面部对称，颌面部未见异常。左腭部可见一大小约0.2cm×0.3cm的黑色斑块，不高出黏膜表面，无触痛。

临床诊断：左腭部色素痣？

肉眼观察：灰白灰褐带黏膜的软组织1块，约0.4cm×0.4cm×0.3cm，黏膜表面可见一色素沉着区，约0.3cm×0.2cm。

光镜观察：黏膜下固有层查见胞质含色素的痣细胞，平行排列，细胞多为细长梭形，少数为圆形、卵圆形和多角形（图4-1-3D）。

病理诊断：左腭部蓝痣。

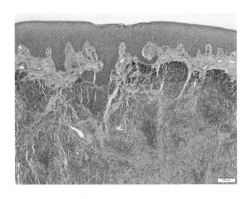
A. 黏膜内痣（HE，×100）

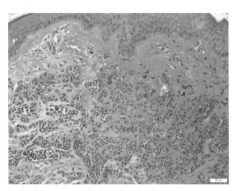
B. 复合痣（HE，×200）

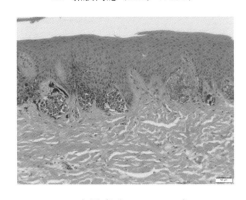
C. 交界痣（HE，×200）

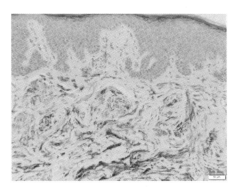
D. 蓝痣（HE，×200）

图4-1-3　口腔黏膜色素痣病例

第二节　恶性病变

一、口腔鳞状细胞癌

口腔鳞状细胞癌（squamous cell carcinoma of the oral cavity）是口腔最常见的恶性肿瘤，约占口腔恶性肿瘤的90%，是发生于口腔被覆鳞状上皮的恶性上皮性肿瘤，特征是形成角化珠（角蛋白）和（或）出现细胞间桥。

（一）临床要点

1. 多发生于40~60岁，与吸烟、饮酒、咀嚼槟榔相关，男性易受累。

2. 好发于舌、牙龈、颊、唇、口底、腭部的黏膜。

3. 临床症状很大程度上取决于肿瘤的部位和分期，差异较大。早期可存在较长一段时间的癌前病变，多表现为非均质性白斑、红斑、糜烂或溃疡。典型的症状可为溃疡型、结节型和浸润型，表现为深而基底硬的溃疡，或菜花状结节，基底活动度差，质地发硬。累及感觉神经可出现麻木或疼痛，累及运动神经可出现相应器官的运动障碍（如伸舌时偏斜）。易发生颈部淋巴结转移，许多患者在最初发现时已发生局部淋巴结转移。

4．HPV相关性头颈部鳞状细胞癌预后较好，特别是该类患者对放疗和化疗的敏感性高，但HPV感染在口腔鳞状细胞癌发生率较低，而在口咽部鳞状细胞癌发生率较高。

（二）病理学特征

1．肉眼观察：从轻微的灰白色黏膜增厚至大的溃疡性或菜花状肿物，剖面灰白色、实性、界限不清。

2．光镜观察：

（1）异常增生的鳞状细胞突破基底膜，肿瘤细胞胞浆呈粉红色，具有明显异型性，细胞大小不一，形成浸润的巢状和条索状，可有角化珠形成。肿瘤细胞侵袭性生长，突破基底膜到达结缔组织，甚至深达脂肪组织、肌肉或骨组织。

（2）世界卫生组织根据肿瘤的恶性程度、细胞和细胞核的多形性以及细胞分裂活性等，将口腔鳞状细胞癌分为三级：高分化/Ⅰ级、中分化/Ⅱ级、低分化/Ⅲ级。高分化者与正常的鳞状上皮类似，角化明显，核分裂少，非典型性核分裂和多核细胞极少，胞核和细胞多形性不明显，该类恶性程度最低。中分化则形态介于高分化和低分化之间，具有独特的核多形性和核分裂，包括非正常核分裂，角化不常见，该类恶性程度介于高分化与低分化之间。低分化鳞状细胞癌以不成熟的细胞为主，有大量的正常或不正常的核分裂，角化非常少，该类恶性程度高。角化在高分化或中分化鳞状细胞癌中均可出现，不能作为鳞状细胞癌分级的重要组织学标准。

（3）在评估口腔鳞状细胞癌淋巴结转移情况时，除了关注有无淋巴结转移、淋巴结转移个数，还需要检测转移性鳞状细胞癌是否突破淋巴结被膜，侵袭至周围软组织。

（4）口腔鳞状细胞癌侵袭深度是评估肿瘤预后的重要指标。在病理学评估侵袭深度时，首先确定距肿瘤最近的两侧正常黏膜处的基底膜，将此两点连接做一水平线，然后由此水平线向肿瘤侵袭最深点做一垂直线，此垂直距离即侵袭深度。

（5）免疫组织化学染色结果：口腔鳞状细胞癌表达多种细胞角蛋白，包括AE1/AE3、34βE12、CK5、CK5/6、CK10、CK13、CK14、CK17、CK18和CK19，还表达EMA和P63。低分化的鳞状细胞癌可能表达Vimentin和N-cadherin。

【病例1】

患者女，76岁，发现左上颌牙龈肿物2个月。

专科检查：面型对称，张口度、开口型正常，左上后牙区可见一直径约2.5cm的包块，质地偏韧，表面呈溃疡样，呈弹坑状，边界尚清，轻微触压痛。

辅助检查：CBCT示，上颌窦气化不良，左上颌牙槽骨至上颌骨体、颧突、左上颌窦壁、外侧壁可见大范围骨质溶解破坏，与周围边界不清。

临床诊断：左上颌牙龈癌（T2M0N0）？

肉眼观察：带骨和黏膜的软组织1个，约5.0cm×4.5cm×4.0cm，黏膜上面见1个3.0cm×2.0cm的弹坑状溃疡，切面灰白，实性，质中，边界不清。

光镜观察：异型增生的鳞状上皮呈巢状浸润上皮下结缔组织、脂肪组织、唾液腺组织和肌肉组织，鳞状细胞巢分化好，有大量的角化珠形成（图4-2-1）。左颈深上1枚淋巴结内查见转移癌形成。

免疫组织化学染色结果：P16（－），P53（＋），P63（＋），CyclinD1（少数＋），Ki-67（＋，30%）（图4-2-2）。

病理诊断：左上颌牙龈高分化鳞状细胞癌，侵犯肌肉组织、唾液腺组织和脂肪组织。左颈深上淋巴结（1/2）查见鳞状细胞癌转移，最大径<3cm，ENE（－）。

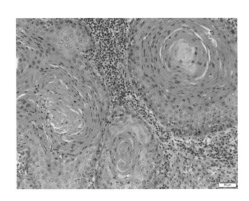
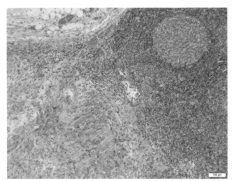

A. HE，×200　　　　　　　B. 淋巴结转移（HE，×100）

图4-2-1　高分化鳞状细胞癌病例

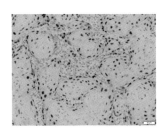
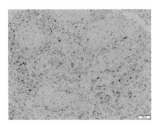
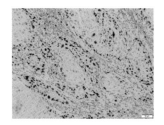

A. P53　　　　　　　B. CyclinD1　　　　　　　C. Ki-67

图4-2-2　高分化鳞状细胞癌病例免疫组织化学染色结果（SP，×200）

【病例2】

患者女，58岁，右上牙龈溃烂伴疼痛4个月余。

专科检查：面型对称，张口度、开口型正常，右上牙龈及右腭部可见直径约3cm的包块，边缘隆起，质地较硬，活动度差，边界欠清，触之不适。右颌下可扪及两个肿大淋巴结，疑似呈融合状，边界欠清，直径约1cm，可活动。

临床诊断：右上牙龈及右腭部鳞状细胞癌（T4aN2aM0）？

肉眼观察：带黏膜的软组织1个，约4.5cm×4.0cm×1.0cm，黏膜表面可见溃烂区，约3.0cm×2.5cm，切面灰白，实性，质中，边界不清。

光镜观察：肿瘤细胞呈巢状、条索状分布。肿瘤细胞胞浆丰富，红染，角化珠少见，细胞核大，核分裂少见。间质中纤维结缔组织增生，伴慢性炎性细胞浸润。右颌下、右颈深上中4枚淋巴结内查见转移癌形成（图4-2-3）。

免疫组织化学染色结果：P16（-），P53（+），CyclinD1（少数+），Ki-67（+，40%~50%）（图4-2-4）。

病理诊断：右上牙龈及腭部中分化鳞状细胞癌。右颌下淋巴结（3/4）查见鳞状细胞癌转移，最大径<3cm，ENE（-）。右颈深上淋巴结（1/3）查见鳞状细胞癌转移，最大径<3cm，ENE（-）。

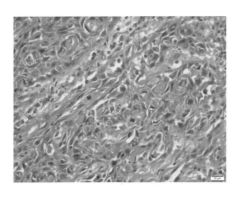 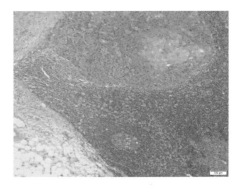

A. HE，×100　　　　　　　　B. 淋巴结转移（HE，×200）

图4-2-3　中分化鳞状细胞癌病例

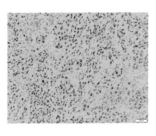  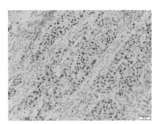

A. P53　　　　　　　　B. CyclinD1　　　　　　　　C. Ki-67

图4-2-4　中分化鳞状细胞癌病例免疫组织化学染色结果（SP，×200）

【病例3】

患者女，82岁，发现右舌缘包块3年。

专科检查：面型对称，张口度、开口型正常，口内右侧舌缘可见不规则包块，大小约3.0cm×1.5cm，表面覆盖白色分泌物，色红，无触痛，边界不清，活动度差。面颈部淋巴结未见明显异常。

临床诊断：右舌鳞状细胞癌。

肉眼观察：灰褐灰红带黏膜软组织1块，约6.5cm×4.0cm×2.5cm，黏膜表面可见增生物，约2.3cm×1.2cm×0.5cm，切面灰白，实性，质韧，边界不清。

光镜观察：肿瘤细胞以不成熟的细胞为主，有大量的不正常的核分裂，没有角化，肿瘤巢团中央可见坏死，并且有一部分肿瘤细胞呈透明细胞样，肿瘤侵犯肌肉组织。右颈深上、右颈深中2枚淋巴结内查见转移癌形成（图4-2-5）。

免疫组织化学染色结果：P53（+），P63（+），CK14（部分+），CK5/6（部分+），Vimentin（－），Ki-67（+，70%~80%）（图4-2-6）。

病理诊断：右舌低分化鳞状细胞癌，侵犯肌层。右颈深上淋巴结（1/5）查见鳞状细胞癌转移，最大径<3cm，ENE（－）。右颈深中淋巴结（1/3）查见鳞状细胞癌转移，最大径<3cm，ENE（－）。

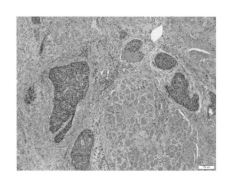

A. HE，×100

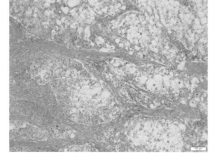

B. HE，×100

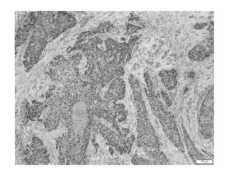

C. HE，×100

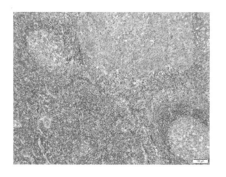

D. 淋巴结转移（HE，×100）

图4-2-5　低分化鳞状细胞癌病例

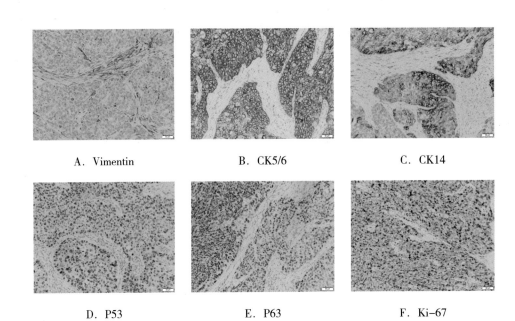

A. Vimentin   B. CK5/6   C. CK14

D. P53   E. P63   F. Ki-67

图4-2-6　低分化鳞状细胞癌病例免疫组织化学染色结果（SP，×200）

二、口腔黏膜疣状癌

口腔黏膜疣状癌（verrucous carcinoma）是一种少见的疣状非转移性口腔黏膜癌亚型，镜下以外生性、边缘推压的高分化鳞状细胞癌为特征。

（一）临床要点

1. 好发于75～80岁老年人，75%为男性，与吸烟、酗酒相关。

2. 以下唇最多见，其次为颊、舌、牙龈、牙槽黏膜。

3. 病变开始时为边界清楚、细的白色角化斑块，后呈乳头状或疣状结节，边界一般相对较清晰，一般无症状，不出现溃疡和出血。

（二）病理学特征

1. 肉眼观察：边界清楚的广基的外生性疣状结节，质较硬。颜色常为棕褐色或灰白色。

2. 光镜观察：

（1）由分化良好、伴有明显角化的鳞状上皮和纤细的血管轴心组成。鳞状上皮呈疣状或乳头状增生，缺乏恶性的细胞学特征，核分裂少见且位于基底层。有时可见上皮内微小脓肿。

（2）其生物学行为较良好，肿瘤细胞常通过推挤式的生长方式侵袭间质，常形成宽大、粗钝的上皮钉突，基底膜一般完整而无浸润现象。癌周上皮下陷呈杯状包围在疣状癌的周边，这是进行深部活检的理想部位。

（3）疣状癌可与良性鳞状上皮增生、牙源性角化囊肿、口腔扁平苔藓及侵袭性鳞状细胞癌等病变共存，疣状癌中存在不同分化程度的浸润性鳞状细胞癌病灶，发生率为20%，又称为"混合性疣状癌"。

【病例】

患者男，64岁，发现左下唇包块3个月。

专科检查：面型对称，张口度、开口型正常。左下唇可见菜花样新生物，约2cm×1cm，表面部分发黑，无触痛。

临床诊断：左下唇鳞状细胞癌？

肉眼观察：灰白灰红带黏膜软组织1块，约5.3cm×2.8cm×1.5cm，黏膜表面可见菜花样突起，约2.7cm×1.5cm×1.0cm，分切，切面灰白，实性，质中。

光镜观察：肿瘤鳞状上皮呈疣状增生，上皮表层过度正角化，乳头间裂隙充满角化物，棘层细胞增厚，上皮钉突呈杵状突入间质内，呈推挤性（图4-2-7）。

免疫组织化学染色结果：P16（+），P53（+），CyclinD1（+），Ki-67（+，定位于基底细胞层，阳性细胞数增加）（图4-2-8）。

病理诊断：左下唇疣状癌。

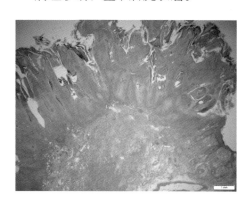
A. HE，×12.5

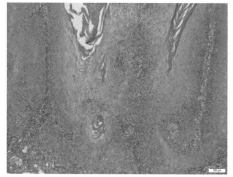
B. HE，×100

图4-2-7　疣状癌病例

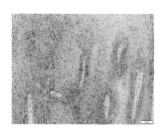
A. P16

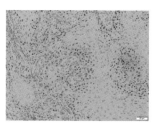
B. P53

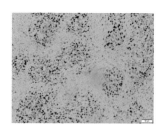
C. Ki-67

图4-2-8　疣状癌病例免疫组织化学染色结果（SP，×200）

三、基底样鳞状细胞癌

基底样鳞状细胞癌（basaloid squamous cell carcinoma）是一种侵袭性的、高级别的鳞状细胞癌的亚型，同时具有基底样细胞和鳞状细胞的成分。

（一）临床要点

1. 中老年男性好发，以吸烟、酗酒人群多见。

2. 侵袭性强，易发生淋巴结转移，80%的患者在诊断时伴有颈部淋巴结转移。

3. 病变多发生于喉、咽、舌根、扁桃体，生长迅速，表现为溃疡型，基底常固定发硬。

（二）病理学特征

1. 肉眼观察：灰白色或黄褐色，质实，常有中心坏死。

2. 光镜观察。

（1）肿瘤有两种成分：浅表的鳞状细胞成分和深部的基底样细胞成分。鳞状细胞成分分化较良好，而基底样细胞体积小，核深染，胞质少，常拥挤排列成岛状、条索状和小叶状，外周细胞常排列成栅栏状。

（2）肿瘤常见明显的有丝分裂，包括异常分裂及巢中央坏死。

（3）中心区有时可见鳞状细胞的分化，形成囊状腔隙，内含黏液样物质。

（4）HPV相关性口腔鳞状细胞癌常表现为基底样鳞状细胞癌，根据文献报道，口咽部约75%的基底样鳞状细胞癌与HPV感染有关。

（5）免疫组织化学染色结果：肿瘤细胞弥漫性表达CK5/6、34βE12、CK14、P63，少部分病例可局灶表达Vimentin、S-100、CD117，罕见表达SMA、CgA、Syn。P53常阳性表达，Ki-67指数高。肿瘤细胞不表达CK7。

【病例】

患者男，63岁，右腮腺鳞癌术后1.5年，发现右腮腺区包块5个月。

专科检查：面型基本对称，张口度一横指，开口型正常。右腮腺区可见一大小约6cm×7cm的菜花状包块，上至右颧弓下缘，下至右颌下，前至咬肌前缘，后至乳突。包块边缘突起呈颗粒状，皮肤暗红色，中央凹陷呈弹坑状，中央糜烂伴黄色假膜覆盖，表面见脓性分泌物及渗血。颏下、双侧颌下及颈部未扪及明显肿大淋巴结。

临床诊断：右腮腺鳞癌术后复发伴感染。

肉眼观察：灰褐色带颌骨及皮肤的包块组织1块，约11.0cm×9.0cm×5.5cm，颌骨带牙3枚，包块大小约9.0cm×8.0cm×4.0cm，病变中央可见5.0cm×4.0cm大小的坏死溃烂穿孔区，切面灰白，实性，质中，边界不清。

光镜观察：肿瘤由基底样细胞区和鳞状细胞分化区组成。基底样细胞小，胞核浓染，核仁不明显，胞质少，排列呈巢状，周边细胞呈栅栏状排列。肿瘤巢中央可见粉刺样坏死。在基底细胞巢内可见鳞状分化灶，角化珠形成（图4-2-8）。

病理诊断：右腮腺基底样鳞状细胞癌。

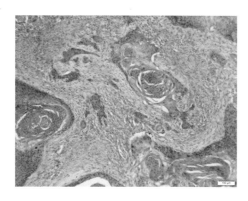 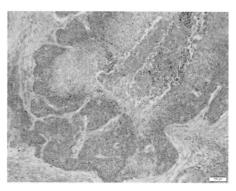

A. HE，×40   B. HE，×100

图4-2-9 基底样鳞状细胞癌病例

四、梭形细胞鳞状细胞癌

梭形细胞鳞状细胞癌（spindle cell carcinoma）也称为肉瘤样癌，是一种双向性肿瘤，肿瘤成分由原位或侵袭性的鳞状细胞和恶性梭形细胞构成。

（一）临床要点

1. 患者平均患病年龄为70岁，男性多发。

2. 主要发生于喉和口腔，口腔内的好发部位是舌、牙龈/牙槽黏膜、磨牙后区。

3. 主要表现为突出黏膜的息肉样肿块，基底有蒂，也可表现为无蒂的结节样或菜花样肿块，或溃疡。最常见的症状为疼痛、肿胀和经久不愈的溃疡。肿瘤生长迅速，易早期转移。

4. 发生于口腔的梭形细胞鳞状细胞癌预后较普通鳞状细胞癌差，据报道，5年生存率为65%~95%。

（二）病理学特征

1. 肉眼观察：肿物呈息肉样，常有蒂或溃疡形成。剖面质硬。

2. 光镜观察：

（1）镜下可见鳞状细胞成分和恶性梭形细胞成分。鳞状细胞成分可表现为上皮异常增生、原位癌或浸润性癌。

（2）由于经常伴有纤维素坏死的表面溃疡，或者浸润性鳞状上皮混杂在肉瘤样成分之内，使得鳞状细胞和梭形细胞成分难以辨别。

（3）浸润的鳞状细胞癌成分可能比较局限，有时可见鳞状细胞成分向未分化梭形细胞转化。

（4）梭形细胞呈细长梭形，也可以呈多边形，细胞多形性常较明显，病理性核分裂易见，常排列成束状、丛状、席纹状或鱼刺状等不同形状。

（5）梭形细胞癌可表达上皮和间叶标记物，但不同的病例中梭形细胞的反应性不一样，最常用的上皮标记物为AE1/AE3、CK1和CK18。间叶标记物中Vimentin均阳性表达（100%）。

【病例】

患者男，63岁，左咽部糜烂伴疼痛6个月。

专科检查：面型对称，张口度约两横指，伸舌未见异常。口内见左上后牙腭侧一大小约2cm×2cm的包块，菜花状，表面覆盖黄白色假膜，触之质中，疼痛明显。左侧翼颌韧带区见一糜烂面，上至软硬腭交界处，下至左下后牙牙龈，前至36牙远中颊黏膜，后近腭舌弓，边缘不清，触之疼痛易出血，基底触之浸润。双侧颈部未触及明显肿大淋巴结。

临床诊断：左口咽鳞状细胞癌。

肉眼观察：灰褐软组织1块，约7.0cm×6.0cm×4.0cm，黏膜表面可见一直径约3.5cm的包块，分切，切面灰白，实性，质中，边界不清。

光镜观察：肿瘤由两种成分组成。一部分为典型鳞状细胞癌；另一部分由梭形细胞组成，细胞大小不一，核有一定异型性，核分裂易见。右颌下2枚淋巴结查见鳞状细胞癌转移（图4-2-10）。

免疫组织化学染色结果：P63（+），PCK（+），Vimentin（+），Ki-67（+，30%~40%）（图4-2-11）。

病理诊断：左口咽梭形细胞鳞状细胞癌。

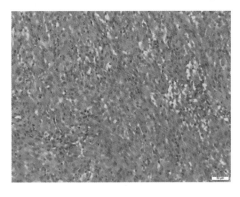 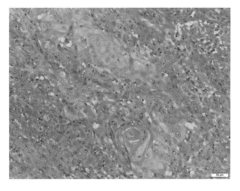

A. HE，×200   B. HE，×200

图4-2-10　梭形细胞鳞状细胞癌病例

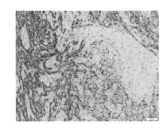
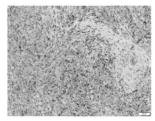
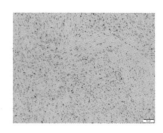

A．PCK   B．Vimentin   C．Ki-67

图4-2-11　梭形细胞鳞状细胞癌病例免疫组织化学染色结果（SP，×200）

五、乳头状鳞状细胞癌

乳头状鳞状细胞癌（papilary squamous cell carcinoma）是鳞状细胞癌的一个独特亚型，以外生性乳头状生长和预后良好为特征。

（一）临床要点

1. 好发于60～70岁的男性。

2. 口腔内牙龈和牙槽嵴黏膜是最多见的部位，其次为颊、腭、舌和下唇等。

3. 乳头状鳞状细胞癌表现为柔软、质脆、外生性、息肉样的肿块，可伴表面黏膜溃疡。

4. 肿瘤可发生局部淋巴结转移，但远处转移很少见。5年生存率为70%左右，其预后好于普通鳞状细胞癌。

5. 烟酒的滥用是其致病因素，报道的HPV感染率为0～48%。

（二）病理学特征

1. 肉眼观察：表现为柔软、质脆、外生性、息肉样的肿块，常发自一个较小的蒂，但也有广基性病变。

2. 光镜观察：

（1）肿瘤以显著的乳头状生长为特点，这些乳头有纤细的纤维血管轴心，表面覆以肿瘤性的、不成熟的基底样或多形性细胞。

（2）肿瘤基底部有或无间质侵袭，间质侵袭由单个或多个癌巢构成。

（3）在肿瘤-间质界面常有致密的淋巴细胞浸润，而乳头内炎性细胞很少。

【病例】

患者女，77岁，发现左下牙龈肿物1个月余。

专科检查：面型对称，张口度、开口型正常，下牙列无牙颌，可见种植体下段结构，36牙区域可见一直径约1cm的包块，突起于黏膜表面，呈菜花样，形态不规则，与周围组织边界欠清，无疼痛出血。

临床诊断：左下牙龈鳞状细胞癌（cT1N0M0）？

肉眼观察：带颌骨及软组织1个，约5.0cm×4.5cm×1.5cn，黏膜表面可见突起肿块，呈菜花样，约1.5cm×0.8cm，分切，切面灰白，实性，质中，边界不清。

光镜观察：肿瘤呈乳头状生长，乳头表面覆以肿瘤性的、不成熟的鳞状上皮，间质可见癌巢形成（图4-2-12）。

病理诊断：左下牙龈乳头状鳞状细胞癌。

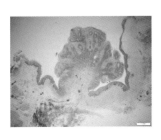 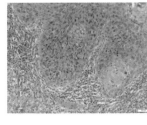 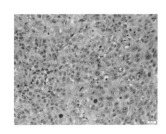

A. HE，×12.5 　　　　 B. HE，×200 　　　　 C. HE，×400

图4-2-12　乳头状鳞状细胞癌病例

六、腺鳞癌

腺鳞癌（adenosquamous carcinoma）是少见的鳞状细胞癌的组织病理学亚型，由鳞状细胞癌和腺癌两种成分构成。

（一）临床要点

1. 好发于男性，多发生在60～70岁。

2. 外观为外生性或息肉样肿块，或边界不清楚的黏膜硬结，常有溃疡形成。

3. 据报道，腺鳞癌比鳞状细胞癌更具有侵袭性，且75%的患者有局部淋巴结转移，25%的患者有远处转移，5年生存率为15%～25%。

（二）病理学特征

1. 肉眼观察：边界不清的黏膜硬结，常有溃疡形成，也可表现为外生性或息肉样肿块。

2. 光镜观察：

（1）鳞状细胞癌成分可是原位癌或浸润癌。

（2）腺癌成分多见于肿瘤深部，为腺结构，其衬里细胞为基底样细胞、柱状或产黏液细胞。

【病例】

患者男，49岁，发现右颌下区包块4个月余。

专科检查：颌面部基本对称，张口度、张口型正常，右颌下区触一

5cm×4cm大小的包块，触诊质硬，边界欠清，活动度差，与周围组织黏连，突出表面，局部皮肤无红肿，轻度触痛。颏下、双侧颌下及颈部未扪及肿大淋巴结。

临床诊断：右舌下腺包块。

肉眼观察：灰红包块组织1个，约5.7cm×4.3cm×3.0cm，分切，切面灰白、灰黄，部分囊性区域，内容物呈豆渣状。

光镜观察：肿瘤成分由唾液腺导管癌和低分化鳞状细胞癌构成。导管癌区域肿瘤巢团中央可见粉刺样坏死。低分化鳞状细胞癌区域肿瘤细胞以不成熟的细胞为主，有大量的病理性核分裂（图4-2-13）。

病理诊断：右颌下区腺鳞癌（导管癌、低分化鳞状细胞癌）。

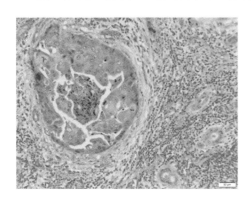 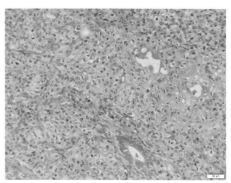

A. HE，×200   B. HE，×200

图4-2-13 腺鳞癌病例

七、人乳头状瘤病毒相关口咽鳞状细胞癌

人乳头状瘤病毒相关口咽鳞状细胞癌（oropharyngeal squamopus cell carcinoma associated with high-risk HPV，OPSCC-HPV）是指发生在口咽部黏膜的、由高危型HPV引起的鳞状细胞癌，是头颈鳞状细胞癌的一种特殊类型，具有独特的流行病学、病理学和临床特点。

（一）临床要点

1. 好发于男性白种人，高发年龄为50～56岁。

2. 好发部位是舌根、扁桃体、软腭和咽侧壁。

3. 临床上表现为较小的原发灶即伴有淋巴结转移，颈部淋巴结常可触及肿大。

4. 在高危型HPV中，亚型16是最主要的致病因素。

5. 目前认为，口交是引起口咽HPV感染的主要原因。

6. 吸烟不仅与口咽HPV感染高发有关，而且能促进HPV相关口咽癌发生。

7. 与HPV阴性的口咽癌相比，人乳头状瘤病毒相关口咽鳞状细胞癌预后较好，患者死亡风险降低28%～58%。

（二）病理学特征

1. 肉眼观察：人乳头状瘤病毒相关口咽鳞状细胞癌病灶大多较小且隐蔽。颈部淋巴结转移表现为明显的淋巴结肿大，常伴囊性改变。

2. 光镜观察：

（1）特征性的非角化鳞状细胞癌图像。

（2）肿瘤通常发生于黏膜隐窝，在黏膜上皮下方呈巢状或结节状生长，癌巢中心常见粉刺样坏死。

（3）在肿瘤浸润前沿癌巢呈片状、结节状或缎带状，向外扩张性生长。

（4）肿瘤间质内，促结缔组织增生性反应不明显。

（5）肿瘤细胞呈特征性的基底细胞样形态，胞核相对于胞质比例增大，缺少胞质内角化，且无细胞间桥。可见肿瘤细胞呈凹空细胞样异型性（koilocytic atypia），即细胞核周光晕样改变，伴胞核轮廓皱褶或呈分叶状。

（6）人乳头状瘤病毒相关口咽鳞状细胞癌易发生颈部淋巴结转移。淋巴结内肿瘤转移灶常呈囊性改变，类似扁桃体隐窝形态。

3. HPV的诊断方法。

（1）P16免疫组织化学测定：P16弥漫性强阳性提示口咽癌具有HPV感染的高风险。

（2）HPV-DNA原位分子杂交。

（3）HPV-DNA PCR。

（4）E6/E7 HPV mRNA RT-PCR："金标准"，可明确HPV的转录活性，但是临床普及存在困难。

【病例】

患者男，51岁，发现右下后牙龈肿痛伴张口受限3个月。

专科检查：患者面型对称，张口度Ⅱ度受限，右侧舌根咽旁至46牙后份可触及大小约5.0cm×5.0cm的包块，病变后份向内近舌中线，向外达口底，质硬，边界欠清，基底浸润，触痛，右侧翼下颌皱襞外侧可扪及约2.0cm×4.0cm的条索状质硬区，边界欠清，无触痛。舌体活动度受限。右颌下可扪及数个肿大淋巴结，最大约1.5cm×1.0cm，质中，界清，活动度可。

辅助检查：增强CT示右侧口咽部软组织密度包块，约3cm，边界欠清，增强可见强化，波及相邻舌体及下颌骨牙龈，颈部扫描散在淋巴结示呈环形强化，大者横径约0.9m。

临床诊断：右舌根咽旁鳞状细胞癌（T4N1M0）。

肉眼观察：灰褐软组织包块1个，带牙4枚，颌骨4段，约11.0cm×8.0cm×6.0cm，黏膜部分区域呈菜花样，约4.0cm×3.0cm，分切，切面灰白，实性，质中。

光镜观察：肿瘤呈基底细胞样、非角化性癌的特点，肿瘤细胞形成较大的实性团巢，间质反应很少。右颌下、右颈深上中3枚淋巴结内查见转移癌形成，淋巴结转移灶呈囊性变（图4-2-14）。

免疫组织化学染色结果：P16（+），CyclinD1（-），P53（部分+），Ki-67（+，60%~70%）（图4-2-15）。

病理诊断：右舌根咽旁人乳头状瘤病毒相关口咽鳞状细胞癌，P16（+）。右颌下淋巴结（1/3）查见鳞状细胞癌转移，最大径<3cm，ENE（-）。右颈深上淋巴结（2/5）查见鳞状细胞癌转移，最大径<3cm，ENE（-）。

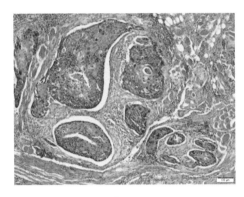 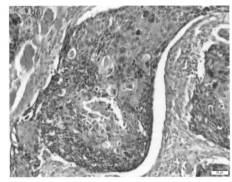

A. HE，×100　　　　　　　　B. HE，×200

图4-2-14　人乳头状瘤病毒相关口咽鳞状细胞癌病例

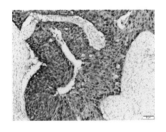 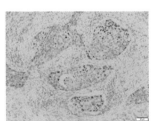 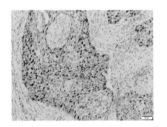

A. P16　　　　　　B. P53　　　　　　D. Ki-67

图4-2-15　人乳头状瘤病毒相关口咽鳞状细胞癌病例免疫组织化学染色结果（SP，×200）

八、恶性黑色素瘤

恶性黑色素瘤（malignant melanoma）又称黑色素瘤，是来源于黑色素细胞或黑色素前体细胞的恶性肿瘤，常见于皮肤或口腔黏膜，但口腔黏膜的黑色素瘤罕见，约占口腔恶性肿瘤的0.5%。

（一）临床要点

1. 好发于成年人，发病高峰为40～60岁，男性多见。大于60岁、术后复发、色素和术后放疗是远处转移的危险因素。

2. 70%的口腔黑色素瘤开始于硬腭部或上颌牙龈，也可见于下颌牙龈、颊、舌和口底等。常有口腔黏膜的口腔变黑症病史。

3. 主要表现为灰色、黑色、紫红色或红色的无痛结节，无色素者罕见。典型病损表现为多发或广泛的色素斑点伴结节性生长，可分为水平生长期和垂直生长期两个生长期，单纯斑片病损较少见，约1/3的病例可见溃疡，侵犯骨常见。

4. 患者就诊时常为晚期，25%～75%伴有淋巴结转移，同时易发生远处转移，约50%患者出现远处转移至肺部或肝脏。

（二）病理学特征

1. 肉眼观察：表面黑色或灰褐色的结节或斑块，直径一般为1.5～4.0cm，界限不清晰。

2. 光镜观察：

（1）口腔黑色素瘤一般可分为原位黑色素瘤（melanoma-in-situ）、侵袭性黑色素瘤（invasive melanoma）两大类型。

（2）原位黑色素瘤是指肿瘤细胞局限于黏膜上皮内生长浸润，处于水平生长期，无结缔组织浸润。肿瘤细胞可呈梭形、多角形、上皮样，胞浆大多透明，胞浆内常可见多少不等色素，细胞常有明显异型性。

（3）侵袭性黑色素瘤可同时侵犯上皮和结缔组织或单独侵犯结缔组织。

（4）肿瘤通常排列成器官样或腺泡样，胞质染色浅，核大，核仁明显，有时呈浆细胞样，或片状和束状梭形细胞，还可伴有假上皮瘤样增生。

（5）黑色素细胞标记物包括S-100、HMB-45、Melanin A/Mart-1、酪氨酸酶（tyrosinase）、SOX10等。上皮细胞标记物 CK、EMA常阴性。

（6）有报道显示下颌骨恶性黑色素瘤可以伴发黏液表皮样癌。

【病例】

患者女，39岁，右颊咬伤，发现右颊包块2个月。

专科检查：面型基本对称，张口度、开口型正常。右下磨牙后垫处可查见2.0cm×4.0cm大小的包块，表面光滑，边界清晰，扪之质软，无明显触压痛。颏下、双侧颌下及颈部未扪及明显肿大淋巴结。

肉眼观察：红褐色软组织1块，约2.8cm×1.2cm×1.0cm，分切，切面黑褐色。

光镜观察：肿瘤细胞主要集中于上皮与结缔组织交界处，呈团或巢状排列，并扩展到上皮浅层和浸润结缔组织，较多黑色素沉积（图4-2-16）。免疫组织化学染色结果：S-100（+），MITF（个别+），HMB-45（+），PCK（-），Ki-67（+，30%）。

病理诊断：右下后牙区恶性黑色素瘤。

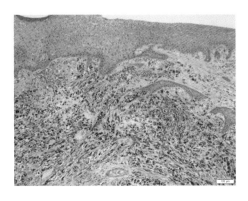 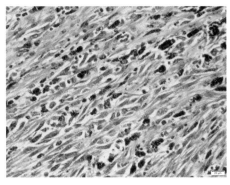

A. HE，×100 　　　　　　　　　　B. HE，×400

图4-2-16　恶性黑色素瘤病例

（李茂　郑志建　吴家顺　汤亚玲）

参考文献

［1］于世凤.口腔组织病理学［M］.7版.北京：人民卫生出版社，2012.

［2］李铁军.口腔病理诊断［M］.北京：人民卫生出版社，2011.

［3］Neville B W，Damm D D，Allen C M，et al.口腔颌面病理学［M］.3版.李江，译.北京：人民卫生出版社，2013.

［4］Barnes L，Eveson J W，Reichart P，et al.世界卫生组织肿瘤分类——头颈部肿瘤病理学和遗传学［M］.刘红刚，高岩，译.北京：人民卫生出版社，2006.

［5］杨会明，郝永波，何孝隆.喉乳头状瘤的恶变病因分析［J］.中国医药指南，2013，11（28）：47.

［6］程校衔，李舒丽，戴维，等.角化棘皮瘤144例临床及组织病理分析［J］.临床皮肤科杂志，2015，44（8）：473-476.

［7］吴倩，张志勇.56例角化棘皮瘤临床分析［J］.中国麻风皮肤病杂志，2021，37（5）：3.

［8］陈莹莹，赵阳阳，张江安，等.伴家族史的口腔、外阴及皮肤广泛疣状黄瘤一例［J］.中华医学杂志，2019，99（3）：230-231.

［9］张诗柳.牙龈瘤治疗后复发的临床探讨［J］.临床口腔医学杂志，2018，34（7）：445-447.

［10］聂艳萍，林梅.口腔黏膜色素异常与恶性病变［J］.临床口腔医学杂志，2005，21（12）：760-762.

［11］Taberna M，Mena M，Pavón M A，et al.Human papillomavirus-related oropharyngeal cancer［J］.Ann Oncol，2017，28（10）：2386-2398.

［12］Kwiek B，Schwartz R A. Keratoacanthoma（KA）：an update and review［J］. Journal of the American Academy of Dermatoligy，2016，74（6）：1220-1233.

［13］Leblebici C，Pasaoglu E，Kelten C，et al. Cytokeratin 17 and Ki-67：Immunohistochemical markers for the differential diagnosis of keratoacanthoma and squamous cell carcinoma［J］.Oncology Letters，2017，13（4）：2539-2548.

［14］Shafer W G.Verruciform xanthoma.［J］.Oral Surgery，Oral Medicine，and Oral Pathology，1971，31（6）：784-789.

［15］Fritsch V A，Lentsch E J. Basaloid squamous cell carcinoma of the head and neck：Location means everything［J］.Journal of Surgical Oncology，2014，109（6）：616-622.

［16］蒋菲，朱优优，叶恩如，等.下颌恶性黑色素瘤伴发黏液表皮样癌一例［J］.中华病理学杂志，2021，50（3）：265-267.

第五章

唾液腺非肿瘤性疾病

第一节　唾液腺炎

唾液腺炎（sialadenitis）指主要发生于腮腺、颌下腺和舌下腺的炎症性疾病，小唾液腺少见，少数由变态反应所致。

一、慢性唾液腺炎

慢性唾液腺炎（chronic sialadenitis）多见于颌下腺和腮腺，以慢性化脓性唾液腺炎为主。

（一）临床要点

1. 可因唾液腺结石、异物、瘢痕挛缩、放射线损伤等堵塞导管后继发感染而发病，急性唾液腺炎可以逐步转变为慢性唾液腺炎。

2. 以慢性化脓性唾液腺炎多见，多发生于颌下腺，腮腺次之，舌下腺少见。

3. 常为单侧发病，唾液腺局部肿大，有酸胀感，进食时加重。

4. 挤压患侧唾液腺，导管口流出少量黏稠而有咸味的液体。

（二）病理学特征

1. 腺泡萎缩、消失，被增生的纤维结缔组织代替。腺小叶因结缔组织增生而彼此分开，最终腺体萎缩。

2. 唾液腺导管扩张，导管上皮增生，有时可见鳞状上皮化生。

3. 导管周围及纤维间质中有淋巴细胞和浆细胞浸润，有时形成淋巴滤泡。

【病例】

患者女，27岁，发现左颌下包块反复消长10年。

专科检查：左颌下区肿胀明显，触及直径约2cm类圆形肿物，质稍硬，边界清，活动度可，轻微压痛；左颌下腺开口处红肿溢脓；左颌下可扪及肿大浅表淋巴结。颜面部较对称，无口角歪斜等面瘫征，双侧关节活动度未见异常，面部皮肤无红肿破溃，皮温不高，无麻木等感觉不适。张口型未见异常，张口度约3.5cm，口腔卫生一般。双侧腮腺口无红肿，分泌液清亮。

临床诊断：左侧慢性阻塞性颌下腺炎。

肉眼观察：灰白灰褐软组织1个，约5.0cm×3.0cm×2.5cm，切面灰白，分叶状，未见包块，未见结石。

光镜观察：腺小叶因结缔组织增生而彼此分开；导管扩张，导管周围可见淋巴细胞浸润；导管上皮增生，有时可见鳞状上皮化生；腺泡萎缩，慢性炎性细胞浸润（图5-1-1）。

病理诊断：左颌下腺慢性颌下腺炎。

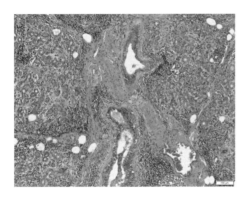 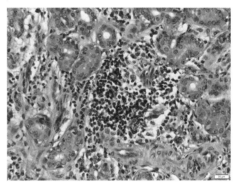

A. HE，×100   B. HE，×400

图5-1-1 慢性颌下腺炎病例

二、涎石病

涎石病（sialolithiasis）又名唾液腺导管结石（salivary duct stone），以颌下腺多见，可能与颌下腺导管长而不规则，导管开口于口底，异物容易进入等因素有关。研究显示，唾液腺导管内微生物多样性显著高于口腔内，且涎石病患者的口腔及唾液腺导管微生物群落结构与健康人群相比存在显著差异。

（一）临床要点

1. 主要见于成年人，男性稍多于女性。

2. 结石可发生于导管内或腺体内，主要发生于导管内。导管内的结石有时在导管处可被扪及，或可见于导管出口处，局部可有压痛，且无明显自觉症状。

3. 结石以脱落的上皮细胞、细菌、异物或细菌分解产物为核心，钙盐沉积于核心周围而形成。

4．结石多为单侧，可无症状，但闻、吃食物时刺激唾液分泌导致腺体出现肿胀、疼痛，进食后不久逐渐消失。挤压患侧，可见脓汁自导管口排出。症状与阻塞程度密切相关。

5．导管长期堵塞，可导致涎腺肿大、疼痛、感染，发生慢性阻塞性唾液腺炎。

（二）病理学特征

1．结石所在的部位导管增生扩张，或出现鳞状化生，导管表面上皮脱落形成糜烂或溃疡。

2．腺体其他部位导管扩张，导管周围散在慢性炎性细胞浸润，主要是淋巴细胞、浆细胞，形成炎性肉芽组织。

3．腺泡变性、萎缩、消失，代之以纤维结缔组织增生和慢性炎性细胞浸润。

4．间质纤维化，病变晚期广泛纤维增生伴玻璃样变性，腺泡大部分被破坏、消失，仅存导管，唾液腺被修复的纤维组织取代。

【病例】

患者男，39岁，发现右颌下区肿痛1个月余。

专科检查：面型对称，张口度、开口型正常，右颌下区肿大，右颌下区可触及颌下腺质韧，与周围组织关系不清，无明显触痛。右侧口底颌下腺导管走形中段可触及一直径约3mm的质硬肿物。

辅助检查：彩超显示，右颌下腺导管结石伴扩张，右颌下腺炎性改变。

临床诊断：①右颌下腺炎；②右颌下腺导管结石。

肉眼观察：腺体样组织1个，约3.0cm×2.7cm×2.0cm，切片，切面灰白，分叶状，另见结石1枚。

光镜观察：间质广泛纤维增生；导管周围淋巴细胞浸润，导管明显扩张，导管内上皮增生；腺泡大部分被破坏、消失，大量炎性细胞浸润，可见淋巴滤泡形成（图5-1-2）。

病理诊断：结合临床，符合涎石病。

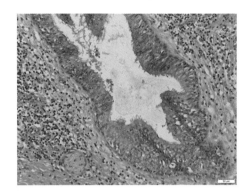 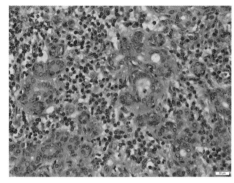

| A. HE，×200 | B. HE，×400 |

图5-1-2 涎石病病例

三、IgG4相关唾液腺炎

IgG4相关唾液腺炎又叫慢性硬化性唾液腺炎（chronic sclerosing sialadenitis），是一种病因不明的唾液腺慢性进行性炎症性疾病，伴有纤维化和无痛性肿胀等临床病理学特征，含丰富的IgG4阳性浆细胞，累及一个或数个器官，多发生于颌下腺。人们曾认为其由异常浓缩的分泌物或结石阻塞导管所致而称之为阻塞性电解质性唾液腺炎。多数唾液腺内含有反应性滤泡增生，提示免疫反应参与其发生过程。

（一）临床要点

1．发病年龄多为20～70岁，平均42～44岁，男性略多于女性。

2．病变绝大部分发生在颌下腺，其次为腮腺，单、双侧均可发生，通常单侧发病。

3．临床表现为腺体进行性、无痛性肿大，还伴有唾液腺分泌功能降低及口干。患者常可伴有其他器官疾病，如自身免疫性胰腺炎、原发性硬化性胆管炎等。

4．超声检查见腺体多数弥漫受累，也可为局部受累。弥漫受累者的颌下腺表现类似肝硬化。

5．与舍格伦综合征相关的自身抗体Ro（SS-A）和La（SS-B）一般为阴性，但ANA可为阳性。

6．诊断标准。

（1）临床检查：一个或多个器官特征性的弥漫性或局限性肿大或肿块。

（2）血液学检查示血清IgG4升高（＞1350mg／L）。

（3）组织学检查：

1）大量淋巴细胞和浆细胞浸润，伴纤维化。

2）组织中浸润的IgG4阳性浆细胞占全部IgG阳性浆细胞的比值＞40%，并且每高倍视野下IgG4阳性浆细胞＞10个。

（4）满足（1）+（2）+（3）为确诊，满足（1）+（3）为可能，满足（1）+（2）为可疑。

（5）尽管血清IgG4升高和组织中IgG4阳性浆细胞浸润是诊断IgG4相关性疾病的必要条件，但许多非IgG4相关性疾病也可出现上述表现，如系统性红斑狼疮、干燥综合征、系统性血管炎和恶性肿瘤，因此，在上述诊断标准的注释中特别强调诊断需排除受累器官肿瘤以及临床类似疾病（如干燥综合征、硬化性胆管炎、Castleman病、肉芽肿性多血管炎、结节病等）。

（二）病理学特征

1. 肉眼观察：受累唾液腺体积增大，实性，但维持其正常结构，剖面为淡黄色，实质。

2. 光镜观察：

（1）腺泡萎缩、消失，被大量淋巴细胞、嗜酸性粒细胞和浆细胞取代，腺体的间质有明显的纤维化。浸润的浆细胞为大量IgG4阳性浆细胞，淋巴细胞为T细胞和B细胞的混合，以T细胞为主，尤其CD8阳性的细胞毒T细胞明显增多。

（2）导管周围炎性浸润，纤维化；导管扩张，管腔内可含有黏稠的分泌物或结石，导管上皮可发生上皮增生、鳞状化生、黏液细胞化生，一般无上皮-肌上皮岛形成。

【病例】

患者男，74岁，主诉右颌下腺包块缓慢肿胀1个月。

专科检查：面型对称，张口度、开口型正常，右颌下可触及一实性包块，质稍韧，略活动，无明显触痛。

临床诊断：右颌下腺包块（IgG4相关唾液腺炎？）。

肉眼观察：灰白灰红包块软组织1个，约4.0cm×3.8cm×1.7cm，切面灰白，实性，片切未见确切包块，质稍韧。

光镜观察：腺泡萎缩、消失，被大量淋巴细胞、浆细胞取代；导管扩张，周围炎性浸润，管腔内可含有黏稠的分泌物；小叶结构尚存，小叶间结缔组织增生，间质有明显的纤维化（图5-1-3）。

病理诊断：右颌下腺符合IgG4相关唾液腺炎。

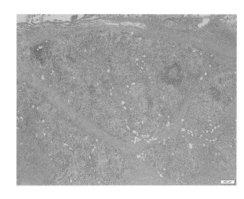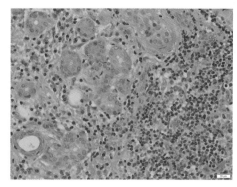

A．HE，×40   B．HE，×400

图5-1-3　IgG4相关唾液腺炎病例

四、唾液腺结核

唾液腺结核（tuberculosis of salivary glands）主要由腮腺内淋巴结核破溃后累及唾液腺实质所致。

（一）临床要点

1．唾液腺实质结核病程较短，腺体弥散性肿大，挤压腺体及导管，有稀薄脓性分泌物自导管口溢出。

2．肿块生长缓慢，可硬可软，扪诊有波动感，有的与皮肤粘连，或形成经久不愈的瘘管，少数病例可伴有面瘫。

（二）病理学特征

1．肉眼观察：表面不光滑的包块组织，单个或多个，可呈串珠状，可硬可软。

2．光镜观察：镜下见淋巴细胞、类上皮细胞、Langhans巨细胞形成结核结节，中心部出现凝固性坏死。

【病例】

患者女，43岁，发现左侧耳屏前包块3年余。

专科检查：面型对称，张口度、开口型正常，左侧耳屏前方触及大小约1.0cm×1.0cm的包块，质地中等，无触痛。

临床诊断：左腮腺多形性腺瘤？

肉眼观察：灰白灰红带腺体的包块组织1个，约3.8cm×3.0cm×1.5cm，切面灰黄，有包膜，包膜完整。

光镜观察：包膜完整；淋巴细胞、类上皮细胞、Langhans巨细胞形成结核结节；中心部出现凝固性坏死（图5-1-4）。

病理诊断：左腮腺肉芽肿性炎症，多系结核。

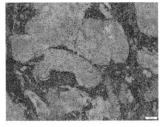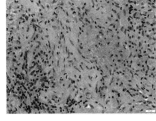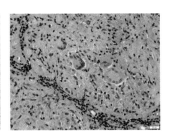

A. HE，×100　　　　　　　B. HE，×400　　　　　　　C. HE，×400

图5-1-4　唾液腺结核病例

五、坏死性唾液腺化生

坏死性唾液腺化生（necrotizing sialometaplasia，NS）是一种病因不明、有自愈倾向的唾液腺良性病变，病变本质为受物理、化学或生物性损伤，使局部缺血而发生的腺泡细胞坏死性炎症。其临床和病理表现易被误认为恶性肿瘤。

（一）临床要点

1. 主要见于中年男性，男女比约为2：1，病程6~8周，可自愈，平均病程3周，最长达6个月。

2. 常见于腭部，可单侧或双侧发病。位于腮腺者，多有局部手术史，表现为腮腺区肿块，肿块的出现与以往手术间隔时间为10天~3周，肿块0.6~1.0cm，易误认为手术未切净肿瘤或术后复发。

3. 坏死性唾液腺化生确切的发病机制尚不清楚，唾液腺缺血可能是一个重要病因。常见的引起唾液腺血管损伤的外因包括外伤、拔牙手术、局部麻醉、邻近肿瘤、手术史等，组织学上常发现血管内血栓形成等。

4. 本病的特征为黏膜表面形成火山口样溃疡，病变边缘不规则，溃疡可深达骨面，但不破坏骨组织，溃疡中心坏死，周围黏膜充血，临床表现类似癌，一般无痛或偶有刺激痛。

5. 病变常被切除活检以排除恶性肿瘤，一旦被确诊为坏死性唾液腺化生，不需特殊治疗，可于5~10周自愈。

（二）病理学特征

1. 溃疡周围的表面上皮呈假上皮瘤样增生。

2. 腺导管上皮呈明显的鳞状化生，形成大小不等的上皮岛或上皮条索。

3. 化生的鳞状上皮一般为较小的圆形鳞状细胞团，细胞团的中央有时出现角化，但一般无明显的角化珠。化生的实性鳞状细胞巢中有时仍可见导管的腔面结构和黏液细胞。多数病变的鳞状上皮细胞分化良好，无核异型性。坏死性唾液腺化生易被误诊分化好的鳞状细胞癌或黏液表皮样癌。

4. 腺体内有弥散的炎性细胞浸润。浸润的炎性细胞主要有中性粒细胞、泡沫状巨噬细胞，其次为淋巴细胞、浆细胞和嗜酸细胞。

【病例】

患者女，63岁，发现左下后牙区牙龈包块1个月。

专科检查：包块位于38牙牙龈处，约6.0mm×6.0mm，略韧，质稍韧，活动度差，边界清，无明显触痛，患者面型对称，张口度、开口型正常。

临床诊断：左下后牙区包块待查。

肉眼观察：灰白灰红软组织1个，约0.6cm×0.6cm×0.5cm，切面灰白，实性，质稍韧。

光镜观察：黏膜上皮呈假上皮瘤样增生，有炎性细胞浸润，以淋巴细胞和浆细胞为主；腺导管上皮呈明显的鳞状化生，形成大小不等的上皮岛或上皮条索；化生的实性鳞状细胞巢中可见导管的腔面结构（图5-1-5）。

病理诊断：左下后牙区牙龈坏死性唾液腺化生。

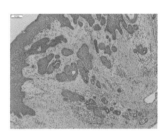 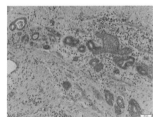 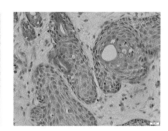

A. HE，×100   B. HE，×100   C. HE，×400

图5-1-5 坏死性唾液腺化生病例

第二节 淋巴上皮性唾液腺炎

淋巴上皮性唾液腺炎（lymphoepithelial sialadenitis）是一种良性病变，又称为良性淋巴上皮病变、肌上皮性唾液腺炎。人们一般认为淋巴上皮性唾液腺炎是自身免疫性疾病，可作为一种独立的唾液腺疾病，常发生于单侧，但多数是舍格伦综合征的表现之一。

一、舍格伦综合征

舍格伦综合征是一种侵犯外分泌腺体，以侵犯唾液腺和泪腺为主，以淋巴上皮性唾液腺炎、口干症、干燥性角膜炎为主要临床表现的慢性全身性自身免疫性疾病，常合并全身性红斑狼疮与类风湿关节炎，少部分可发生恶性淋巴瘤和巨球蛋白血症。人们一般认为其是遗传（主要组织相容性抗原复合物，MHC）和环境（EB病毒、嗜人T细胞病毒、巨细胞病毒感染）等多因素所致，性激素可能也参与本病的发生。舍格伦综合征患者患淋巴瘤的风险较普通人群高40倍，唇腺活检检测免疫球蛋白基因重排有助于预测其是否进展为淋巴瘤。

（一）临床要点

1. 患病率约为0.5%，好发于40岁以上中年女性，男女之比为1∶9。

2. 病变早期，黏膜仍湿润，但唾液分泌量降低，病变确立期，唾液分泌量明显减少，致严重口渴、口腔黏膜明显干燥、发红及发亮，口底唾液池消失。舌乳头萎缩，舌背呈鹅卵石状，舌表面光滑潮红呈"镜面舌"。唇、颊、舌黏膜可出现裂纹以致溃疡而产生疼痛或烧灼感。龋病增多，且常为猖獗性龋。常见白色念珠菌感染，导致口腔疼痛、黏膜充血、口角炎。

3. 1/3~1/2的患者有弥漫性大唾液腺肿大，以腮腺多见，多为双侧，亦可单侧发生。肿大呈弥漫性，边界不清，表面光滑，与周围组织无粘连，触诊韧实而无压痛。

4. 眼睛受累者表现为泪液分泌障碍，泪液分泌量减少，导致干燥性角膜炎、结膜炎；角膜和结膜清除异物障碍，患者有异物感、畏光、视物疲劳、少泪或无泪、眼睛出现砂砾样感、视力障碍或失明。

5. 大约60%舍格伦综合征患者类风湿因子（RF）阳性，伴有类风湿关节炎；75%~85%患者ANA阳性。

6. 确切诊断常采用唇腺活检。通过对唇腺进行活检，检测免疫球蛋白基因重排是预测淋巴瘤发生的重要标志。

（二）病理学特征

1. 肉眼观察。腮腺：腺体弥漫性肿大或呈结节状包块，剖面呈灰白色。唇腺：白色圆形腺泡。

2. 光镜观察：

（1）以腺体组织内淋巴细胞浸润和上皮-肌上皮岛形成为主。

（2）病变从小叶中心开始。早期淋巴细胞浸润围绕汇管区的导管，以后扩散到腺泡组织，淋巴细胞浸润于腺泡之间，将腺泡分开，进而使腺泡破坏、消失，为密集的淋巴细胞所取代，可形成滤泡。

（3）小叶内导管增生扩张，导管及其周围肌上皮细胞增生形成上皮-肌上皮岛，细胞呈圆形或多边形，具有泡状细胞核，上皮团内有嗜酸性无定形物。

（4）病变严重时，小叶轮廓尚存，小叶内腺泡全部消失，为淋巴细胞、组织细胞所取代。腺小叶内缺乏纤维结缔组织修复，此表现可区别于腺体其他慢性炎症。

（5）唇腺的病理改变与腮腺相似，但缺乏上皮-肌上皮岛的形成，唇腺活检可代替腮腺活检以避免腮腺损伤。

（6）唇腺活检可用以辅助诊断，慢性炎性细胞聚集灶的标准为50个淋巴细胞和浆细胞，邻近正常腺泡每4mm²腺体有≥1个灶，灶数越多，诊断意义越大。

（7）虽然唇腺活检被广泛用于诊断，但并非完全可靠。有些舍格伦综合征患者唇腺并无典型表现，而一些非舍格伦综合征患者可见灶性淋巴细胞浸润。老年人和某些病毒感染者，唾液腺组织内也可出现淋巴细胞浸润灶。有吸烟史的舍格伦综合征患者，其唇腺内淋巴细胞浸润灶明显减少。因此最终诊断需要结合临床症状和血清学检查等综合判断。

（8）免疫组织化学染色结果：免疫组织化学染色在本病与非特异性炎症的鉴别上具有重要意义。本病早期唾液腺组织内浸润的细胞以T细胞为主，尤其CD4（辅助/诱导）阳性T细胞多；病期长的患者，B细胞浸润逐渐增加，偶见B细胞恶性淋巴瘤；导管上皮细胞多有异位性MHCⅡ型（HLA-DR）抗原的表达。

【病例】

患者女，52岁，发现口干1年。

专科检查：口腔黏膜稍红，口底唾液池不明显，触诊下唇唇腺萎缩，余无明显异常。

临床诊断：干燥综合征？

肉眼观察：灰白带缝线的软组织1块，约0.5cm×0.4cm×0.3cm，质软。

光镜观察：腺泡萎缩，导管周围淋巴细胞灶性浸润（查见1灶，>50个淋巴细胞）（图5-2-1）。

病理诊断：符合舍格伦综合征改变。

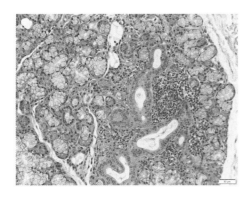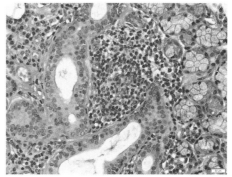

| A. HE，×200 | B. HE，×400 |

图5-2-1 舍格伦综合征病例

第三节 唾液腺囊肿

唾液腺囊肿（salivary gland cyst）是由纤维结缔组织囊壁、上皮衬里和不等量腔内含物构成的肿瘤样病变。根据病理学结构，唾液腺囊肿可分为：①发育不全性囊肿，如多囊腮腺；②有上皮衬里的继发性囊肿，如导管囊肿、淋巴上皮囊肿及潴留型黏液囊肿；③无上皮衬里的假性囊肿，如外渗性黏液囊肿。现临床多采用微波治疗或手术治疗，两者的疗效无显著性差异。

一、淋巴上皮囊肿

淋巴上皮囊肿（lymphoepithelial cyst）是慢性炎症导致的淋巴样间质及局限性上皮增生。口腔淋巴上皮囊肿在临床上比较少见，其发病机制主要是口腔中类似咽扁桃体的淋巴组织隐窝阻塞，其内间隙在口腔脱落上皮积聚后扩张，继而形成囊肿。超声检查，内部回声呈粗大颗粒状高回声及云雾状弱回声形成飘动的"雪花征"可作为其较典型的声像图特征。

（一）临床要点

1. 多见于单侧腮腺。

2. 无痛性肿胀，生长缓慢，合并感染时可以出现疼痛。

3. 触诊可较硬或较软，表面黏膜光滑无破损。典型病损呈白色或黄色，腔内含有奶油状或干酪样物质。

4. 病变可见于少部分HIV/AIDS患者。

（二）病理学特征

1．囊肿内壁由多层扁平上皮或柱状上皮衬里构成。囊壁光滑，一般无乳头形成，衬里上皮中可见杯状细胞及皮脂腺。

2．上皮周围有大量淋巴样组织弥漫分布，部分可见淋巴滤泡形成。

3．HIV相关囊肿内可见增生的上皮岛。

【病例】

患者男，45岁，发现左腮腺区包块1年余。

专科检查：面型对称，张口度、开口型正常，左腮腺下极可扪及一直径约4.0cm的包块，扪之质韧，界限清，活动度差，无明显触压不适。双侧颌下及颈部未扪及明显肿大淋巴结。

辅助检查：腮腺彩超示，左腮腺下份深面查见大小约39.0cm×25.0cm×21.0mm的无回声团，边界清楚，形态欠规则，内可见分隔，与腮腺分界欠清，内未见明显血流信号。

临床诊断：左腮腺囊肿？

肉眼观察：腺体及包块各1个，腺体约4.5cm×3.0cm×2.0cm，包块约1.5cm×1.0cm×1.0cm，切面呈囊性，囊内含清亮液体。

光镜观察：病变呈囊性；囊肿可见衬里上皮，囊壁内大量淋巴细胞浸润；衬里上皮为多层扁平上皮或柱状上皮（图5-3-1）。

病理诊断：左腮腺淋巴上皮囊肿。

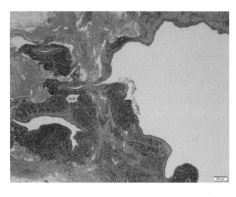
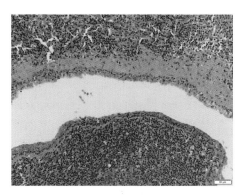

A．HE，×40　　　　　　　　　　　B．HE，×200

图5-3-1　淋巴上皮囊肿病例

第四节　其他非肿瘤性上皮病损

一、硬化性多囊性腺病

硬化性多囊性腺病（sclerosing polycystic adenosis，SPA）是一种少见的疾病，于1996年由Smith等首选报道。其发病机制尚不清楚，通常认为是唾液腺炎症所致，类似乳腺纤维囊性疾病。硬化性多囊性腺病之前被认为是一种假肿瘤性良性病损，然而近期有学者认为硬化性多囊性腺病的形成是个克隆的病理过程，SPA可能为低度恶性肿瘤，并且建议更名为"硬化性多囊腺瘤"。

（一）临床要点

1. 罕见，好发年龄为33～45岁，女性稍多见。绝大部分发生在腮腺，少数发生在颌下腺。

2. 临床检查类似良性唾液腺肿瘤。典型的临床表现是缓慢增大的肿物，病程一般小于1年，偶有疼痛。

3. 多数病变为原发性，个别病例可伴发其他肿瘤，有的病例可有慢性复发性腮腺炎病史。约1/3的病例术后复发。

（二）病理学特征

1. 肉眼观察：大多数肿物实性或有弹性，偶有多灶性结节，病变直径0.3～7.0cm，平均直径3.0cm。病变界限清楚，无包膜或者包膜不完整。切面灰白，有光泽，可见多个微小囊肿。

2. 光镜观察：

（1）腺泡和导管彼此分离或拥挤，但始终可见清晰的小叶结构。小叶中含丰富的玻璃样变的胶原，围绕多个明显囊性变的导管。小叶内和小叶间常见萎缩和残余的腺泡，偶尔可见明显的腺泡增生灶，类似腺泡细胞癌。

（2）管腔内可有分泌物滞留。导管的内衬细胞从扁平到立方形，常出现各种化生，如顶浆分泌样细胞、黏液细胞、空泡细胞、皮脂腺细胞、气球样细胞。

（3）上皮细胞增生形成实性和筛状结构。腺上皮细胞胞质呈泡沫状，可见顶浆分泌和空泡形成。特征性的表现为一些细胞含有大而鲜明的嗜酸性颗粒，类似改变的酶原颗粒。

（4）40%～75%的病例导管上皮存在从轻度不典型增生到原位癌等不同程度的病理改变。

（5）免疫组织化学染色结果：管腔腔面细胞表达EMA、BRST-2、雌激素受体和孕激素受体，但是无C-erbB2表达。

【病例】

患者女，13岁，发现左下唇长包块1个月。

专科检查：左下唇唇红处可见一包块，约黄豆大小，质软，活动度可，无明显压痛。

临床诊断：左下唇包块待查（黏液囊肿？）

肉眼观察：灰白带黏膜的软组织1块，约0.7cm×0.5cm×0.3cm，质软，包膜不完整，对剖，剖面灰白，囊实性。

光镜观察：肿瘤组织边界清楚，间质中可见多个扩张的微囊；腺单位彼此分离或拥挤，但始终可见清晰的小叶结构；小叶中含丰富的玻璃样变的胶原，围绕多个明显囊性变的导管；导管的内衬细胞从扁平到立方形，常出现各种化生（图5-4-1）。

病理诊断：左下唇硬化性多囊性腺病。

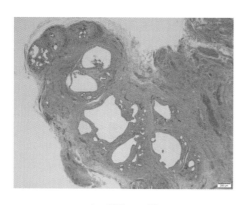

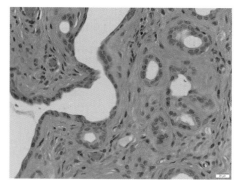

A. HE，×40　　　　　　　　　　B. HE，×400

图5-4-1　硬化性多囊性腺病病例

二、嗜酸细胞增生症

嗜酸细胞增生症（oncocytosis）是指腺体中有大量嗜酸细胞增生，可能是年龄增长、细胞代谢改变的结果。Seifert（1991）认为其原因可能是线粒体病变引起细胞内代谢异常。嗜酸细胞增生症分为弥漫性嗜酸细胞增生症和局灶性结节性嗜酸细胞增生症。

（一）临床要点

1. 患者的平均年龄为67.4岁，常为单侧腮腺肿大。

2. 腮腺无痛性肿大，界限不明显，无自觉症状，触之柔软。

3. 局灶性结节性嗜酸细胞增生症较弥漫性嗜酸细胞增生症多见，也称为多灶性结节状嗜酸细胞增生症。临床上可有腮腺区肿胀和疼痛。

（二）病理学特征

1．弥漫性病变，腺小叶全部的腺泡细胞和导管上皮细胞均发生嗜酸细胞化生。

2．嗜酸细胞的大小是正常腺泡细胞的1～2倍，胞质内充满细小的嗜酸颗粒，胞核浓染，较小，位于细胞中心，核仁清晰。

3．局灶性结节性病变的特点是出现多个嗜酸细胞性结节，随小叶分布。结节的边缘可以嵌入周围正常的腺实质，可伴发嗜酸细胞瘤。结节出现在腮腺内淋巴结门部时，会给人一种转移性扩散的假象。

4．部分或全部的嗜酸细胞可以有透明的胞质，有人称之为透明细胞嗜酸细胞增生症。

5．组织化学特征：氧化酶活性增高，脂蛋白染色和PTAH染色呈阳性。

【病例】

患者男，64岁，发现右颌下区肿大1个月余。

专科检查：右颌下区见一约6.0cm×5.0cm的包块，边界不明显，质软，无明显触痛。

临床诊断：右颌下区包块（混合瘤？）。

肉眼观察：包块及腺体组织1个，总体积约6.0cm×5.5cm×3.0cm，多结节状生长，切面灰黄，实性，质软，有包膜，局部区域可见囊性变，切开有清白液体流出。

光镜观察：正常腺体中查见大量嗜酸细胞呈弥漫性增生（图5-4-2）。

病理诊断：右颌下腺结节性嗜酸细胞增生。

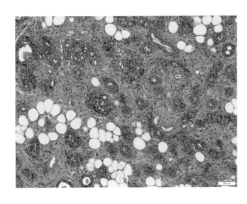
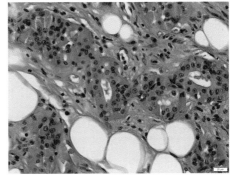

A．HE，×100　　　　　　　　　　B．HE，×400

图5-4-2　嗜酸细胞增生症病例

三、闰管增生

闰管增生（intercalated duct hyperplasia）又称为闰管腺瘤、腺瘤性导管增生，是一种唾液腺导管良性增生性病变。

（一）临床要点

1. 一般认为闰管增生是反应性或者增生性病变，可能是某些唾液腺肿瘤的前期。

2. 好发于男性，平均发病年龄为52岁。

3. 85%发生在腮腺，小部分发生在颌下腺，仅4%发生在小唾液腺。

4. 多数病例为偶然发现，常常作为基底细胞腺瘤或上皮-肌上皮癌等唾液腺肿瘤的伴发病变出现。

（二）病理学特征

1. 肉眼观察：界限清楚，呈棕褐色。

2. 光镜观察：

（1）表现为结节形成，这些结节为肌上皮细胞（不明显）和立方形导管细胞构成的小导管。

（2）结节界限清楚者，需与导管腺瘤的纹管型鉴别。

（蒋鸿杰　郑志建　万梓欣　汤亚玲）

参考文献

［1］陈慧娟，曾飞跃，胡凤玲.涎腺导管菌群和口腔菌群多样性与涎石病的相关性研究［J］.口腔医学，2019，39（6）：505-509.

［2］高永珍，王晓磊.IgG4相关性慢性硬化性颌下腺炎的研究现状［J］.内蒙古医科大学学报，2016，38（5）：477-480.

［3］卢祥婵.单纯腮腺结核2例［J］.右江民族医学院学报，2008，30（6）：1050.

［4］王海，周晓军，吴波，等.坏死性涎腺化生的临床病理分析［J］.医学研究生学报，2008（4）：376-378.

［5］刘明谆.微波与手术方法治疗口腔粘液囊肿的疗效对比分析［J］.泰山医学院学报，2017，38（5）：575-576.

［6］刘莹，杨溪，王丽珍，等.120例口腔淋巴上皮囊肿临床分析［J］.中国口腔颌面外科杂志，2012，10（3）：253-256.

［7］罗伟东，贾泹苹，龚健，等.腮腺淋巴上皮囊肿的超声表现［J］.中国医学影像学杂志，2021，29（8）：784-787.

［8］陈增铨，金婷婷，汪延，等.腮腺硬化性多囊性腺病病例报道及文献复习［J］.口腔疾病防治，2019，27（11）：729-732.

第六章

唾液腺肿瘤

第一节 概 述

唾液腺肿瘤是口腔颌面部常见的肿瘤之一，在我国，唾液腺肿瘤约占人体全部肿瘤的2.3%，是发病率较高、组织学结构具有器官特异性的肿瘤。由于正常唾液腺发生过程及形态结构较复杂，同时唾液腺肿瘤具有细胞增殖、分化和凋亡的异常，导致唾液腺肿瘤细胞形态、组织结构和生物学行为复杂，因此唾液腺肿瘤具有多样性和复杂性。

一、唾液腺肿瘤的组织发生学说

肿瘤细胞来自正常细胞，癌变后尽管存在异质性，但仍然不同程度保留着某些来源细胞的形态、结构、功能和分化能力。了解唾液腺肿瘤的组织发生，对辨认细胞分化、区分细胞来源、鉴别结构性质、指导病理学诊断和预测生物学行为，进而指导临床治疗等具有重要意义。在唾液腺组织新生或再生过程中，由于受到物理、化学、生物、遗传等因素的影响，可能导致癌基因被激活，抑癌基因失活，部分基因突变，DNA甲基化，组蛋白乙酰化或染色体重组等，使唾液腺组织在形态发生和细胞分化时发生变异，导致肿瘤发生。但目前为止，唾液腺肿瘤的组织发生仍不十分清楚，主要有以下几种学说。

1. 基底储备细胞理论（basal reserve cell theory）认为唾液腺排泄管和闰管的基底储备细胞是所有唾液腺上皮性肿瘤的起源细胞。闰管基底储备细胞可能发生多形性腺瘤、基底细胞腺瘤、腺样囊性癌、腺泡细胞癌等，排泄管基底储备细胞可能发生鳞状细胞癌、导管癌、黏液表皮样癌等。

2. 多能单储备细胞理论（pluripotential unicellular reserve cell theory）认为唾

液腺肿瘤来自排泄管基底储备细胞。黏液表皮样癌、鳞状储备细胞癌、唾液腺导管癌可能发生于排泄管。

3. 半多能双储备细胞理论（semipluripotential bicellular reserve cell theory）认为排泄管基底储备细胞和闰管基底储备细胞为半多能储备细胞或干细胞，是唾液腺再生和肿瘤形成的细胞来源。前者分化为排泄管的柱状细胞及鳞状细胞，后者分化为腺泡细胞、闰管细胞、纹管细胞与肌上皮细胞。唾液腺的鳞状细胞癌、导管癌、黏液表皮样癌等来源于排泄管基底储备细胞，而多形性腺瘤、基底细胞腺瘤、腺样囊性癌、腺泡细胞癌、多形性低度恶性腺癌等来源于闰管基底储备细胞。

4. 多细胞理论（multicellular theory）认为有增殖能力的细胞绝非仅限于排泄管基底储备细胞及闰管基底储备细胞，正常唾液腺的各类细胞均具有增殖能力，在各类唾液腺肿瘤中起相应的作用。组织学上，通常把唾液腺的腺泡、闰管和纹管作为一个独立的单位，称为小管-腺泡复合体（tubelo-acinae complex）或导管腺泡单位（ductoacinar unit），在致瘤因子作用下，上述细胞的增殖可形成三大类肿瘤：①单纯由腺泡或导管腔面细胞增殖，形成腺瘤或腺癌等；②导管腔面细胞和肌上皮细胞同时增殖，形成多形性腺瘤、多形性低度恶性腺癌和腺样囊性癌等；③只有肌上皮细胞增殖，则形成肌上皮瘤或肌上皮癌。

以上4种学说，以半多能双储备细胞理论和多细胞理论最具有代表性。这些学说从不同的角度解释了唾液腺肿瘤的多样性。但无论是哪种学说，都认为唾液腺肿瘤的发生是由唾液腺细胞的多向分化导致的。唾液腺肿瘤组织发生的复杂性，决定了唾液腺肿瘤组织形态的多样性。

二、唾液腺肿瘤的病理特征

1. 唾液腺肿瘤大多数由肿瘤性肌上皮细胞和腺上皮细胞组成。二者构成的双层管状结构或条索结构，均为腺上皮在内、肌上皮在外。这一点与正常唾液腺结构一致，即肌上皮围绕腺上皮。

2. 肿瘤性肌上皮细胞呈梭形、立方形、多边形、圆形或浆细胞样形，胞浆红染或透明。排列成片状、条索状、管状、梁状或网状。可出现鳞状化生，形成角化珠。

3. 肿瘤性肌上皮细胞分泌产生蛋白多糖、前弹性蛋白和前胶原蛋白，形成结缔组织的黏液和细胞外间质，在唾液腺肿瘤中形成黏液样区域或黏液软骨样区域，肿瘤性肌上皮细胞之间可出现胶原纤维和弹性纤维。

4. 肿瘤性肌上皮细胞具有双重分化能力，具有鳞状上皮和平滑肌的双重特性。肌上皮细胞在唾液腺肿瘤的发生中起重要作用，尽管肌上皮细胞来源于外胚层上皮，但是电镜和免疫组织化学证实，它具有上皮细胞和间叶细胞的双重特性。唾液腺肿瘤中变异的肌上皮细胞也同样具有双向分化的形态结构、功能代谢和免疫组织化学染色特点，既表现为间叶性的成纤维样和黏液软骨样形态，又表现为上皮性的浆细胞样和上皮样形态，既分泌酸性黏多糖，又分泌基膜蛋白，既表达角蛋白，又表达收缩蛋白和波形蛋白等，致使唾液腺肿瘤结构复杂多变。

5. 肿瘤性腺上皮细胞呈圆形、立方形，柱状或杯状，偶呈扁平形。胞浆红染或透明，富含黏液。排列成腺腔、囊腔、管状或乳头状。其分泌的黏液位于管腔中。肿瘤性腺上皮细胞表达CK、EMA、CEA，部分细胞表达淀粉酶（amylase）或乳铁蛋白（lactoferrin）。肿瘤性腺上皮细胞的良性形式为腺瘤，恶性形式为腺癌。

6. 唾液腺肿瘤中有少量皮脂腺肿瘤，细胞呈圆形或椭圆形。胞浆透明，核小，圆形居中。皮脂腺肿瘤细胞油红O染色或苏丹Ⅳ染色呈阳性。

三、唾液腺肿瘤的组织学分类

自从1972年发表了WHO唾液腺肿瘤的组织学分类以来，随着对唾液腺肿瘤的深入研究，新型唾液腺肿瘤被提出。因此，人们对于唾液腺肿瘤组织学分类有了更深入的、更新的认识。WHO在1972年、1991年、2005年、2017年分别对唾液腺肿瘤进行了分类，每次分类都有一些新的调整，以更加准确地反映肿瘤的组织学特性和生物学行为。2017年WHO唾液腺肿瘤组织学分类见表6-1-1。

表6-1-1　2017年WHO唾液腺肿瘤组织学分类

1. 恶性上皮性肿瘤		（3）基底细胞腺瘤（basal cell adenoma）	
（1）黏液表皮样癌（mucoepidermoid carcinoma）		（4）Warthin瘤（Warthin tumor）	
（2）腺样囊性癌（adenoid cystic carcinoma）		（5）嗜酸性腺瘤（oxyphilic adenoma）	
（3）腺泡细胞癌（acinic cell carcinoma）		（6）淋巴腺瘤（lymphadenoma）	皮脂腺型
（4）多形性腺癌（polymorphous adenocarcinoma）			
（5）透明细胞癌（clear cell carcinoma）			非皮脂腺型
（6）基底细胞腺癌（basal cell adenocarcinoma）		（7）囊腺瘤（cystadenoma）	
（7）导管内癌（intraductal carcinoma）		（8）乳头状唾液腺瘤（sialadenoma papilliferum）	

（8）非特异性腺癌（adenocarcinoma，NOS）	（9）导管乳头状瘤（ductal papillomas）： 内翻性导管乳头状瘤
（9）唾液腺导管癌（salivary duct carcinoma）	导管内乳头状瘤
（10）肌上皮癌（myoepithelial carcinoma）	
（11）上皮-肌上皮癌（epithelial–myoepithelial carcinoma)	（10）皮脂腺瘤（sebaceous adenoma）
（12）多形性腺瘤癌变（carcinoma ex pleomorphic adenoma）	（11）小管状腺瘤和其他导管状腺瘤（canalicular adenoma and other ductal adenomas）
（13）分泌癌（secretory carcinoma）	3. 非肿瘤性上皮病损
（14）皮脂腺癌（sebaceous adenocarcinoma）	（1）硬化性多囊性腺病（sclerosing polycystic adenosis）
（15）癌肉瘤（carcinosarcoma）	（2）结节性嗜酸细胞增生症（nodular oncocytic hyperplasia）
（16）低分化癌（poorly differentiated carcinoma）	（3）淋巴上皮性唾液腺炎（lymphoepithelial sialadenitis）
（17）淋巴上皮癌（lymphoepithelial carcinoma）	（4）闰管增生（intercalated duct hyperplasia）
（18）鳞状细胞癌（squamous cell carcinoma）	4. 良性软组织肿瘤
（19）嗜酸性腺癌（oncocytic carcinoma）	（1）血管瘤（haemangioma）
（20）成涎细胞瘤（sialoblastoma）	（2）脂肪瘤/唾液腺脂肪瘤（lipoma/sialolipoma）
2. 良性上皮性肿瘤	（3）结节性筋膜炎（nodular fasciitis）
（1）多形性腺瘤（pleomorphic adenoma）	5. 淋巴造血系统肿瘤
（2）肌上皮瘤（myoepithelioma）	黏膜相关淋巴组织节外边缘区淋巴瘤（MALT淋巴瘤，extranodal marginal zone lymphoma of mucosaassociated lymphoid tissue,MALT lymphoma）

四、唾液腺肿瘤的组织化学和免疫组织化学

通过PAS染色、阿辛蓝染色、黏液卡红染色和甲苯胺蓝染色，检测肿瘤细胞所含黏多糖的性质有助于腺泡细胞癌、黏液表皮样癌和非特异性透明细胞癌等肿瘤的鉴别。磷钨酸苏木素（PTAH）染色检测肿瘤细胞是否含有线粒体而有助于含大嗜酸粒细胞肿瘤的鉴别诊断。脂肪染色有助于含皮脂腺细胞肿瘤的鉴别等。

目前免疫组织化学技术广泛用于唾液腺肿瘤的诊断和鉴别诊断，尤其在判断肿瘤的组织来源方面有其突出的优点。管腔形成细胞表达低分子量的细胞角蛋白（如CAM5.2）、癌胚抗原或上皮膜抗原。CD117/c-kit在正常的唾液腺细胞中为阴性表达，但却在各种不同的唾液腺肿瘤的管腔形成细胞中阳性表达。Calponin、S-100蛋白和波形蛋白在肿瘤性肌上皮细胞中高表达，但在其他细胞中也有表达，因此这些标记物特异性低。CK14和P63在向导管基底细胞分化的细胞中呈阳性。

免疫组织化学技术常用于以下唾液腺肿瘤的鉴别诊断：①淀粉酶对腺泡细胞癌与其他透明细胞性肿瘤的鉴别；②Calponin、S-100蛋白、肌动蛋白、肌球蛋白等用于肌上皮细胞肿瘤的鉴别；③细胞角蛋白用于未分化癌与恶性淋巴瘤和其他肉瘤的鉴别；④癌胚抗原（CEA）和甲状腺球蛋白用于原发性腮腺癌和转移性甲状腺癌的鉴别；⑤BRST-2（GCDFP-15）和雄激素受体用于唾液腺导管癌的鉴别。此外，Ki-67（MIB-1）对肿瘤细胞增殖能力判定，NM23、P53和HER2/neu的表达对鉴别诊断和预后判定也有一定帮助。但是，目前尚无唾液腺肿瘤的特异性标记物，因此免疫组织化学技术对唾液腺肿瘤的鉴别诊断价值有限。

五、唾液腺肿瘤的分子生物学

近年来，唾液腺肿瘤的分子检测取得了巨大的进展，越来越多的遗传学改变（尤其是融合基因）被发现，并且这些遗传学改变存在肿瘤类型特异性或相对特异性，有些改变还可导致相应蛋白表达的变化。因此，这些变化对唾液腺肿瘤的病理诊断起着重要的辅助作用。

C-erbB-2癌基因mRNA在黏液表皮样癌、腺样囊性癌、肌上皮癌、唾液腺导管癌、腺癌及多形性腺瘤等肿瘤中均呈现过度表达，其表达程度随肿瘤的恶性程度增高而增加，且与肿瘤的侵袭性和转移有关。C-myc癌基因在多形性腺瘤和恶性多形性腺瘤中显示扩增和过度表达，与肿瘤的发展和预后有关。Bcl-2基因在多形性腺瘤和Warthin瘤等多数良性唾液腺肿瘤中高表达，而唾液腺恶性肿瘤中通常为弱表达或无表达。在多形性腺瘤癌变、腺样囊性癌和黏液表皮样癌等唾液腺恶性肿瘤中存在P53抑癌基因的突变。唾液腺腺样囊性癌P16抑癌基因启动子CpG岛发生高甲基化等表观遗传学改变是导致抑癌基因失活的重要途径之一，与腺样囊性癌的分化程度、肿瘤分期及转移相关。

多形性腺瘤中常常PLAG1或HMGA2表达失调。腺样囊性癌最常见的融合基因是MYB-NFIB（33.0%～85.6%）、MYBL1-NFIB（10.0%～22.0%）以及NOTCH1突变（5.0%～27.0%）。黏液表皮样癌最常见的融合基因是CRTC1-MAML2、CRTC3-MAML2和EWSR1-POUSF1。分泌性癌中ETV6-NTRK3融合基因高达90%以

上，是近年来最著名的NTRK肿瘤之一。唾液腺透明细胞癌中存在*EWSR1-ATF1*融合基因。约3/4的多形性腺癌中存在PRKD1热点激活性突变（E710D）。腺泡细胞癌大多数为低级别恶性肿瘤中发生了t（4；9）（q13；q31）易位，导致9q31上的*NR4A3*基因表达上调，*NR4A3*是腺泡细胞癌发生的驱动基因。82.7%的上皮–肌上皮癌会出现*HRAS*突变。这些细胞遗传学改变影响唾液腺肿瘤的生物学行为，检测有关基因的重排或表达有助于唾液腺肿瘤的诊断和预后判断。

第二节　唾液腺上皮性恶性肿瘤

一、腺泡细胞癌

腺泡细胞癌（acinic cell carcinoma）是一种上皮性恶性肿瘤。肿瘤中含有部分向浆液性腺泡分化的肿瘤细胞，以胞浆内含有酶原颗粒为特征。

（一）临床要点

1. 占唾液腺上皮性肿瘤的2.1%，占其恶性肿瘤的5.6%。从儿童到老年人都可发病，多发生于中老年人，女性稍多。

2. 80%以上发生在腮腺，其次为小唾液腺、颌下腺和舌下腺。

3. 肿瘤多生长缓慢，实质，活动；少数肿瘤生长较快，与皮肤或肌组织粘连，伴疼痛或面瘫。

（二）病理学特征

1. 肉眼观察：肿瘤呈圆形或卵圆形，可见薄层包膜，大多不完整，部分边界不清楚；剖面灰白色或灰褐色，多为实性，质较软，可见囊腔或坏死。

2. 光镜观察：

（1）肿瘤细胞包括腺泡样细胞、闰管样细胞、空泡样细胞、非特异性腺样细胞和透明细胞。

1）腺泡样细胞：呈圆形或多边形，胞浆内含有丰富的嗜碱性颗粒；细胞核较小、偏位。

2）闰管样细胞：呈立方形，微嗜伊红或双嗜性，均质状，胞核位于细胞中央，类似正常唾液腺的闰管细胞。

3）空泡样细胞：呈圆形或椭圆形，大小不一，胞浆内含有多个细小空泡；胞核固缩，常被挤压至细胞一侧。PAS染色阴性。一般认为空泡样细胞是由固定液引起的人工现象。

4）非特异性腺样细胞：呈圆形或多边形，胞浆为双嗜性或略嗜伊红；胞核呈圆形，细胞边界不清，呈合胞体样片状。

5）透明细胞：呈圆形，胞浆透明，不染色。

（2）肿瘤的组织学类型：实性型、微囊型、滤泡型和乳头囊状型。

1）实性型常见，占50%，以腺泡样细胞为主。细胞排列成腺泡状或片状，可出现微腔隙、坏死、出血和钙化小体。

2）微囊型占30%，细胞之间形成大量微小囊状间隙，其中常见分化好的腺泡样细胞，也可见较多的空泡样细胞和闰管样细胞，微囊间隙是由细胞内空泡互相融合、细胞破裂致使液体潴留形成。

3）滤泡型约占15%，常见闰管样细胞，形成类似甲状腺滤泡的结构，滤泡周围由立方形细胞或矮柱状细胞组成，腺腔内含均质性嗜伊红物质，类似甲状腺的胶状物。滤泡间可见腺泡样细胞、空泡样细胞及非特异性腺样细胞。

4）乳头囊状型占5%，以闰管样细胞为主，形成单个或多个囊腔，肿瘤细胞形成乳头突向囊腔。囊腔之间由大量的纤维结缔组织间隔，常发生玻璃样变性。有时可见明显的淋巴细胞浸润，甚至形成生发中心。

（3）组织化学特征：腺泡样细胞胞浆内含有酶原颗粒，PAS染色阳性。经1%淀粉酶消化后，PAS阳性不消失。黏液卡红染色呈弱阳性。

（4）免疫组织化学染色结果：DOG-1是腺泡细胞癌最常用的阳性标记物，但缺乏特异性，NR4A3、α-糜蛋白酶抗体、淀粉酶抗体、Leu-M1抗体等均表达阳性。

【病例】

患者男，13岁，发现左耳前长包9个月。

专科检查：左耳屏前可扪及一大小约1.0cm×1.0cm的圆形包块，质地较硬，活动度较好，与周围组织分界清。

临床诊断：左耳屏前包块。

肉眼观察：部分腺体及包块1个，约1.2cm×1.0cm×0.5cm，包块直径0.7cm，切面囊性，腔内见少许胶冻状物质。

光镜观察：肿瘤表现为乳头微囊型，肿瘤细胞形成乳头突向囊腔；肿瘤细胞为非特异性腺样细胞，呈圆形或多边形，胞浆为双嗜性或略嗜伊红，胞核呈圆形，细胞边界不清，呈合胞体样片状。特殊染色：AB（±），PAS（-）（图6-2-1）。

免疫组织化学染色结果：DOG-1（+），S-100（-），Mammaglobin（-）（图6-2-2）。

病理诊断：腺泡细胞癌。

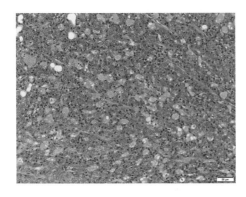
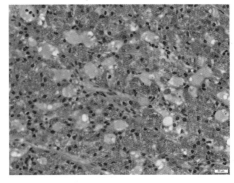

A. HE，×200   B. HE，×400

图6-2-1　腺泡细胞癌病例

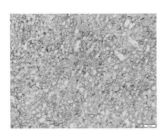

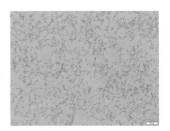

A. DOG-1   B. Mammaglobin   C. S-100

图6-2-2　腺泡细胞癌病例免疫组织化学染色结果（SP，×200）

二、黏液表皮样癌

　　黏液表皮样癌（mucoepidermoid carcinoma）是由不同比例的黏液细胞、中间细胞和表皮样细胞构成的恶性唾液腺上皮性肿瘤，是儿童和成年人常见的唾液腺恶性肿瘤，约占唾液腺肿瘤的5%～10%，占其恶性肿瘤的26.1%。研究发现，肿瘤的大小、淋巴结转移状态、组织学分级等是影响黏液表皮样癌患者预后的独立因素；此外，性别和年龄也是影响患者预后的重要因素。

　　（一）临床要点

　　1. 任何年龄均可发病，中老年为发病高峰。女性多于男性，约占2/3。

　　2. 约90%发生于腮腺。小唾液腺常见于腭部，极少数可发生于颌骨内。

　　3. 高分化黏液表皮样癌多为良性表现，为生长缓慢的无痛性肿块，病程长，瘤体一般较小，形态不规则，活动度较差，质地中等硬，很少出现面瘫。

　　4. 低分化黏液表皮样癌为恶性肿瘤，生长迅速，病程短，瘤体较大，常超过4cm，边界不清楚，不活动，常伴疼痛及面瘫，可局部淋巴结转移，远处常转移至肺、肝、骨和脑。

（二）病理学特征

1. 肉眼观察：

（1）高分化者与多形性腺瘤相似，但常无包膜。肿瘤一般较小，直径不超过4cm。剖面灰白，实性，可伴小囊腔，内有淡黄色黏液。

（2）高度恶性者与癌相似，无包膜，界限不清楚，浸润性生长，剖面灰白，实性，囊腔很少，常见出血和坏死。

2. 光镜观察：

（1）肿瘤主要由黏液细胞、表皮样细胞和中间细胞组成。

1）黏液细胞较大，为柱状或杯状，胞浆呈泡沫状或网状，胞核较小，位于基部。

2）表皮样细胞为多边形，胞核居中，细胞之间可见细胞间桥，但角化罕见。

3）中间细胞较小，呈立方形，胞浆少，胞核呈圆形，大小一致，类似上皮基底细胞。

（2）肿瘤分化程度取决于黏液细胞和表皮样细胞的数量。

1）高分化（低度恶性）型：

a.以黏液细胞和表皮样细胞为主，占肿瘤细胞的50%以上，中间细胞较少，缺乏异型性和核分裂。

b.肿瘤细胞排列成巢状或片状，常形成囊腔和腺腔，内衬黏液细胞，可形成乳头突入囊腔，可见粉染的黏液，大囊腔可破裂，黏液溢出，形成黏液湖。

c.肿瘤间质较多，常见结缔组织玻璃样变性和（或）黏液外溢引起的炎症反应，有时形成生发中心。5年生存率超过90%。

2）低分化（高度恶性）型：

a.肿瘤细胞主要是中间细胞和表皮样细胞，黏液细胞散在其中，低于10%。

b.肿瘤细胞异型性及核分裂明显，排列成片或实性上皮团，缺乏囊腔和腺腔结构，向周围组织浸润性生长。

c.肿瘤间质中黏液湖较少，缺乏淋巴细胞。

3）中分化（中度恶性）型：介于上述两型之间，黏液细胞大于10%，中间细胞和表皮样细胞也很明显，常排列成实性团块，囊腔形成少，偶见细胞异型性及核分裂。

（3）组织化学染色：黏液细胞及囊腔内容物PAS、黏液卡红和阿辛蓝染色阳性，可与相关肿瘤鉴别。

（4）免疫组织化学染色结果：肿瘤细胞对细胞高分子量角蛋白CK呈阳性表达，尤其是分化好的表皮样细胞呈强阳性。表皮样细胞还对上皮膜抗原EMA、

TK、KL1和PKK1呈阳性表达。黏液细胞对癌胚抗原CEA呈阳性表达。肿瘤还可表达MUC1、MUC2、MUC4和MUC5AC。

【病例】

患者女，31岁，主诉右下颌舌侧包块2周余。

专科检查：面型对称，张口度、开口型正常，右侧48牙对应舌侧牙槽黏膜可见包块，大小约2.0cm×1.0cm，质硬，表面发紫，无触痛。

肉眼检查：灰红灰褐软组织1块，可见一囊腔，约1.6cm×1.5cm×0.4cm，有黏液流出。

光镜检查：肿瘤细胞排列成巢状或片状，常形成囊腔和腺腔；肿瘤主要由黏液细胞、表皮样细胞和中间细胞组成，囊腔内衬黏液细胞，可形成乳头突入囊腔，周围为表皮样细胞和中间细胞；黏液细胞较大，为柱状或杯状，胞浆呈泡沫状或网状，胞核较小，位于基部；表皮样细胞为多边形，胞核居中，细胞之间可见细胞间桥，但角化罕见。特殊染色结果：AB（+），PAS消化（+）（图6-2-3）。

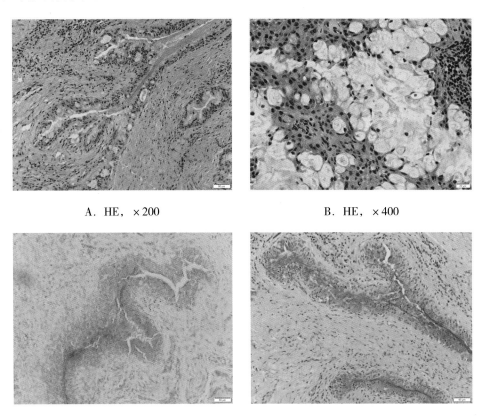

A. HE，×200   B. HE，×400

C. AB，×200   D. PAS消化，×200

图6-2-3　黏液表皮样癌病例

免疫组织化学染色结果：CK5/6（+），P40（部分+），P63（+），Vimentin

（+），GFAP（-），MUC2（+），HER2（+），CEA（+），CK19（+），CK7
（+），Ki-67（+，<3%）（图6-2-4）。

病理诊断：右下颌骨高分化黏液表皮样癌。

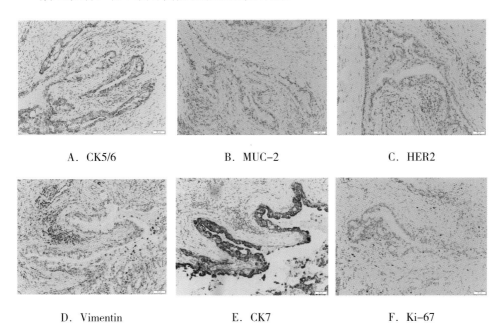

| A. CK5/6 | B. MUC-2 | C. HER2 |
| D. Vimentin | E. CK7 | F. Ki-67 |

图6-2-4　黏液表皮样癌病例免疫组织化学染色结果（SP，×200）

三、腺样囊性癌

腺样囊性癌（adenoid cystic carcinoma）又名圆柱瘤，是以基底细胞为主的恶性
腺源性上皮性肿瘤，由上皮细胞和肌上皮细胞组成，占唾液腺恶性肿瘤的28.0%。

（一）临床要点

1. 40～60岁患者居多，无明显性别差异。

2. 以腮腺和腭腺多见，发生于舌下腺者首先考虑腺样囊性癌。

3. 肿瘤生长缓慢，可加速生长，呈圆形或结节状，质地中等硬，浸润性生
长，一般不活动，向表面突出不明显，实际肿物比临床上所见肿物大。

4. 生物学行为特点是早期浸润周围神经，引起疼痛和神经麻痹，导致相应
的功能障碍，甚至成为患者就医的主要症状。临床局部易频繁复发，远处转移发
生较晚。

（二）病理学特征

1. 肉眼观察：肿瘤呈圆形或结节状，平均直径3cm。剖面灰白色或浅褐色，
实性，无包膜，浸润周围组织。

2．光镜观察：

（1）肿瘤实质细胞主要为导管内衬上皮细胞和肿瘤性肌上皮细胞。导管内衬上皮细胞：立方形，卵圆形，大小较一致，胞浆少，通常透明，胞核为圆形或卵圆形，较大，深染，核分裂少见；肿瘤性肌上皮细胞：扁平状、梭形或不规则形。

（2）组织学上分为3种类型：筛状型、管状型和实性型。在同一肿瘤中常见到两种以上的排列方式，但以某一种为主。

1）筛状型：肿瘤形成大小不等的团块，中央为筛孔状囊样腔隙（瑞士奶酪样），似藕的断面。筛孔内充满嗜酸性或嗜碱性黏液样物质（蛋白多糖），不均匀，呈网状，PAS染色弱阳性，阿辛蓝染色强阳性。有的囊样腔隙内为粉染的玻璃样变性的间质，腔隙周围有基底膜样结构。筛状结构是腺样囊性癌最具代表性的结构。

2）管状型：肿瘤形成小管状或条索状，内层细胞为肿瘤性腺上皮细胞，外层细胞为肿瘤性肌上皮细胞。管腔中央的黏液样物质PAS染色呈阳性。

3）实性型：肿瘤细胞形成大小不等的上皮团块，团块中央细胞可出现坏死。细胞较小，胞浆少，嗜碱性，核分裂较多。实性型通常比其他类型容易复发和早期转移，预后不好。

（3）肿瘤浸润性生长，常见到浸润神经。

（4）免疫组织化学染色结果：唾液腺腺样囊性癌中的肿瘤性肌上皮细胞表达SMA、Myosin、S-100以及CK，CD117多呈弥漫性阳性。可出现*MYB-NFIB*融合基因。

【病例】

患者女，39岁，主诉左面部疼痛不适1个月余。

专科检查：面型对称，张口度、开口型正常，左上颌颧牙槽嵴处可触及颌骨膨隆，质硬，界欠清，触之不适，双侧颌面部及颈部未触及明显肿大淋巴结。

临床诊断：左上颌腺样囊性癌。

肉眼观察：灰褐带颌骨的软组织多块，带牙7枚，总体积约8.5cm×5.5cm×2.8cm，颌骨表面可见骨质破坏，面积4.0cm×3.0cm。

光镜观察：肿瘤无包膜，浸润周围组织；肿瘤形成大小不等的团块，中央为筛孔状囊样腔隙，似藕的断面（图6-2-5）。

免疫组织化学染色结果：CALP（－），CD117（＋），P63（部分+），S-100（部分+），AR（部分+），HER2（部分+），CK7（＋），CK8/18（＋），CK19（＋），DOG-1（＋），GATA3（－），Mammaglobin（－），Ki-67（+，约10%）（图6-2-6）。

病理诊断：左上颌腺样囊性癌，侵犯肌肉、腺体、神经和骨组织，灶区伴坏死。

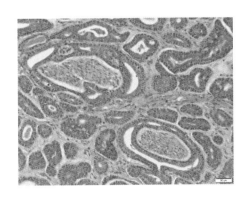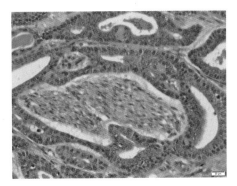

A. HE，×200   B. HE，×400

图6-2-5　腺样囊性癌病例

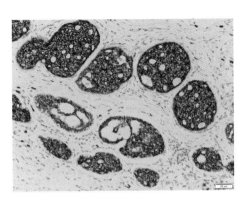

A. CD117   B. Ki-67

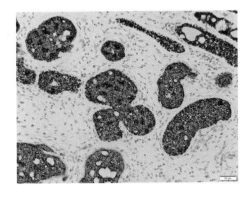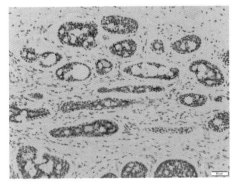

C. CK7   D. HEr2

图6-2-6　腺样囊性癌病例免疫组织化学染色结果（SP，×200）

四、基底细胞腺癌

基底细胞腺癌（basal cell adenocarcinoma）组织学形态类似基底细胞腺瘤，但具有浸润和侵袭能力。基底细胞腺癌可复发，但预后较好。

（一）临床要点

绝大多数肿瘤发生于腮腺，小唾液腺罕见，一般无自觉症状。

（二）病理学特征

1. 肉眼观察：肿瘤呈结节状或不规则形，无包膜，实性或囊实性。剖面灰白色或灰黄色。

2. 光镜观察：

（1）肿瘤浸润性生长是最突出的特点。

（2）组织学类似基底细胞腺瘤，可分为实性型、梁状、管状和膜型，较常见的为实性型。但肿瘤异型性明显，肿瘤细胞常出现细胞异型性和核分裂。

（3）膜型可见瘤巢周围带状红染的较厚的基膜样物质。

（4）肿瘤细胞可分为围绕巢团边缘较小的深染细胞和位于巢团中心较大的浅染细胞。

（5）免疫组织化学染色结果：基底细胞腺癌中导管和小梁腔面细胞表达EMA和CK7。导管和小梁外周栅栏状排列的细胞对基底细胞和肌上皮标记物反应阳性，如P63、CK5/6、SMA、Calponin、CK14和S-100。肿瘤间质中部分梭形细胞表达S-100。部分病例β-catenin胞核阳性。

【病例】

患者男，66岁，发现腭部包块1个月余。

专科检查：面型对称，张口度、开口型正常，腭部正中软硬腭交界处见直径约1.5cm的包块，色深红，表面凹凸不平，呈颗粒状，质中，边界较清，轻度疼痛，基底部浸润。左颌下触及一肿大淋巴结，质中，无痛，可活动。

辅助检查：颌面部CT平扫示，右侧咽旁间隙见大小1.7cm×1.8cm的类圆形软组织密度肿块影，边缘见点状钙化灶，边界较清楚，平扫密度均匀。良性病灶可能性大。

肉眼观察：黏膜组织1块，5.0cm×3.6cm×2.0cm，表面见一微突起，约2.0cm×1.7cm，组织面糜烂，质稍硬，切面灰白，实性，边界欠清，有黏液。

光镜观察：肿瘤无包膜；肿瘤细胞排列成实性型，由胶原纤维分割为大小不一的肿瘤巢；小圆形细胞，胞质少，染色深，位于肿瘤细胞岛周边，排列呈栅栏状；大的多边形细胞或梭形细胞，胞质较少，染色较淡，嗜酸或嗜双色性，胞核呈卵圆形，两种细胞之间无明显界限（图6-2-7）。

免疫组织化学染色结果：β-catenin（+），P63（+），CK5/6（+），S-100（+），CK8（+），CK7（腺腔+），CK19（腺腔+），P40（+），Ki-67（+，30%~50%）（图6-2-8）。

病理诊断：腭部结合免疫组织化学染色结果，考虑基底细胞腺癌。

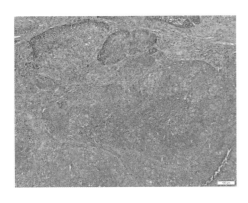

A. HE，×100

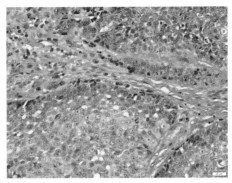

B. HE，×400

图6-2-7　基底细胞腺癌病例

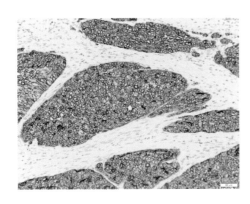

A. CK5/6

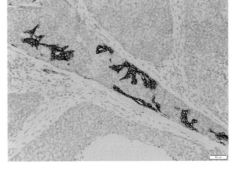

B. CK7

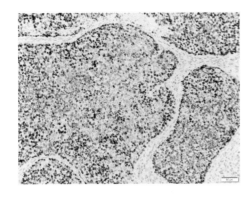

C. P63

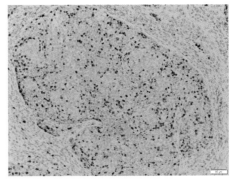

D. Ki-67

图6-2-8　基底细胞腺癌病例免疫组织化学染色结果（SP，×200）

五、肌上皮癌

肌上皮癌（myoepithelial carcinoma/malignant myoepithelioma）是主要由肌上皮细胞组成的唾液腺恶性肿瘤，是与肌上皮瘤相对应的恶性肿瘤，具有浸润性生长和转移潜能。肌上皮癌可原发，也有50%病例由多形性腺瘤或者良性肌上皮瘤转化而来。

（一）临床要点

发病年龄14～86岁，男女发病比约为1∶1，多发生于腮腺，也可发生于颌下腺和小唾液腺。多数为无痛性包块。

（二）病理学特征

1. 肉眼观察：肿瘤无包膜，界限不清，呈多结节状，直径为20～50mm，可达250mm。剖面灰白，实性或囊实性，可见黏液透明样区及出血坏死区。

2. 光镜观察：

（1）肿瘤具有多结节样或分叶状特点，浸润邻近组织。瘤结节由实性或团巢状的肿瘤细胞组成，可伴有黏液样或透明样物质，有时可出现中心坏死。

（2）肿瘤细胞类似良性肌上皮瘤，包括上皮样细胞（最常见）、伴有透明胞浆样或空泡状胞浆（类似于脂母细胞）的细胞、浆细胞样细胞和梭形–多角形细胞。细胞常排列为小梁状或假腺泡样结构，并伴有裂隙样空隙。大多数肌上皮癌以一种细胞类型为主，也可以是多种形态细胞以不同比例混在一起。

（3）真性腺体或导管结构在肌上皮癌中几乎不存在。肿瘤间质较为丰富并且多为透明状或黏液样物质，可见神经周围浸润和血管浸润。约40%的肌上皮癌为高级别恶性肿瘤。

（4）免疫组织化学染色结果：肿瘤细胞表达S–100，广谱CK（AE1/AE3）有不同程度的阳性。特异的肌上皮标记物表达情况不一。约75%的肌上皮癌，包括浆细胞样肌上皮癌，表达Calponin。50%的肌上皮癌表达SMA，60%表达P63。MIB1（Ki–67）阳性指数约为35%（15%～65%），一般认为肌上皮肿瘤Ki–67阳性率超过10%可诊断为恶性。

【病例】

患者女，48岁，拍彩超时发现左下颌包块1个月余。

专科检查：面型基本对称，张口度、开口型正常，左下颌骨内侧可触及一大小约2cm×1cm的包块，活动度可，边界清晰。口内检查可见16牙残根残冠，17牙𬌗面龋坏、35～37牙、45～46牙可见修复体，左下颌黏膜粉红，未触及明显膨隆，无乒乓球样感。

辅助检查：颈部彩超示，左下颌混合回声团块（性质？）。左侧颈部查见异常淋巴结。CT示，左下颌骨内侧可见一椭圆形低密度影，未见明显骨质破坏。

临床诊断：左下颌黏液表皮样癌术后复发？

肉眼观察：灰红软组织1块，3.5cm×2.8cm×1.8cm，切面灰白，实性，边界不清，部分区域有小囊腔。

光镜观察：肿瘤具有多结节样或分叶状特点，可见上皮样肌上皮细胞和透明样肌上皮细胞，瘤结节伴有丰富的黏液样物质（图6-2-9）。

免疫组织化学染色结果：P63（＋），S-100部分细胞（＋），CK7部分细胞（＋），EMA部分细胞（＋）（图6-2-10）。

病理诊断：左颈深上支持肌上皮癌（低恶性）。

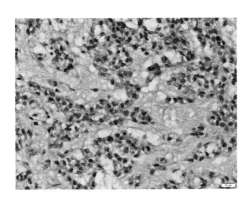

A. HE，×400   B. HE，×400

图6-2-9　肌上皮癌病例

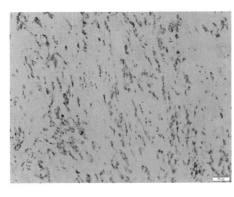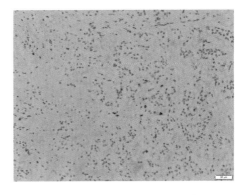

A. CK7   B. EMA

图6-2-10　肌上皮癌病例免疫组织化学染色结果（SP，×200）

六、多形性腺瘤癌变

多形性腺瘤癌变（carcinoma ex pleomorphic adenocarcinoma）又称癌在多形性

腺瘤中，是指良性多形性腺瘤中上皮成分的癌变，包括侵袭性癌和非侵袭性癌两个亚类，恶性成分可以是腺癌、腺样囊性癌、黏液表皮样癌、肌上皮癌、唾液腺导管癌等。最常见的恶性成分是非特异性腺癌和唾液腺导管癌。肿瘤预后与恶变的组织学类型和浸润程度有关。

（一）临床要点

1. 占唾液腺上皮性肿瘤的3.3%，占其恶性肿瘤的9.0%。

2. 3%~4%的多形性腺瘤可发生恶性转化。

3. 发病年龄为50~70岁（较多形性腺瘤平均发病年龄大10岁），男性多于女性。

4. 多发生于腮腺，其次为颌下腺、腭及上唇。

5. 典型表现是长期存在的唾液腺结节突然增大。如果浸润神经和周围组织，可出现疼痛、面瘫、破溃等症状。

（二）病理学特征

1. 肉眼观察：肿瘤直径不一，平均大小约为多形性腺瘤的2倍，形态不规则，表面呈结节状，包膜不完整。剖面良性部分为乳白色或灰白色，组织致密，富有弹性，类似瘢痕。癌变部分组织呈污灰色或鱼肉状，组织松软易碎，常见出血及大片坏死，通常界限不清。

2. 光镜观察：

（1）多形性腺瘤组织学结构中有数量不等的恶性成分，最常见的是低分化腺癌（唾液腺导管癌或非特异性腺癌）或未分化癌，其他类型的癌也有报道，如多形性腺癌、黏液表皮样癌、肌上皮癌和腺样囊性癌等。

（2）恶变区域可以非常局限，也可以波及整个肿瘤。

（3）最早期变化是癌细胞取代导管内层细胞，而外周的肌上皮细胞仍完整。

（4）恶变区域细胞异型性明显，核分裂易见，可伴有坏死。

（5）癌变部分停留在多形性腺瘤内者称为非侵袭性癌。其生物学行为近似多形性腺瘤。癌细胞向周围组织浸润，侵入包膜外小于或等于1.5mm者为微侵袭性癌。当肿瘤侵出包膜1.5mm以上时，称为侵袭性癌。在多形性腺瘤中，侵袭性癌常发生淋巴结和肺、骨等远处转移。

（6）良性和恶性之间常存在移行部分，表现为肿瘤细胞变性坏死，形成大片粉染的无结构组织，其间散在变性的肿瘤细胞，细胞大小不一，核固缩，胞浆嗜伊红，并可见出血、灶状坏死及钙化。

（7）免疫组织化学染色结果：多形性腺瘤癌变中的多形性腺瘤成分，其免疫组织化学染色特点与多形性腺瘤相同。恶变成分的免疫组织化学染色依据恶变的类型表现出不同的染色特点。肿瘤恶变区域的Ki-67阳性率较高，提示高的增殖活性。

【病例】

患者女，51岁，主诉右腭部包块17年，加速生长1^+年。

专科检查：患者面型不对称，右面中份较左侧隆起，表面皮肤未见明显异常，开口度及开口型正常，右腭部可见一大小约6cm×5cm的包块，包块表面黏膜颜色不均，侵及右侧牙槽突及颊侧牙龈，邻近前庭沟，向后至软腭中后份，向左过中线。包块触之质中，质地不均匀，局部可扪及囊性感，触之无明显不适。

临床诊断：右腭部多形性腺瘤癌变。

肉眼观察：带颌骨的包块组织1个，包块体积约6.5cm×6.0cm×5.0cm，表面黏膜颜色不均，剖面囊实性，质地不均匀，灰白色，质中。

光镜观察：肿瘤细胞排列为实性团巢，团巢内可见坏死，细胞丰富，细胞生长活跃，核分裂易见。肿瘤中可见残存的多形性腺瘤区域（图6-2-11）。

免疫组织化学染色结果：CK7（+），GATA3部分细胞（+），Ki-67（+，灶区达30%~50%）（图6-2-12）。

病理诊断：右腭部多形性腺瘤癌变。

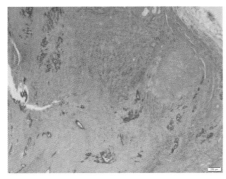 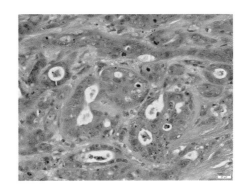

A. HE，×100 B. HE，×400

图6-2-11 多形性腺瘤癌变病例

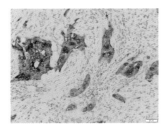 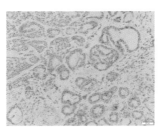 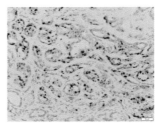

A. CK7 B. GATA3 C. Ki-67

图6-2-12 多形性腺瘤癌变病例免疫组织化学染色结果（SP，×200）

第六章 ／ 唾液腺肿瘤

137

七、淋巴上皮癌

淋巴上皮癌（lymphoepithelial carcinoma，LEC）是一种伴有明显非肿瘤性淋巴细胞浸润的未分化癌，发病罕见，与EB病毒有关。研究显示，无论是原发性还是继发性唾液腺淋巴上皮癌，均存在较高的PD-L1表达率。

（一）临床要点

1．种族、地理学和病毒因素（EB病毒）在唾液腺淋巴上皮癌发生中具有相互作用。

2．多数为原发性的，也可继发于良性淋巴上皮病变。

3．多发生于50～60岁。无明显性别差异。80%发生于腮腺，其次是颌下腺和小唾液腺。

4．临床上表现为长期存在的腮腺或颌下腺的肿胀，近期生长加快，伴或不伴有疼痛。

5．有局部淋巴结转移的倾向，远处转移可达到20%，易向肺、肝、骨和脑转移。

6．由于形态学上不能同鼻咽癌区别，诊断该病之前需对鼻咽部充分检查以排除转移。

（二）病理学特征

1．肉眼观察：肿瘤平均直径为2～3cm。肿瘤多为分叶状，实性，质硬。边界清楚或侵犯周围腺体和软组织。剖面灰白、灰黄，实质，鱼肉样，可伴有出血或坏死。

2．光镜观察：

（1）腺体结构破坏，小叶结构不清。

（2）肿瘤性上皮岛呈不规则实性条索或巢状分布，周围伴有大量淋巴细胞和浆细胞。有时肿瘤上皮岛中有大量的组织细胞，呈满天星样。

（3）肿瘤细胞为多形性，胞核呈椭圆形，空泡状，核仁明显，大多数情况下，胞核大小不一，偶尔胞核大小较一致，胞浆微嗜伊红，边界清楚，常见到坏死和有丝分裂象。有时肿瘤细胞较大，呈梭形，排列成束状。

（4）肿瘤间质大量淋巴细胞浸润，常可见生发中心。淋巴细胞为均匀一致的小淋巴细胞，混有浆细胞和组织细胞，可侵犯神经血管。偶见鳞状化生、多核巨细胞、淀粉样物质沉积等。

（5）免疫组织化学染色结果：上皮细胞表达EMA和PanCK。淋巴细胞表达LCA。肿瘤细胞具有极高的增殖活性，Ki-67阳性率高。原位杂交、免疫组织化学技术或血清学检查可检测到EB病毒。

【病例】

患者男，63岁，主诉左颌下区包块30余年。

专科检查：左颌下区可触及一约4.0cm×3.0cm×2.0cm大小的包块，质硬，边界清，活动度可，与周围组织无粘连。

临床诊断：左颌下腺包块待诊。

肉眼观察：红褐色腺体组织1块，约4.0cm×4.0cm×2.0cm。剖面灰白色，实性。

光镜观察：肿瘤细胞呈巢状或团块状分布，肿瘤细胞间及肿瘤间质中有密集淋巴细胞浸润。肿瘤细胞较大，呈多角形、不规则形、圆形等，胞核大，空泡状，核仁明显，可见细胞异型性（图6-2-13）。

病理诊断：左颌下腺淋巴上皮癌。

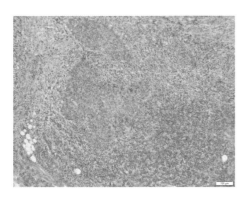

A. HE，×100   B. HE，×400

图6-2-13　淋巴上皮癌病例

八、非特异性腺癌

非特异性腺癌（adenocarcinoma，NOS）是一种具有导管或腺管分化，伴或不伴囊腔形成的唾液腺癌，是缺乏其他任何已定义唾液腺癌的组织学特征的唾液腺恶性肿瘤，又称为不能分类腺癌。2017版WHO新分类将囊腺癌、黏液腺癌并入非特异性腺癌，并增加了肠型腺癌这一亚型。

（一）临床要点

1. 占唾液腺癌的10%～15%，平均发病年龄为58岁，儿童罕见，病程1～10年不等，女性略多于男性。

2. 大部分发生于腮腺，小唾液腺的病例常见于腭、颊和唇黏膜等。

3. 发生于大唾液腺者多表现为无症状肿块，偶尔伴有疼痛。发生于小唾液腺者可伴有溃疡或侵犯骨组织。

4. 预后与肿瘤部位、肿瘤分级和临床分期有关。一项研究报道（不包括囊腺癌和肠型腺癌）显示，高、中、低级别腺癌的15年生存率分别为3%、31%和54%。囊腺癌预后好，彻底手术切除后很少复发。

（二）病理学特征

1. 肉眼观察：肿瘤表面光滑或结节状，大小不等。肿瘤大多无包膜或包膜不完整。剖面粉红色或灰白色，实性或含多个不同大小的囊腔。较大的囊腔内有乳头状突起，常含黏液。可见出血和（或）坏死。

2. 光镜观察：

（1）肿瘤有多种多样的生长方式，一般都有导管样结构。

（2）肿瘤细胞可排列成小的、互相融合的肿瘤细胞巢或条索，或排列成大的、稀疏的细胞岛或片状，还可见乳头状、筛状、囊状等排列方式。

（3）肿瘤细胞常为立方形、卵圆形或多边形，可包括柱状细胞、透明细胞、嗜酸细胞、黏液细胞、皮脂腺细胞、浆细胞样细胞等。

（4）根据细胞学的改变，肿瘤可分为低级别、中级别和高级别。低级别或中级别恶性肿瘤普遍有导管样结构，高级别恶性非特异性腺癌中导管结构很少，常为实性结构内见少量导管分化。

（5）低级别肿瘤细胞异型性小，核分裂少。中级别和高级别肿瘤细胞胞核较大，多形性明显，染色深，核浆比高，常见到异常核分裂，可见出血和坏死。低级别肿瘤间质通常是纤维性或细胞性，高级别肿瘤间质较少。

（6）囊腺癌：呈多囊性结构和浸润性生长，囊腔内常含乳头状结构，乳头表面及囊壁被覆多层肿瘤细胞，这些细胞排列紊乱，有明显异型性。肿瘤间质为粗大的胶原纤维束，常见玻璃样变，其间有不同程度的淋巴细胞及浆细胞浸润。囊腔和较小导管样结构局灶性浸润神经、周围腺体、肌肉和血管，此为与乳头状囊腺瘤的主要鉴别点。

（7）黏液腺癌：由大量的细胞外黏液湖和黏液湖内的肿瘤细胞团构成。肿瘤细胞呈立方形、柱状或不规则，排列为实性团，有形成腺腔或不完全腺管样结构的倾向。形成的囊性结构，囊腔内充满黏液，囊性腔隙之间有纤维结缔组织间隔。

（8）免疫组织化学染色结果：肿瘤细胞阳性表达CK、CK7和EMA，一般CK20、CK5/6、P63、SMA、Calponin、DOG-1、S-100阴性。

【病例】

患者男，66岁，主诉左耳下包块4年。

专科检查：面型不对称，左腮腺区明显肿大。张口度3横指，开口右偏。左耳下见4.0cm×5.0cm大小的包块，质软，边界欠清，活动度一般，无明显触压痛，口内未见明显异常。

临床诊断：左耳下包块待查。

肉眼观察：灰白灰褐带腺体的软组织1块，约9.0cm×5.4cm×1.0cm，腺体一端可见囊性变，约2.5cm×2.2cm×1.0cm，切面囊实性，有灰白色内容物流出。

光镜观察：呈多囊性结构和浸润性生长，囊腔内常含乳头状结构；乳头表面及囊壁被覆多层肿瘤细胞，这些细胞排列紊乱，有明显异型性；肿瘤间质为粗大的胶原纤维束，常见玻璃样变，其间有不同程度的淋巴细胞及浆细胞浸润（图6-2-14）。

免疫组织化学染色结果：S-100（-），P63（+），SMA（-），EMA（-），Calponin（-），Vimentin（-）（图6-2-15）。

病理诊断：左耳下乳头状囊腺癌。

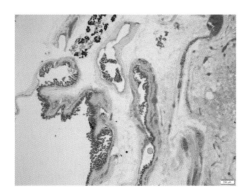
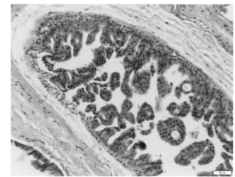

A. HE，×40   B. HE，×200

图6-2-14 囊腺癌病例

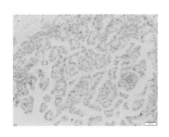
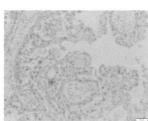
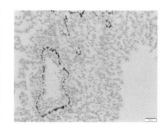

A. SMA   B. Calponin   C. P63

图6-2-15 囊腺癌病例免疫组织化学染色结果（SP，×200）

九、唾液腺导管癌

唾液腺导管癌（salivary duct carcinoma）是一种侵袭性腺癌，由导管样细胞形成多灶性，与高度恶性的乳腺导管癌相似。临床标准治疗为手术切除+淋巴结清扫+辅助放疗，但预后较差。唾液腺导管癌患者死亡的关键因素是肿瘤复发及远处转移。

（一）临床要点

1. 发病率男性明显高于女性。多数发病年龄大于50岁，平均发病年龄为64岁。

2. 腮腺最常见，颌下腺、舌下腺和小唾液腺等均可发生。

3. 可在长期阻塞性唾液腺炎的基础上发生。

4. 恶性程度高，生长迅速，侵袭性强，可出现疼痛和面瘫等症状。早期易远处转移。一般认为大多数患者3年以内死亡。

（二）病理学特征

1. 肉眼观察：肿物为圆形或结节状，质地较硬，无包膜。剖面灰白或灰褐，实性，可见囊性变。

2. 光镜观察：

（1）肿瘤细胞排列成实性上皮团，中央坏死形成粉刺样，类似乳腺的粉刺状癌。

（2）肿瘤细胞较大，立方形或多边形，有明显的异型性，胞浆丰富，胞浆内含嗜伊红颗粒，胞核较大，核仁明显，常见核分裂。

（3）肿瘤细胞还可形成导管样、筛状和乳头状结构。扩张的导管样结构：内衬上皮可见顶浆分泌。导管上皮形成乳头状突起，缺乏纤维结缔组织轴心，这与乳头状囊腺癌中的乳头状结构不同。有的乳头突起彼此连接成筛状，与腺样囊性癌不同，其筛状结构由导管上皮形成。

（4）各种组织学结构内可伴有砂粒体和鳞状细胞分化，极少数情况下，肿瘤细胞可表现为梭形或肉瘤样，与乳腺的间变性导管癌相似。

3. 免疫组织化学染色结果：CK7阳性，CEA、EMA、GCDFP-15阳性。HER2在部分病例中阳性表达。肌上皮标记物如P63、SMA、S-100等阴性。AR常阳性，ER、PR阴性。Ki-67增殖指数常较高。

【病例】

患者男，62岁，主诉右颊包块1年余，伴进行性增大3个月余。

专科检查：面型对称，张口度、开口型正常，右颊可见一直径约2cm的包块，位于15～16牙颊侧，突起于黏膜表面，质软，与周围组织边界欠清，表面呈淡蓝紫色，活动度差。右腮腺下极及胸锁乳突肌上段可扪及一肿大淋巴结，直径约2cm，质地较硬，与周围组织边界欠清，活动度差。

辅助检查：头颈部增强CT显示，右颊囊实性肿块，肿瘤性病变可能，或其他？请结合临床及病理检查判断。

临床诊断：右颊包块？右颈部淋巴结肿大？

肉眼观察：灰黄灰褐带黏膜的软组织1个，约6.5cm×4.0cm×2.2cm，切面可见一包块，约3.0cm×2.0cm×2.0cm，囊实性，质中。

光镜观察：肿瘤细胞排列成实性上皮团，中央坏死形成粉刺样；肿瘤细胞较大，立方形或多边形，有明显的异型性，胞浆丰富，胞浆内含嗜伊红颗粒，胞核较大，核仁明显，常见核分裂（图6-2-16）。

免疫组织化学染色结果：CD117（-），CK7（+），CEA（部分+），P63（小部分+），HER2（+），AR（+），SMA（-），S-100（-），GCDFP-15（个别细胞+），GATA3（部分+），CK5/6（部分+），EMA（+），Ki-67（+，30%~40%）（图6-2-17）。

病理诊断：右腮腺导管癌。

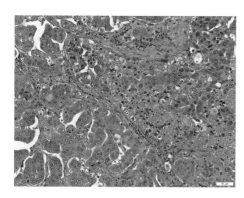

A. HE，×200　　　　　　　　B. HE，×400

图6-2-16　右腮腺导管癌病例

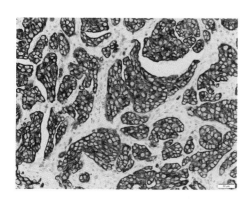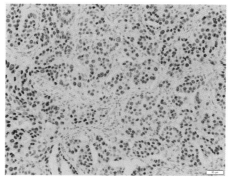

A. CK7　　　　　　　　　　B. AR

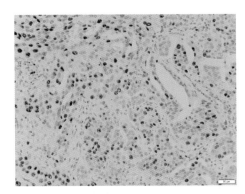

C. HER2   D. Ki-67

图6-2-17　右腮腺导管癌病例免疫组织化学染色结果（SP，×200）

十、分泌癌

分泌癌（secretory carcinoma）形态学与乳腺分泌性癌相似，一般为低度恶性肿瘤，具有特异性的*ETV6-NTRK3*融合基因。要注意的是，极少数多形性腺癌也可发生*ETV6*基因重排，但伙伴基因不是分泌癌中常见的*NTRK3*和*RET*基因，且两者的免疫表型存在差异，鉴别时应结合镜下形态、免疫表型、分子检测综合考虑。

（一）临床要点

1. 10～86岁都可发病，成年人多发，平均发病年龄46.5岁。无明显性别差异。

2. 好发于腮腺，其次为小唾液腺和颌下腺。

3. 无痛性缓慢生长的肿块，症状可持续2个月至30年不等。

4. 一般为低度恶性，预后相对较好。可发生局部复发，局部淋巴结转移率约为25%，远处转移罕见。少部分病例伴高级别转化，侵袭性强，易复发和转移，预后差。

（二）病理学特征

1. 肉眼观察：肿瘤直径0.3～10.0cm，平均2.0cm。边界清楚或浸润性生长，可见侵犯周围腺体组织。切面常灰白色、棕色或黄色，实性，可伴局部出血或囊性变，囊腔内是黄绿色液体。

2. 光镜观察：

（1）肿瘤排列可呈实性团巢状、微囊状、小管样、乳头囊或滤泡状。部分管腔结构中有嗜酸性分泌物存在，呈耐淀粉酶消化的PAS染色阳性及黏液卡红染色阳性。

（2）肿瘤细胞胞质丰富，含有淡染的嗜酸性细颗粒或呈空泡状，胞核为卵圆形泡状核，无明显异型性，核仁位于中心，染色质呈细颗粒样。有丝分裂象少见。

（3）肿瘤呈分叶状，有纤维间隔，常浸润性生长，部分病例边界可清楚。

（4）少部分伴高级别转化的病例，镜下可见典型分泌性癌和高度恶性癌区域，后者肿瘤细胞常排列成实性或小梁状，常侵犯周围组织和神经，肿瘤细胞巢内可见大的粉刺样坏死，胞核大、深染，异型性明显。

（5）免疫组织化学染色结果：肿瘤细胞表达CK7、CK8／18、CK19、EMA、Vimentin、GCDFP-15、S-100、Mammaglobin、STAT5a 和SOX10等。DOG-1和肌上皮标记物如P63、SMA、Calponin等常为阴性。在有些肿瘤细胞巢或囊腔周围可见非连续性的P63阳性细胞，为非肿瘤性基底细胞或肌上皮细胞。

（6）分子遗传学：特异性形成*ETV6-NTRK3*融合基因。检测*ETV6-NTRK3*基因融合可诊断唾液腺分泌性癌（"金标准"）。

【病例】

患者男，18岁，右腮腺区包块1年余。

专科检查：面型对称，张口度、开口型正常，右腮腺区隆起，可触及一5.0cm×5.0cm×4.0cm大小的肿物，质中等，有一定界限，活动度差。

辅助检查：彩超检查结果回报右耳后低回声团。

临床诊断：右腮腺多形性腺瘤。

肉眼观察：灰红色包块样组织1个，约6.0cm×4.5cm×3.8cm，分切，有红褐色液体（似血液）流出，切面呈囊腔样，似有包膜。

光镜观察：肿瘤细胞排列呈微囊状和滤泡状。肿瘤细胞胞质丰富，呈淡染的嗜酸性细颗粒状或空泡状，伴腔内或胞质内黏液，但缺乏嗜碱性胞质内酶原颗粒，胞核为卵圆形泡状核，染色质呈细颗粒样，核仁位于中心，胞核无明显异型性。肿瘤浸润性生长，侵犯包膜（图6-2-18）。

免疫组织化学染色结果：SOX10（＋），S-100（＋），Mammaglobin（＋），CK7（＋），DOG-1（－），CALP（－），P63（－），GCDPF15（－），CK19（＋），EMA（＋），Vimentin（＋），CK8/18（＋），Ki-67（＋，＜5%）（图6-2-19）。

病理诊断：右腮腺分泌癌。

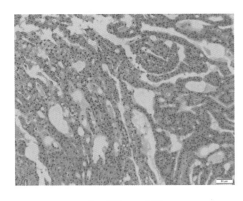 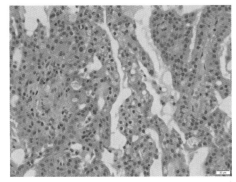

A. HE，×200

B. HE，×400

图6-2-18 分泌癌病例

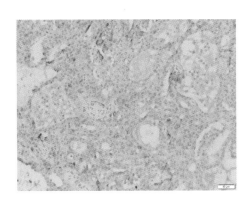 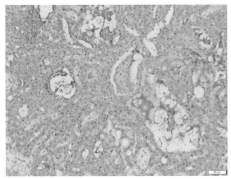

A. Mammaglobin

B. S-100

图6-2-19 分泌癌病例免疫组织化学染色结果（SP，×200）

十一、上皮-肌上皮癌

上皮-肌上皮癌（epithelial-myoepithelial carcinoma）是一种具有双相形态学特点的低度恶性肿瘤，以形成双层导管样结构为特点，内层衬覆导管样上皮，外层为肌上皮细胞，曾称为腺肌上皮瘤、透明细胞癌、透明细胞腺瘤等。

（一）临床要点

1. 较少见，约占唾液腺上皮性肿瘤的0.5%～1.0%，占唾液腺上皮性恶性肿瘤的3.0%。

2. 好发于50～70岁，平均发病年龄约60岁。男女比约2∶1。

3. 主要发生于大唾液腺，腮腺多见（60%～80%），也可发生于小唾液腺。发生于小唾液腺者常表现为溃疡性黏膜下结节，边界不清。

4. 临床上常为缓慢生长的无痛性肿块，病程较长。

5．低度恶性肿瘤，能完整手术切除的病例，预后较好。约14%的病例发生局部淋巴结和远处转移，5年和10年生存率分别为80%和72%。伴高级别转化的上皮–肌上皮癌预后明显不佳，有较高的淋巴结转移率（50%）和远处转移率（30%）。

（二）病理学特征

1．肉眼观察：呈分叶状或结节状，界限清楚，通常无包膜或有部分包膜。剖面灰白色或灰黄色，实性，可见出血、坏死或囊性变。发生在小唾液腺者常界限不清，40%的病例被覆黏膜溃疡。

2．光镜观察：

（1）肿瘤呈分叶状、管状和实性巢状或片状混合分布。

（2）典型组织学特征是形成双层导管样结构，主要由两种细胞构成。导管样结构内层为单层立方形上皮细胞，胞质含有致密的细颗粒，胞核圆形，位于细胞中心或基底部。外层为肌上皮细胞，单层或多层排列，呈多边形，边界清楚，胞质呈特异性透明状，胞核为空泡状，稍偏中心。

（3）透明肌上皮细胞PAS染色阳性，而黏液卡红及阿辛蓝染色阴性，表明胞质内含有糖原。

（4）两种细胞的比例和它们的结构排列变化很大。一般情况下，肿瘤细胞缺乏恶性表现，但是复发后以透明细胞为主者，其异型性和核分裂明显。

（5）约20%的病例见导管扩张成囊腔，囊腔内有乳头突入，乳头的被覆细胞仍见典型的上皮、肌上皮双层排列。有的导管样结构较少，甚至完全由透明的肌上皮细胞构成，形成片状或实性团块结构。

（6）近年来，上皮–肌上皮癌的形态学谱系得到进一步拓展，学者确定了多种上皮–肌上皮癌的组织学亚型，如嗜酸细胞型、双透明型、皮脂腺细胞型、顶浆分泌型等。

（7）免疫组织化学染色结果：导管内层细胞表达CK7、CK8／18、CK19、PanCK、CAM5.2和EMA呈阳性表达。外层透明肌上皮细胞表达CK（通常比导管细胞弱）、Vimentin、HHF–35、SMA、Calponin、P63、P40等。

【病例】

患者男，55岁，主诉左耳下包块半年余。

专科检查：左耳后下方近耳根处可扪及一大小约0.8cm×1.0cm的椭圆形包块，界清，质韧，活动度可，无明显触压痛。

辅助检查：彩超示左腮腺内探及大小约9.0mm×7.0mm的低回声结节，边界清楚，形态规则，远场回声增高。

临床诊断：左腮腺多形性腺瘤？

肉眼观察：带腺体的包块组织1个，呈分叶状，约0.9cm×0.8cm×0.5cm，界限清楚，有部分包膜，剖面灰白色，实性。

光镜观察：肿瘤形成双层导管样结构，主要由两种细胞构成。导管样结构内层为单层立方形上皮细胞，胞质含有致密的细颗粒，胞核圆形，位于细胞中心或基底部。外层为肌上皮细胞，单层或多层排列，呈多边形，边界清楚，胞质呈特异性透明状，胞核为空泡状，稍偏中心（图6-2-20）。

病理诊断：左腮腺上皮-肌上皮癌形成趋势，浸润包膜，部分细胞生长活跃。

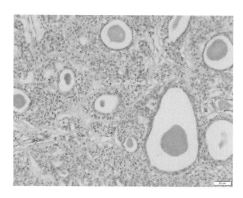
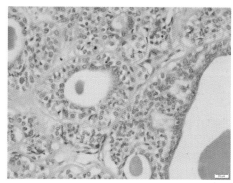

A．HE，×200   B．HE，×400

图6-2-20　上皮-肌上皮癌病例

第三节　唾液腺上皮性良性肿瘤

一、多形性腺瘤

多形性腺瘤（pleomorphic adenoma）由腺上皮细胞、肌上皮细胞及黏液样和软骨样区域构成，通常有包膜，是最常见的唾液腺肿瘤，占唾液腺上皮性肿瘤的45.2%，占良性肿瘤的71.6%。多形性腺瘤具有较高的复发率，多次复发的多形性腺瘤恶变风险增加。

（一）临床要点

1．以20~50岁多见，平均发病年龄为45岁，女性略多于男性。

2．好发于腮腺（约占80%），其次为颌下腺、舌下腺，小唾液腺以腭部多见。

3．临床上通常表现为生长缓慢的肿块，多数直径在2~5cm，表面有结节，软硬不一，可活动。复发肿瘤常为多灶性，当生长加快并伴有疼痛时应考虑恶变。

（二）病理学特征

1. 肉眼观察：

（1）多呈不规则结节状，肿瘤界限清楚，包膜大多完整，厚薄不一，以黏液样结构为主的肿瘤或发生于小唾液腺近黏膜侧部分可见包膜消失。

（2）剖面灰白、灰黄，实性，可见小囊腔，内含透明黏液，偶见出血及钙化。

2. 光镜观察：

（1）基本组成为腺上皮、肌上皮、黏液、黏液样组织和软骨样组织。

（2）腺管样结构：主要由腺上皮细胞与肌上皮细胞构成。腺上皮细胞主要为导管样结构形成细胞；腺管的外围为梭形的肌上皮细胞或柱状的基底细胞。管腔内有粉染的均质性黏液，PAS染色呈阳性，阿辛蓝染色呈弱阳性，甲苯胺蓝不呈γ异染性。

（3）肿瘤性肌上皮细胞根据细胞形态可区分为四种：浆细胞样细胞、梭形细胞、透明肌上皮细胞和上皮样细胞。

（4）黏液样组织的细胞呈星形或梭形，疏松排列，胞浆突出，彼此相连成网状，PAS染色呈弱阳性，阿辛蓝染色呈阳性，甲苯胺蓝呈γ异染性，经透明质酸酶消化异染性消失，显示为结缔组织性黏液。

（5）软骨样组织似透明软骨，软骨样细胞大小不一，胞浆呈空泡状，有的细胞位于软骨样陷窝中，周围基质嗜伊红。Mallory染色呈蓝色。

（6）肿瘤间质较少，纤维结缔组织常发生玻璃样变性。少数肿瘤还可见脂肪组织、纤维化骨、钙化及大片出血。

（7）免疫组织化学染色结果：①腺上皮细胞主要表达上皮标记物，如EMA、CK7、CAM5.2、CK。②肌上皮细胞表达上皮和间叶双重成分标记物，如CK、P63、Calponin、SMA、S-100、CK14、GFAP。③黏液软骨样结构主要表达间叶成分，如肌动蛋白（actin）、Vimentin、S-100、GFAP。④肿瘤细胞Ki-67增殖活性较低，一般小于5%，平均约为1.6%。

（8）分子遗传学：约70%的多形性腺瘤存在8q12和（或）12q14-15易位和重排，形成*CTNNB1-PLAG1*、*HMGA2*等融合基因，具有辅助诊断的价值。

【病例】

患者女，67岁，主诉右腭部包块6个月余。

专科检查：面型对称，张口度、开口型正常，右腭部可见黏膜隆起，约冬枣大小，触诊质韧，边界清晰。余颌面部检查未见明显异常。

临床诊断：右腭部包块待诊。

肉眼观察：带包块的黏膜软组织1块，总体积约4.0cm×2.2cm×1.2cm，包块大小约1.8cm×1.5cm×1.0cm，包膜不完整，切面灰白，实性，质中。

光镜观察：肿块有包膜，厚薄不一，局部呈浸润包膜生长；腺上皮细胞与肌上皮细胞形成腺管样结构，腺上皮细胞主要为导管样结构形成细胞，腺管的外围为梭形的肌上皮细胞或柱状的基底细胞，伴有黏液性基质成分（图6-3-1）。

免疫组织化学染色结果：Manmaglobin（小部分+），DOG-1（-），Vimentin（+），CK14（+），P63（+），Calponin（-），P40（+），SMA（小部分+），EMA（部分+），CK7（+），CK5/6（+），Ki-67（+，<1%）（图6-3-2）。

病理诊断：右腭部多形性腺瘤，局部浸润包膜，呈出芽性生长。

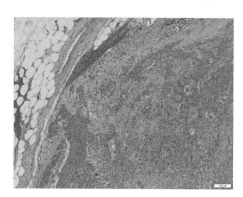

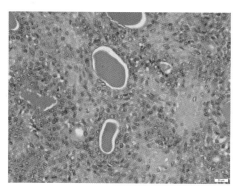

A. HE，×100 　　　　　　　　　　　B. HE，×400

图6-3-1　多形性腺瘤病例

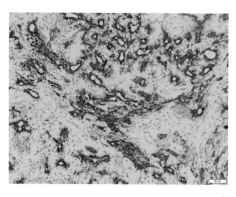

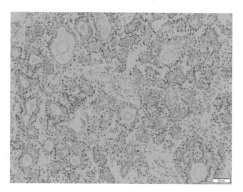

A. CK7 　　　　　　　　　　　　　　B. P63

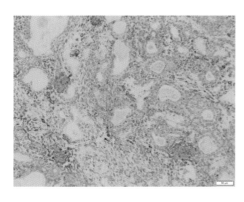
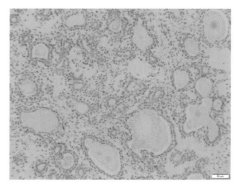

C. Vimentin   D. Ki-67

图6-3-2　多形性腺瘤病例免疫组织化学染色结果（SP，×200）

二、肌上皮瘤

肌上皮瘤（myoepithelioma）几乎全部由具有肌上皮分化特点的细胞构成，是一种良性的上皮源性唾液腺肿瘤，约占唾液腺肿瘤的1.5%，大唾液腺良性肿瘤的2.2%，小唾液腺良性肿瘤的5.7%。与多形性腺瘤组织发生同源，来源于闰管的基底储备细胞或导管腺泡复合体。

（一）临床要点

1．发病年龄为9～85岁，平均发病年龄为44岁，无性别差异。

2．好发于腮腺，约占48%，其次为腭部小唾液腺（21%）以及颌下腺（10%）。

3．临床上表现为无痛的、缓慢增大的包块，边界清楚，活动度好。

（二）病理学特征

1．肉眼观察：

（1）肿瘤呈圆形或结节状，直径一般小于3cm。

（2）肿瘤边界清楚；发生于腮腺者通常包膜完整，而发生于小唾液腺或混合性腺体者通常无明显包膜。

（3）剖面实性，黄褐色，有光泽，可见半透明区域，质地中等。

2．光镜观察：

（1）肿瘤由具有肌上皮分化特征的细胞排列成片状、岛状或条索状结构。

（2）肌上皮细胞可分为梭形细胞、上皮样细胞、浆细胞样细胞和透明细胞。多数肿瘤主要由一种细胞构成，也可联合构成。

1）梭形细胞型：肿瘤细胞呈长梭形，胞核居中，胞质内含嗜伊红微小颗粒或原纤维样物质，细胞排列呈束状、编织状或旋涡状。

2）上皮样细胞型：肿瘤细胞呈圆形或多边形，胞核居中，胞质嗜伊红，细胞间可见细胞间桥，排列成巢状或条索状。

3）浆细胞样细胞型：肿瘤细胞呈卵圆形或多边形，胞核大而圆，偏位，胞浆丰富，均质嗜伊红，类似肿瘤性浆细胞或横纹肌样细胞，细胞常呈片状排列。细胞之间可见细胞间桥。

4）透明细胞型：肿瘤细胞呈胞浆透明的多边形，富含糖原。肿瘤细胞成片状排列，细胞间可见微囊腔隙。

（3）肌上皮瘤与多形性腺瘤中的肌上皮细胞均可呈现出形态多样的细胞化生，但一般肿瘤缺少导管样分化，少数情况下，微小导管样结构可存在于肿瘤周边区域，但数量不超过肿瘤面积的5%。

（4）免疫组织化学染色结果：肿瘤细胞可表达PanCK、CK5／6、CK7、S-100、CK14、P63、Calponin、SMA、Vimentin、GFAP、SOX10等。肌上皮瘤的诊断标志是肿瘤细胞表达广谱CK和一种或多种肌上皮标记物。少数情况下，浆细胞样肌上皮细胞不表达任何一种肌上皮标记物。

【病例】

患者女，42岁，发现左耳后包块10个月。

专科检查：面型对称，张口度、开口型正常，左耳后可触及一2.0cm×1.5cm大小的包块，质中，边界清晰，活动度可，无触压痛。腮腺导管口未见明显异常。双侧颌下及颈部未触及肿大淋巴结。

辅助检查：MRI诊断报告示，左腮腺浅部结节，考虑多形性腺瘤；扫及范围内双侧颈部Ⅰ、Ⅱ、Ⅲ区多发小淋巴结，考虑反应性增生淋巴结。

临床诊断：左腮腺包块，多形性腺瘤？

肉眼观察：包块组织1个，约2.5cm×1.5cm×1.0cm，切面灰白，囊实性，似有包膜。

光镜观察：肿瘤有包膜，由具有肌上皮分化特征的细胞排列成片状、岛状结构，缺乏腺管样结构；肌上皮细胞主要表现为上皮样细胞；肿瘤内可见黏液样区域（图6-3-3）。

免疫组织化学染色结果：S-100（＋），Mammaglobin（－），DOG-1（－），CD117（小部分+），P63（＋），CK7（＋），CK5/6（＋），CALP（－），EMA（小部分+），SMA（部分+），CK14（＋），Ki-67（+，5%～8%）（图6-3-4）。

病理诊断：左腮腺肌上皮瘤，局部浸润包膜，灶区细胞丰富，细胞生长较活跃，查见核分裂。

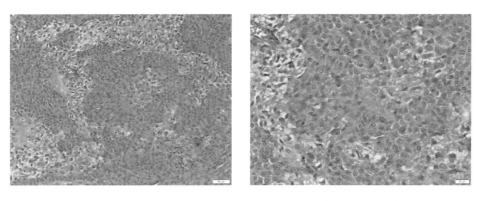

A. HE，×200   B. HE，×400

图6-3-3　肌上皮瘤病例

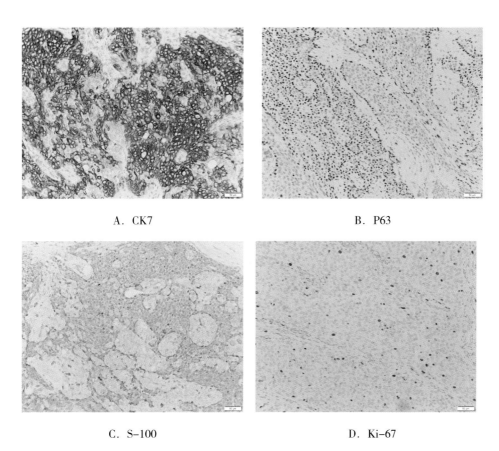

A. CK7   B. P63

C. S-100   D. Ki-67

图6-3-4　肌上皮瘤病例免疫组织化学染色结果（SP，×200）

三、基底细胞腺瘤

基底细胞腺瘤（basal cell adenoma）是最常见的唾液腺良性腺瘤，由单一的基底样细胞组成，呈巢团状排列，并被成熟的纤维基质分隔，缺少黏液软骨样成分。

（一）临床要点

1. 多见于60~70岁中老年人。膜性型基底细胞腺瘤则无性别差异，其他型女性发病率为男性的2倍。

2. 80%发生于腮腺，5%发生于颌下腺，小唾液腺以上唇唇腺多见。

3. 临床上表现为缓慢增长的无痛性肿块。

（二）病理学特征

1. 肉眼观察：

（1）肿瘤呈圆形或卵圆形，膜性型基底细胞腺瘤可呈结节状，多灶性。

（2）肿瘤包膜完整，界限清楚，活动。直径一般小于3cm，触之较硬。

（3）剖面多为灰白色或灰黄色，实性，均质性，有的呈囊性，内含褐色黏液样物。膜性型基底细胞腺瘤可为多发性，并且与皮肤圆柱瘤或毛发上皮瘤同时发生。

2. 光镜观察：

（1）肿瘤分成四种组织学亚型：实性型、管状型、小梁型、膜性型。同一肿瘤中可以有一种以上的排列方式，通常以某种为主。

1）实性型：肿瘤细胞呈巢团状排列，外围细胞为立方形或柱状，呈栅栏状排列，中央细胞较大，为多边形，排列疏松。

2）管状型：导管结构是管状型突出的特征，由双层立方形或柱状细胞排列成管状结构，管腔大小不等，有时扩张呈囊状。管腔内有嗜伊红黏液，PAS染色呈阳性，阿辛蓝染色呈阳性。

3）小梁型：以肿瘤性基底样细胞排列成小梁或条索状结构为主要特点，肿瘤巢团中可出现筛状结构，称为腺样囊性型基底细胞腺瘤，又被统称为非膜型。有的条索彼此连接形成网状或假性腺腔。常混有管状结构，管腔内含嗜伊红均质性黏液。

4）膜性型：为少见的类型，肿瘤细胞巢被透明的基膜样物质包裹。肿瘤细胞团周边为矮柱状细胞，排列成栅栏状，中央细胞较大，为多边形。

（2）肿瘤细胞为基底样细胞，细胞呈立方形或柱状，边界不清楚，胞浆较少，嗜伊红，胞核较大，圆形或卵圆形。

（3）免疫组织化学染色结果：①导管和小梁腔面细胞表达EMA和CK7。导管和小梁外周栅栏状排列的细胞对基底细胞和肌上皮标记物，如P63、CK5/6、SMA、CK14和S-100反应阳性。②基膜样物质表达纤维连接蛋白和Ⅳ胶原。③间质中部分梭形细胞表达S-100。绝大部分基底细胞腺瘤中可检测到散在的

β-catenin胞核阳性表达。

【病例】

患者男，71岁，发现左腭部包块1个月。

专科检查：面部外形基本对称，左腭部有一大小约为2.0cm×2.0cm×2.0cm的包块，质韧，活动度一般，与周围组织边界较清，无明显按压痛。12、16、21、26、27、31、37、47牙缺失，36牙体缺损。张口度、开口型正常，双侧颞下颌关节无疼痛弹响。

辅助检查：CBCT显示，左腭部可见一大小约2.0cm×2.0cm×2.0cm的囊实性包块，可见骨质压迫吸收。

临床诊断：左腭部包块待诊。

肉眼观察：灰黄的包块组织两个，其中1个带黏膜，大者1.8cm×1.5cm×1.5cm，小者1.0cm×1.0cm×0.8cm，切片灰白，实性，有包膜。

光镜观察：以肿瘤性基底样细胞排列成小梁或条索状结构为主要特点；肿瘤细胞为基底样细胞，细胞呈立方形或柱状，边界不清楚，胞浆较少，嗜伊红，胞核较大，圆形或卵圆形（图6-3-5）。

免疫组织化学染色结果：β-catenin（＋），EMA（少数细胞+），SMA（－），P63（＋），S-100（－），CD117（部分+），CK7（部分细胞+），Ki-67（+，灶区达5%）（图6-3-6）。

病理诊断：左腭部基底细胞腺瘤，局部呈浸润性生长，灶性细胞生长活跃。

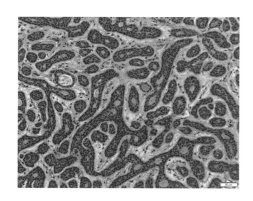

A. HE，×200   B. HE，×400

图6-3-5　基底细胞腺瘤病例

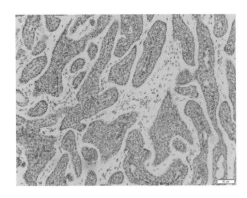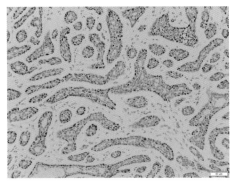

A. CK7   B. P63

图6-3-6　基底细胞腺瘤病例免疫组织化学染色结果（SP，×200）

四、Warthin瘤

Warthin瘤又名腺淋巴瘤（adenolymphoma）、淋巴囊腺瘤、淋巴乳头状囊腺瘤，是一种由腺上皮构成的良性肿瘤。Warthin瘤占唾液腺上皮性肿瘤的9.5%，在良性唾液腺肿瘤中发生率仅次于多形性腺瘤。

（一）临床要点

1. 发病年龄为2.5～92岁，50～70岁为发病高峰期，平均发病年龄为62岁。男性稍多于女性。

2. 绝大多数发生于腮腺和腮腺周围淋巴结。

3. 与吸烟、辐射或自身免疫有关。

4. 临床表现为生长缓慢的无痛性肿块。继发感染，少数患者出现疼痛。

5. 超声检查发现，Warthin瘤多呈"裂隙状"或小囊变，具有特异性。同时，病变多发也是Warthin瘤的特点之一，即同一腮腺腺体内形成多个瘤灶或双侧腮腺腺体内同时出现瘤灶。核素成像为热结节。

（二）病理学特征

1. 肉眼观察：肿瘤呈圆形或椭圆形，直径通常为1～3cm。肿瘤质软，可有囊性感，包膜完整，界限清晰。剖面囊实性或实性，常有大小不等的囊腔，囊腔内含透明的黏液样、乳白色或褐色液体，囊腔内可有乳头状突起。少数为实性，呈灰褐色或暗红色。

2. 光镜观察：

（1）肿瘤由腺上皮细胞和淋巴样组织组成。

（2）腺上皮细胞形成大小不等的囊腔结构或呈乳头状突向囊腔内，囊腔内含有红染分泌物。囊腔衬里的腺上皮细胞排列成双层结构，腔面侧的细胞呈柱状，胞浆红染，栅栏状排列。基底侧的细胞呈立方形或扁平状，胞浆较少。

（3）肿瘤间质充满淋巴细胞，淋巴细胞常形成淋巴滤泡，可见浆细胞和嗜酸性粒细胞。

（4）免疫组织化学染色结果：①腔面柱状细胞CEA强阳性，LF阳性或弱阳性，角蛋白（CK）和乳铁蛋白（LF）阳性，与纹管细胞的免疫组织化学特征相似；②近基底部的立方形细胞CEA和LF阳性或弱阳性，CK中度阳性，P63、S-100和GFAP阳性，其反应与排泄管基底细胞相似。

【病例】

患者男，52岁，发现左耳下包块1年余。

专科检查：面型对称，张口度、开口型正常。左耳下扪及一直径约3.0cm的椭圆形包块，质中，活动度良好，与周围组织无明显粘连，扪之无明显不适。

临床诊断：左腮腺腺淋巴瘤术后复发。

肉眼观察：灰红灰褐软组织1块，4.4cm×3.9cm×1.5cm，有包膜，切面灰白，实性，质软。

光镜观察：肿瘤由腺上皮细胞和淋巴样组织组成；腺上皮细胞形成大小不等的囊腔结构或呈乳头状突向囊腔内，囊腔内含有红染分泌物；腺上皮细胞双层结构，密集排列，内侧细胞呈柱状或立方形，胞体大，胞浆明显嗜伊红；肿瘤间质充满淋巴细胞，淋巴细胞常形成淋巴滤泡（图6-3-7）。

免疫组织化学染色结果：CK5／6（＋），SMA（－），P63（＋），S-100（－），CK7（＋），Ki-67（＋，约5%）（图6-3-8）。

病理诊断：左腮腺Warthin瘤。

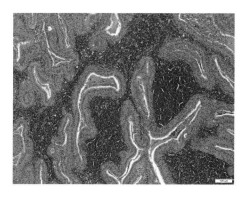

A. HE，×100

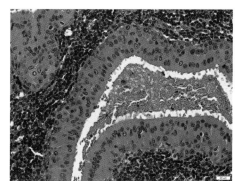

B. HE，×400

图6-3-7　Warthin瘤病例

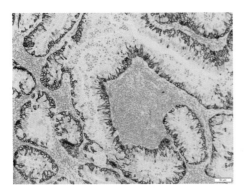

A. CK5/6

B. CK7

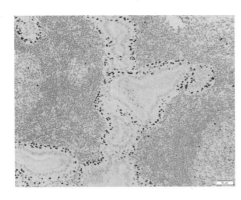

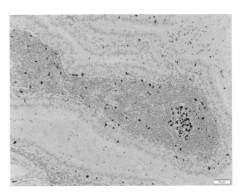

C. P63

D. Ki-67

图6-3-8　Warthin瘤病例免疫组织化学染色结果（SP，×200）

五、囊腺瘤

囊腺瘤（cystadenoma）是以肿瘤性腺上皮呈多囊性生长为结构特征的少见的良性唾液腺肿瘤。囊腔内衬上皮通常呈乳头状腺瘤样增生，少数可衬覆黏液性细胞。囊腺瘤约占唾液腺上皮性肿瘤的1.0%。

（一）临床要点

1. 任何年龄均可发病，大小唾液腺均可发生，其中腮腺及腭为好发部位。女性发病多于男性。

2. 发生于大唾液腺者，缓慢生长，无痛，界限清楚。发生于小唾液腺者，为光滑的结节，类似黏液囊肿。

（二）病理学特征

1. 肉眼观察：圆形或结节状，大小不等，界限清楚，包膜常不完整。局部有囊性感。剖面为灰白色或淡黄色，可见大小不一的囊腔，腔内有白色胶冻状物，有乳头突起。

2．光镜观察：

（1）肿瘤由立方形、柱状的腺上皮细胞和黏液细胞构成，一般无细胞异型性。肿瘤细胞排列成大小不等的腺管样、团块状和乳头状囊性结构，有或没有纤维包膜。可见含有血管-纤维组织轴心的乳头突向囊腔。

（2）腺上皮细胞胞浆嗜伊红，胞核较大，圆形或椭圆形，位于细胞中央，核仁清晰。

（3）根据构成细胞，囊腺瘤主要分为两种亚型。①乳头状囊腺瘤：以立方形细胞为主，排列成较大的单囊性或多囊性结构和团块状。囊腔内有许多乳头状突起，腔壁有柱状或立方形上皮衬里，其中夹杂少量黏液细胞，有时为大嗜酸粒细胞。②黏液性囊腺瘤：以黏液细胞为主，排列成大小不等的多个囊腔样结构，很少形成团块状和导管结构。内衬黏液细胞厚度较一致，乳头状生长有限，囊腔内含丰富的黏液。

【病例】

患者女，32岁，发现右颊部包块1年。

专科检查：右颊部可扪及一直径约0.5cm的包块，质地中等偏硬，活动度可。

临床诊断：右颊部包块待诊。

肉眼观察：灰白软组织1块，总体积约1.5cm×1.3cm×0.6cm，内可见一实性肿物，大小约1.5cm×1.2cm×0.4cm，界清，切面呈多房囊状，内有无色液体，囊内壁光滑。

光镜观察：肿瘤为多个大小不等的囊性结构，有纤维包膜；囊腔之间由致密的纤维间质分隔；囊腔内衬厚度较一致的高柱状黏液细胞和杯状细胞，乳头状突起少见（图6-3-9）。

病理诊断：右颊部黏液性囊腺瘤，局部浸润性生长。

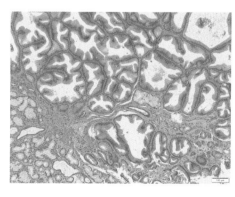
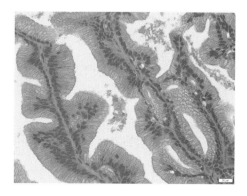

A．HE，×100　　　　　　　B．HE，×400

图6-3-9　黏液性囊腺瘤病例

六、皮脂腺瘤

皮脂腺瘤（sebaceous adenoma）由大小和形态不规则的向皮脂腺分化的细胞巢构成，极少见，约占唾液腺肿瘤的0.1%。组织发生来自唾液腺的皮脂腺。

（一）临床要点

1. 发病年龄为22～90岁，平均发病年龄为58岁。男性发病多于女性（1.6：1）。

2. 约50%发生于腮腺，17%发生于颊部，13%发生于下颌磨牙及后区，8%发生于颌下区。

3. 生长缓慢，无痛，质地中等硬度，有包膜，可活动。

（二）病理学特征

1. 肉眼观察：肿瘤直径0.4～3.0cm，边界清楚，包膜完整。剖面呈黄色、灰黄色，实性或囊状，内含黄色皮脂样分泌物或干酪样浓稠物。

2. 光镜观察：

（1）肿瘤细胞由不同程度的皮脂腺细胞排列成皮脂腺细胞巢和管状结构，肿瘤内常见微囊或扩张的囊腔结构。

（2）肿瘤细胞无明显异型性。细胞巢内可见鳞状化生和嗜酸性粒细胞化生。

（3）肿瘤间质为丰富的纤维结缔组织，若淋巴组织丰富，则称为皮脂淋巴腺瘤。

（4）免疫组织化学染色结果：肿瘤细胞通常CK和EMA阳性，肌上皮细胞标记物如Vimentin、S-100和SMA阴性。

【病例】

患者女，62岁，发现右耳后包块5个月。

专科检查：面型对称，张口度、开口型正常，右腮腺区可触及一直径约1.5cm的包块，质中偏硬，无压痛，腮腺导管口无异常，颏下、双侧颌下及颈部未触及明显长大淋巴结。

辅助检查：增强CT示，右腮腺深叶内见一囊实性结节影，大小约2.7cm×1.8cm，增强后结节内实性成分强化，性质？双侧颈动脉鞘区淋巴结稍增大。

外院针吸细胞学检测：右耳后针吸，针吸出黄色液体，镜下见无结构囊液成分及散在泡沫细胞，囊性病变。

临床诊断：右腮腺包块（淋巴上皮囊肿）。

肉眼观察：椭圆形包块1个，大小1.5cm×1.2cm×0.5cm，切面灰白，实性，质中偏硬，局部包膜不完整。

光镜观察：由形状不规则的皮脂腺细胞巢构成，可见微囊结构；肿瘤细胞呈不同程度的皮脂腺细胞分化，可见鳞状化生；肿瘤巢中央或囊腔壁为分化成熟的皮脂腺细胞，胞浆呈蜂窝状，胞核较大，圆形，可见核仁，周边细胞胞浆少，细胞呈梭形，未见细胞异型性、坏死和核分裂（图6-3-10）。

病理诊断：右腮腺符合皮脂腺瘤，局部浸润性生长。

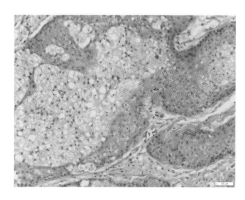 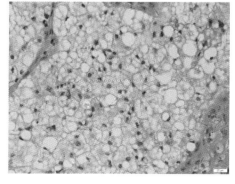

A．HE，×200   B．HE，×400

图6-3-10 皮脂腺瘤病例

七、嗜酸性腺瘤

嗜酸性腺瘤（oxyphilic adenoma）是由胞浆内含大量特征鲜明的嗜伊红颗粒的上皮细胞（大嗜酸粒细胞）构成的良性唾液腺肿瘤，又称大嗜酸粒细胞腺瘤、大嗜酸粒细胞瘤，与辐射等因素有关。

（一）临床要点

1．少见，约占唾液腺肿瘤的0.05%，多见于中老年女性。

2．多发于腮腺，其次为颌下腺，也可发生于小唾液腺。

3．临床上主要表现为生长缓慢的无痛性肿块，多为单侧发病，面神经不受侵犯。核素成像显示，^{99m}锝摄入增加。

（二）病理学特征

1．肉眼观察：肿瘤为圆形或卵圆形，表面光滑，有时呈结节状。一般直径为3~5cm，包膜完整，界限清楚。剖面淡黄色或褐色，实性，分叶状，偶见小囊腔。

2．光镜观察：

（1）肿瘤细胞排列成实性、片状或小梁状结构，偶见微囊、腺泡状或导管样结构，有的管腔内含PAS染色阳性嗜伊红均质物。

（2）肿瘤细胞主要为大嗜酸粒细胞，细胞较大，呈圆形、多边形或立方形，细胞膜清晰，胞浆丰富，内含大量的嗜伊红颗粒，胞核居中，椭圆形，空泡状，有一个或多个核仁，偶见双核，称为"明细胞"（light cell）。还有一些细胞的胞浆呈鲜明的嗜伊红染色，胞核浓缩，小而深染，称为"暗细胞"（dark cell）。肿瘤细胞磷钨酸苏木素（PTAH）染色阳性。

（3）肿瘤间质为稀疏的纤维结缔组织，富含血管，近包膜处常见不等量淋巴细胞，但不形成滤泡。当肿瘤以透明细胞为主时，称透明细胞大嗜酸粒细胞瘤。

【病例】

患者女，46岁，发现右耳下包块1个月余。

专科检查：面型对称，张口度、开口型正常，右耳下可触及一包块，大小约1.5cm×1.5cm，质硬，边界欠清，触之无不适，活动度欠佳。双侧颌面部及颈部未触及明显肿大淋巴结。

辅助检查：CT显示，右腮腺内囊实性占位，混合瘤？右腮腺内淋巴结增大。彩超显示，右腮腺内囊实性混合回声，性质待定，肿大淋巴结？混合瘤？请结合其他检查。右腮腺内其余低回声，肿大淋巴结？

临床诊断：右腮腺多形性腺瘤？

肉眼观察：腺体样组织1块，总体积2.0cm×1.5cm×0.3cm，腺体一端可见一结节，直径0.5cm。切面呈囊腔，有红褐色囊液，分切，质软。

光镜观察：肿瘤由大嗜酸粒细胞形成实性结构，肿瘤包膜完整；肿瘤细胞磷钨酸苏木素（PTAH）染色阳性（图6-3-11）。

免疫组织化学染色结果：SMA（-），S-100（-），CK5/6（+），CK8/18（+），CK19（+），Ki-67（+，<3%）（图6-3-12）。

病理诊断：右腮腺区嗜酸性腺瘤。

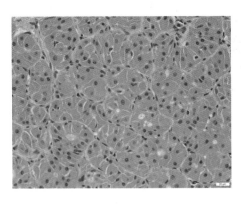
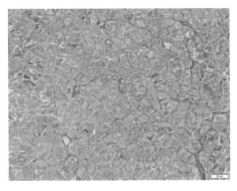

A. HE，×400　　　　　　　　B. PTAH，×200

图6-3-11　嗜酸性腺瘤病例

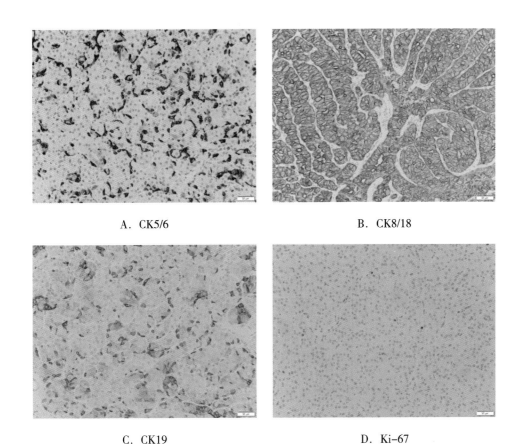

A. CK5/6

B. CK8/18

C. CK19

D. Ki-67

图6-3-12　嗜酸性腺瘤病例免疫组织化学染色结果（SP，×200）

八、导管乳头状瘤

导管乳头状瘤（ductal papilloma）是一组较少见的良性乳头状唾液腺肿瘤，包括内翻性导管乳头状瘤、导管内乳头状瘤和乳头状唾液腺瘤。三种类型的导管乳头状瘤各自具有独特的临床表现和组织学特征。

（一）临床要点

1. 内翻性导管乳头状瘤：发生于唾液腺和口腔黏膜上皮交界处的导管，其管腔内上皮呈乳头状增生，表现为内生性结节状团块。

（1）较少见，与常见鼻腔和鼻窦的内翻性乳头状瘤类似。

（2）病变多见于成年人，发病年龄为28～77岁，男性多见。

（3）好发于小唾液腺，最常见于下唇，其次为颊黏膜和下颌的口腔前庭，腭及口底也有报道。

（4）临床表现为生长缓慢的黏膜下无痛性肿块，表面常有一个扩张的孔或凹陷。

2．导管内乳头状瘤：起源于小叶间导管或排泄管，局部上皮向管腔内乳头状增生，引起单囊性扩张。

（1）非常少见，多见于50～70岁，性别无明显差异。

（2）小唾液腺多见，常见于唇和颊黏膜，也可发生于腭和舌。大唾液腺以腮腺最常见，也可发生于颌下腺和舌下腺。

（3）临床表现为缓慢生长、界限清楚的无痛性肿物，触之较软，有囊性感，易误诊为囊肿。

3．乳头状唾液腺瘤：黏膜表面上皮和唾液腺导管上皮向外呈乳头状增生，同时也向内增生。

（1）罕见，与皮肤的乳头状汗腺瘤类似。

（2）发病年龄为31～87岁，平均发病年龄为59岁，男性多见。

（3）多见于小唾液腺，以腭部多见，其次是颊黏膜，也可发生于上唇、磨牙后和咽腭弓，大唾液腺很少见，主要是腮腺。

（4）临床表现为无痛性的外生性乳头状突起，偶见表面溃疡。

（二）病理学特征

1．肉眼观察：

（1）内翻性导管乳头状瘤：肿瘤无包膜，直径为0.5～1.5cm，呈结节状。剖面常呈乳头状，偶尔为囊性。

（2）导管内乳头状瘤：肿瘤位于界限清楚的或有包膜的单个囊腔内。

（3）乳头状唾液腺瘤：肿瘤直径为0.5～1.5cm，表面呈乳头状或疣状，基底宽或有蒂。

2．光镜观察：

（1）内翻性导管乳头状瘤：一般界限清楚，边界平滑的内生性上皮团与表面上皮相延续，黏膜上皮表面有一中央孔样开口，肿瘤上皮团向间质结缔组织呈推进式生长。

（2）导管内乳头状瘤：肿瘤为界限清楚的单囊性腔隙，囊腔部分或完全由许多分支的乳头状结构充填，乳头中心含有纤维血管性结缔组织，表面为1～2层柱状或立方形细胞。

（3）乳头状唾液腺瘤：肿瘤细胞呈腺上皮和鳞状上皮双向分化的特点，黏膜鳞状上皮向外呈疣状或乳头状增生，腺源性囊状或腺管状结构向内增生。

（4）肿瘤无包膜，但不呈浸润性生长。

【病例】

患者男，32岁，主诉右颊部包块3个月余。

专科检查：右颊部偏下处可见一0.5cm×0.5cm×0.3cm的包块，质韧，结节状，基底部质韧，有囊性感，无自发痛，无触痛。

临床诊断：右颊部包块（纤维瘤？）。

肉眼观察：灰白软组织1块，约0.6cm×0.4cm×0.3cm，无包膜，呈结节状，对剖，剖面呈乳头状。

光镜观察：内生性上皮团与表面上皮相延续，黏膜上皮表面有一孔样开口，肿瘤上皮团向间质结缔组织呈推进式生长，主要由表皮样细胞和基底细胞构成上皮与导管相连接。突入管腔的乳头表面为柱状上皮，无异型性，核分裂罕见（图6-3-13）。

病理诊断：右颊符合内翻性导管乳头状瘤。

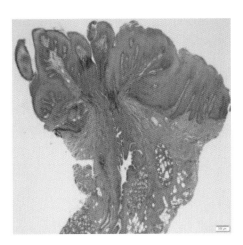

A. HE，×12.5

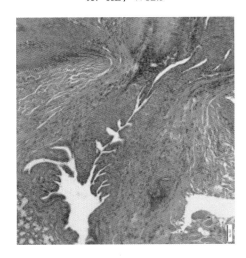

C. HE，×100

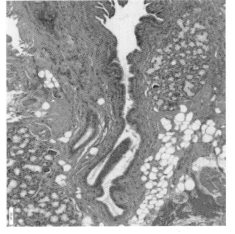

B. HE，×400

D. HE，×100

图6-3-13　导管乳头状瘤病例

（蒋鸿杰　郑志建　汤亚玲）

[1] Pang Y, Sun L, Liu H, et al.Differential diagnosis and treatment of salivary secretory carcinoma and acinic cell carcinoma [J].Oral Oncol, 2021（119）: 105370.

[2] 张曙光, 王玉龙, 徐文光, 等.基于seer数据库的唾液腺粘液表皮样癌预后因素分析 [J].口腔医学研究, 2020, 36（10）: 915-920.

[3] 刘发辉, 侯婉云, 梁家东, 等.唾液腺腺样囊性癌中相关微小RNAs及其靶基因的生物信息学分析 [J].解剖学报, 2021, 52（4）: 601-608.

[4] 任俊奇, 汪俊, 袁静萍.涎腺多形性腺癌伴高级别转化临床病理学观察 [J].临床与病理杂志, 2020, 40（5）: 1330-1336.

[5] 孙兰芳, 及昕, 史册, 等.3种恶性成分的腮腺区多形性腺瘤癌变1例报告及文献复习 [J].吉林大学学报（医学版）, 2017, 43（6）: 1265-1267.

[6] 顾挺, 夏荣辉, 胡宇华, 等.唾液腺淋巴上皮癌中PD-L1表达及CD8[+]T淋巴细胞浸润状况研究 [J].中华病理学杂志, 2021, 50（11）: 1222-1227.

[7] 柴国超, 张素欣.涎腺导管癌PI3K/AKT/mTOR信号通路中高频突变基因的研究进展 [J].国际口腔医学杂志, 2021, 48（6）: 731-736.

[8] 杨薇.31例唾液腺导管癌临床病例分析 [D].大连: 大连医科大学, 2021.

[9] 孙晶晶, 夏荣辉, 张莺, 等.唾液腺多形性腺癌与分泌癌免疫表型、分子改变比较研究——含etv6基因重排多形性腺癌一例 [C].2019年中华口腔医学会口腔病理学专业委员会第十三次全国口腔病理学术会议, 2019.

[10] 李帅, 蒋慧, 彭雯佳.涎腺上皮-肌上皮癌的影像与病理特征分析 [J].中国医学计算机成像杂志, 2021, 27（3）: 214-219.

[11] 寇鹏, 李志萍, 李迎梅, 等.下颌下腺多形性腺瘤复发伴双侧多发肺转移一例 [J].中华口腔医学研究杂志（电子版）, 2021, 15（5）: 300-304.

[12] 胡高军, 张红琴.腮腺基底细胞腺瘤的MR诊断价值 [J].江西医药, 2021, 56（4）: 530-532.

[13] 李成, 李佳琪, 马文哲, 等.Sirt1在腮腺腺淋巴瘤、多形性腺瘤、鳞癌中的表达分析 [J].宁夏医学杂志, 2021, 43（9）: 796-798.

[14] 贾鑫鑫, 程涛.腮腺Warthin瘤的多层螺旋CT表现与病理分析 [J].中国临床保健杂志, 2020, 23（5）: 698-700.

[15] 张正, 马伟元.下颌皮脂腺瘤1例 [J].皮肤性病诊疗学杂志, 2018, 25（6）: 365-367.

[16] 樊凯华, 周碧, 张开华, 等.颌下腺嗜酸性腺瘤1例 [J].医学影像学杂志, 2019, 29（11）: 1996-1997.

第七章

口腔颌面部囊肿

囊肿是一种非脓肿性病理性囊腔，内含囊液或半流体物质，通常由纤维结缔组织囊壁包绕，绝大多数囊肿的囊壁有上皮衬里，少数无上皮衬里者又称为假性囊肿。由于特殊的解剖学结构和复杂的胚胎发育特点，口腔颌面部好发囊肿，其中颌骨为人类骨骼中最好发囊肿的部位。根据发生部位，口腔颌面部囊肿一般可分为颌骨囊肿和软组织囊肿两大类，其中颌骨囊肿又可根据其组织来源分为牙源性囊肿和非牙源性囊肿。本章结合WHO的最新分类，列出了常见口腔颌面部囊肿（表7-0-1）。

表7-0-1　常见口腔颌面部囊肿分类

一、颌骨上皮性囊肿（epithelial cysts of the jaws）
（一）发育性（developmental）
1. 牙源性（odontogenic）
（1）含牙囊肿（dentigerous cyst）
（2）牙源性角化囊肿（odontogenic keratocyst）
（3）发育性根侧囊肿和葡萄样牙源性囊肿（lateral periodontal cyst and botryoid odontogenic cyst）
（4）龈囊肿（gingival cyst）
（5）腺牙源性囊肿（glandular odontogenic cyst）
（6）牙源性钙化囊肿（calcifying odontogenic cyst）
（7）正角化牙源性囊肿（orthokeratinized odontogenic cyst）
2. 非牙源性（non-odontogenic）。
（1）鼻腭管（切牙管）囊肿［nasopalatine duct（incisive canal）cyst］
（2）鼻唇（鼻牙槽）囊肿［nasolabial（nasoalveolar）cyst］
（二）炎症性（inflammatory）
1. 根尖周囊肿（radicular cyst）
2. 炎症性根侧囊肿（inflammatory collateral cyst）

二、口腔、面颈部软组织囊肿
    1. 皮样或表皮样囊肿（dermoid or epidermoid cyst）
    2. 鳃裂囊肿（branchial cleft cyst）
    3. 甲状舌管囊肿（thyroglossal tract cyst）
    4. 畸胎样囊肿（teratoid cyst）
    5. 黏液囊肿（mucocele）
    6. 舌下囊肿（ranula）

    牙源性囊肿（odontogenic cyst）是指牙齿形成器官的上皮或上皮剩余发生的一组囊肿，一般可分为发育性和炎症性两大类。前者由牙齿发育和（或）萌出过程中的某些异常所致，后者则与颌骨内存在的炎症灶有关。各种类型牙源性囊肿的诊断应综合考虑其临床、X线检查和组织病理学表现。

第一节　发育性牙源性囊肿

一、含牙囊肿

    含牙囊肿（dentigerous cyst）又称滤泡囊肿，是指囊壁包含一个未萌牙的牙冠并附着于该牙的牙颈部的囊肿。含牙囊肿一般发生于牙冠形成后，缩余釉上皮和牙面之间液体蓄积而成囊肿。若囊肿发生于釉质完全形成之前，所含牙齿可表现为釉质发育不全。

    （一）临床要点
    1. 多发生于10～39岁，男性比女性多见。
    2. 最好发的部位是下颌第三磨牙区，可能与牙齿易于阻生有关。
    3. 含牙囊肿内所含的牙齿大多数为恒牙；囊肿生长缓慢，囊肿发育较大时可引起颌骨膨隆或面部不对称、牙齿移位及邻近牙的牙根吸收。
    4. X线检查见界限清楚的圆形透射区，囊腔内可含一个未萌的牙冠，少数较大的病变也可呈多房性改变。
    （二）病理学特征
    1. 肉眼观察：囊壁较薄，腔内含有牙冠，囊壁附着于牙颈部，囊液多呈黄色。
    2. 光镜观察：
    （1）镜下见纤维结缔组织囊壁内衬2～5层无角化鳞状上皮，没有上皮钉突，类似缩余釉上皮。

（2）纤维囊壁内炎症不明显，含丰富的糖蛋白和黏多糖；囊肿继发感染时，上皮增生，上皮钉突明显，囊壁组织内见大量炎性细胞浸润。

（3）约40%囊肿的衬里上皮可发生黏液化生，含产黏液细胞或纤毛柱状细胞，少数情况还可见皮脂腺细胞。

【病例】

患者女，67岁，主诉左上后牙区肿痛4$^+$月。

专科检查：面型基本对称，口内见牙列完整，26、27牙无叩痛及松动，26、27牙根尖区可扪及骨膨隆，无压痛。

辅助检查：CBCT示，右上颌后牙区可见低密度囊性病变，含1枚多生牙。

临床诊断：左上颌骨囊肿。

肉眼观察：囊肿组织及牙1枚，约4.0cm×3.0cm×1.5cm，囊壁附着于牙颈部，囊壁厚0.2~0.3cm。

光镜观察：囊肿由纤维结缔组织和无角化鳞状上皮构成，衬里上皮没有上皮钉突，类似缩余釉上皮，部分衬里上皮发生黏液化生，含产黏液细胞（图7-1-1）。

病理诊断：左上颌骨结合临床，符合含牙囊肿。

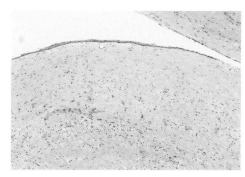

A. HE，×100   B. HE，×200

图7-1-1　含牙囊肿病例

二、牙源性角化囊肿

牙源性角化囊肿（odontogenic keratocyst）是一种内衬不全角化的复层鳞状上皮，具有潜在侵袭性的牙源性囊肿。其囊壁上皮组织中增殖细胞核抗原（PCNA）及Ki-67表达强度高于含牙囊肿和根尖周囊肿。

（一）临床要点

1. 病变多累及下颌骨，特别是磨牙及升支部。可单发或多发，多发者约占10%，其中部分多发者可伴发痣样基底细胞癌综合征。

2. 主要沿颌骨前后方向生长，病变较大时仍不引起明显的颌骨膨大，常在X线检查时偶然发现。

3. 有症状者主要表现为颌骨膨大，当继发感染时可出现疼痛、肿胀，伴瘘管形成时有脓或液体流出，可引起病理性骨折或神经麻木等症状。

4. X线检查见单囊或多囊透射区，边缘呈扇形切迹。由于缺乏特异性，与成釉细胞瘤、含牙囊肿、发育性根侧囊肿或根尖周囊肿等的X线检查特点类似。因此，诊断主要基于病变的组织病理学特征。

（二）病理学特征

1. 肉眼观察：囊壁较薄，囊腔内常含有黄白色发亮的片状物或干酪样物质，有时囊液较稀薄，呈淡黄色或血性液体。

2. 光镜观察：

（1）衬里上皮为厚度一致的、较薄的复层鳞状上皮，一般无上皮钉突，上皮-纤维组织界面平坦，衬里上皮常易与结缔组织囊壁分离，形成上皮下裂隙。

（2）上皮表面呈波浪状或皱褶状，表层角化多为不全角化。

（3）棘细胞层较薄，与表面角化层的移行过渡较突然，棘细胞常呈细胞内水肿，可非典型增生（很少恶变）。

（4）基底细胞层界线清楚，由柱状或立方形细胞组成，胞核着色深且远离基底膜，呈栅栏状排列。

（5）纤维性囊壁较薄，一般无炎症，但合并感染时，上皮可发生不规则增生，角化消失，出现上皮钉突，增厚的囊壁内有大量炎性细胞浸润。

（6）纤维组织囊壁内有时可见微小的子囊和（或）上皮岛。

【病例1】

患者男，56岁，发现下颌骨囊肿1年余。

专科检查：未扪及下颌前牙区骨壁缺损，无乒乓感，牙无松动。

临床诊断：下颌骨囊肿？

肉眼观察：灰白囊肿1个，约3.0cm×1.6cm×0.5cm，囊壁厚0.2~0.3cm。

光镜观察：衬里上皮为厚度一致的、较薄的复层鳞状上皮，上皮表面不全角化，呈波浪状或皱褶状，基底细胞核着色深且远离基底膜，呈栅栏状排列，纤维组织囊壁内可见微小的子囊（图7-1-2）。

病理诊断：下颌骨牙源性角化囊肿。

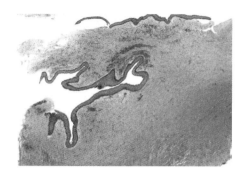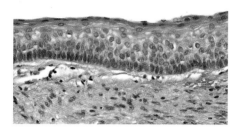

A. HE，×40   B. HE，×400

图7-1-2　牙源性角化囊肿病例

【病例2】

患者男，48岁，主诉右上颌区肿痛5$^+$月。

专科检查：张口度一横指，右侧上颌结节有骨刺，右侧颞下区可扪及包块约3cm×3cm，质硬，压痛，活动度差，边界清。

辅助检查：面部MR增强扫描示，右侧颞下窝可见类圆形长T1、长T2信号肿块影，边界欠清，最大截面约3.6cm×3.5cm，上下径约3.3cm，病灶信号混杂，边界不清，增强扫描见不均匀强化，呈分隔样、环形强化，其内见坏死无强化区。考虑脓肿可能性大，待排神经鞘瘤。

临床诊断：右上颌神经鞘瘤？

光镜观察：镜下见多个大小不一的角化囊，多数囊腔内充满角质或坏死物质，其囊腔内衬典型的牙源性角化囊肿上皮（图7-1-3）。

免疫组织化学染色结果：CK14（＋），CK19（＋），Ki-67（＋，＜3％）（图7-1-4）。

病理诊断：右上颌实体型牙源性角化囊肿。

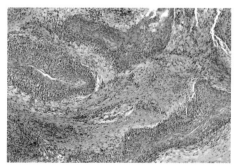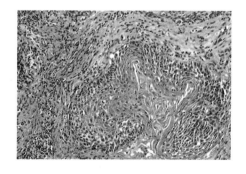

A. HE，×100   B. HE，×200

图7-1-3　实体型牙源性角化囊肿病例

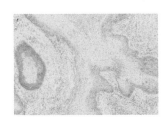 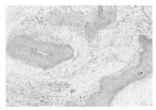 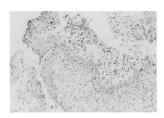

A. CK14（×100）　　　　　B. CK19（×100）　　　　　C. Ki-67（×200）

图7-1-4　实体型牙源性角化囊肿病例免疫组织化学染色结果（SP）

三、发育性根侧囊肿

发育性根侧囊肿（lateral periodontal cyst）是指发生于活髓牙根侧或牙根之间的牙源性发育性囊肿，与炎症刺激无关。该囊肿应与发生于根侧的牙源性角化囊肿和位于根侧的炎症性囊肿相鉴别。

（一）临床要点

1. 可发生于任何年龄，平均发病年龄为50岁。

2. 以尖牙和前磨牙区最多见。

3. X线片见圆形或卵圆形边界清楚的透射区，一般有硬化的边缘，病变直径多小于1cm。

（二）病理学特征

1. 肉眼观察：有时表现为多房性，呈葡萄状，又称为葡萄状牙源性囊肿。

2. 光镜观察：

（1）衬里上皮由较薄的1~5层细胞组成，为无角化的鳞状或立方形上皮，胞核小而固缩。

（2）上皮斑是由局灶性上皮增厚形成的，主要由梭形或卵圆形透明细胞组成。

（3）成熟的胶原纤维构成囊壁组织，其内有时可见牙源性上皮条索或上皮岛，并且囊壁内炎症不明显。

四、龈囊肿

龈囊肿（gingival cyst）是指发生于牙槽黏膜的牙源性囊肿，可分为婴儿龈囊肿和成人龈囊肿。

（一）临床要点

1. 成人龈囊肿：发生于牙龈软组织，不侵犯骨组织或仅导致局部牙槽骨表面的压迫性吸收。该囊肿可能来源于牙板上皮剩余，可发生于任何年龄，以尖牙和前磨牙区最常见，多发生于颊侧和唇侧牙龈，常小于1cm，触之有波动感，颜色与正常牙龈相同或呈淡蓝色。

2. 婴儿龈囊肿：又称新生儿牙板囊肿，来自牙龈内断离的牙板剩余，上皮中央角化、脱落形成囊肿，多发于新生儿或出生后1～2个月的婴儿，好发部位为上颌。临床上表现为牙槽黏膜上可见多个似粟米大小的白色或浅黄色结节，又称为Bohn结节。

（二）病理学特征

1. 成人龈囊肿：衬里上皮厚薄不一，较薄的区域类似缩余釉上皮，仅由1～2层扁平或立方形细胞组成，较厚者为无钉突、无角化的复层鳞状上皮，可见局灶性上皮增厚形成的上皮斑，细胞呈水样透明状，与发育性根侧囊肿较相似。

2. 婴儿龈囊肿：紧贴上皮下方的固有层内可见多个小囊肿，囊肿衬里上皮为薄层角化鳞状上皮，基底细胞呈扁平状。囊腔内充满角化物，偶见炎性细胞浸润，有的囊肿与表面黏膜上皮粘连。

五、腺牙源性囊肿

腺牙源性囊肿（glandular odontogenic cyst）又称牙源性产黏液囊肿或唾液腺牙源性囊肿，是一种罕见的颌骨囊肿。

（一）临床要点

1. 临床上多无明显疼痛，颌骨局部膨隆，术后有复发倾向。

2. X线检查见单囊或多囊性透射区，边界清楚。

（二）病理学特征

1. 光镜观察：

（1）其衬里上皮部分为复层鳞状上皮，部分为无明显特征的上皮，大部分区域上皮的表层细胞呈嗜酸性立方形或柱状，含不同数量的纤毛细胞和产黏液细胞。

（2）在衬里上皮内常可形成囊性小腔隙，内含黏液或分泌物，形成黏液池，表层为嗜酸性染色的纤毛柱状细胞。

（3）衬里上皮可发生局灶性增厚，形成上皮斑。

（4）纤维组织囊壁内无明显炎性细胞浸润。

【病例】

患者男，33岁，主诉1周前外院拍片发现右侧颌骨病变。

专科检查：右面部肿胀，张口度二横指，右下颌骨升支部可扪及骨质膨隆。

辅助检查：CBCT示，右下颌骨升支部可见一中密度病损，形态不规则，边界不清晰，病损中央可见不规则低密度影，病变周围可见骨白线。

临床诊断：右下颌骨囊性病变。

肉眼观察：灰白囊壁样组织多块，约2.7cm×1.7cm×0.6cm，囊壁厚约0.1cm。

光镜观察：衬里上皮为复层鳞状上皮，复层上皮的表层细胞呈嗜酸性立方形，在衬里上皮内形成囊性小腔隙，内含黏液和分泌物，形成黏液池，纤维组织囊壁内无明显炎性细胞浸润（图7-1-5）。

病理诊断：右下颌骨腺牙源性囊肿。

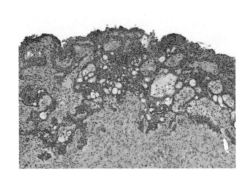 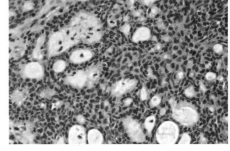

A．HE，×100　　　　　　　　　　　B．HE，×400

图7-1-5　腺牙源性囊肿病例

六、牙源性钙化囊肿

牙源性钙化囊肿（calcifying odontogenic cyst）是一种囊性的牙源性良性肿瘤，含类似成釉细胞瘤的上皮成分和影细胞，后者可发生钙化。其来源于牙囊内缩余釉上皮和牙源性上皮剩余。

（一）临床要点

1. 可发生于任何年龄，平均发病年龄约为30岁，男女无差异，可伴发牙瘤。

2. 临床上常表现为颌面部肿胀，好发部位为上颌前牙及前磨牙区。

3. X线片表现为界限清楚的放射透光区，单房或多房，具有扇形边缘，透光区内具有阻射性物质。

（二）病理学特征

1. 肉眼观察：囊性病变，囊壁较厚，囊内壁不光滑，有白色颗粒物附着，砂砾感，囊液为淡黄色清亮液体。

2. 光镜观察：

（1）衬里上皮的基底细胞呈立方形或柱状，胞核远离基底膜，其浅层由排列疏松的星形细胞构成，与成釉器的星网状层相似。

（2）在衬里上皮和纤维囊壁内可见数量不等的细胞，界限清楚，胞浆红染，胞核消失而不着色，在胞核部位出现阴影的影细胞灶，并有不同程度的钙化。

（3）邻近上皮基底层下方可见带状发育不良牙本质。有些病例中有广泛牙齿硬组织形成，类似组合性或混合性牙瘤。

【病例】

患者男，49岁，自觉左下颌长包块1⁺年。

专科检查：左侧前磨牙区明显隆起；包块呈椭圆形，直径约3cm，质地较韧，轻微按压痛。34、35牙Ⅰ度松动。

辅助检查：CBCT示，左下颌骨可见一约3.3cm×3.0cm×2.5cm大小的透射区，质地均匀，边界清晰，颊侧骨皮质不连续。34、35牙牙根呈截根样吸收。

临床诊断：左下颌骨囊性病变（角化囊性瘤？）

肉眼观察：灰红色囊壁样组织1个，大小约3.0cm×2.5cm×0.8cm，囊壁厚0.2～0.3cm。

光镜观察：病变呈囊性变，纤维囊壁内衬上皮，囊壁内见数量不等的影细胞灶，并有不同程度的钙化；衬里上皮的基底细胞核远离基底膜，其浅层由排列疏松的星形细胞构成，类似星网状层（图7-1-6）。

病理诊断：左下颌骨牙源性钙化囊肿。

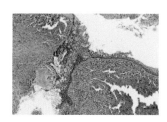 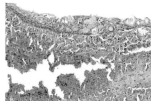 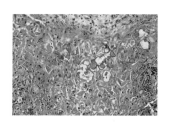

A. HE，×100　　　　　B. HE，×200　　　　　C. HE，×200

图7-1-6　牙源性钙化囊肿病例

七、正角化牙源性囊肿

正角化牙源性囊肿（orthokeratinized odontogenic cyst）是指全部或大部分由正角化复层鳞状上皮内衬的牙源性囊肿。

（一）临床要点

1. 好发年龄为20～49岁，男性较女性多见。

2. 好发于下颌骨，双侧多发性病例也有报道，未见伴发痣样基底细胞综合征的病例。

3. 临床上常表现为无痛性膨隆，多在拍片检查时偶然发现。

4. X线检查见单房或多房界限清楚的透射影，常有硬化的边缘。

（二）病理学特征

1. 肉眼观察：囊性型病变，囊腔内容物多为黄白色豆渣样或发亮的片状物或干酪样物，有时可以发现淡黄色或血性液体。

2. 光镜观察：

（1）衬里上皮较薄，为复层鳞状上皮，由5～8层细胞组成。

（2）上皮表层正角化，呈较厚的分层状，其下方颗粒层细胞明显，基底层细胞扁平或立方形，胞核不表现极性排列和核深染。

（3）衬里上皮局灶区可见不角化或不全角化，可能与炎症有关。

（4）纤维囊壁常无炎症，上皮钉突不明显。

【病例】

患者男，49岁，主诉右面部酸胀3个月余，发现肿胀1个月。

专科检查：双侧面部不对称，右面部肿胀明显，张口度、张口型未见明显异常，肿胀略有压痛，对应皮肤、黏膜未见明显异常。

辅助检查：CBCT示，11～17牙近中根尖处见囊性病变，推挤右侧上颌窦底及鼻底，边缘骨质连续，牙根未见吸收。

临床诊断：右上颌骨囊肿？

肉眼观察：灰白囊壁样组织一堆，总体积约1.7cm×1.0cm×0.5cm，囊壁厚约0.1cm。

光镜观察：囊肿的衬里上皮为较薄的复层鳞状上皮，上皮表层正角化，颗粒层细胞明显，基底层细胞扁平，胞核未见极性排列及核深染（图7-1-7）。

病理诊断：右上颌骨正角化牙源性囊肿。

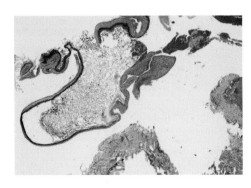
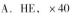
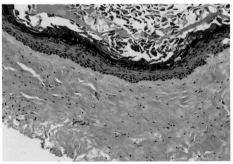

A. HE，×40   B. HE，×200

图7-1-7　正角化牙源性囊肿病例

第二节 炎症性牙源性囊肿

一、根尖周囊肿

根尖周囊肿（radicular cyst）是颌骨内最常见的牙源性囊肿，属于炎症性囊肿，由Malassez上皮剩余增殖以及增殖上皮团块中央液化、囊性变等形成，常发生于死髓牙的根尖部。

（一）临床要点

1. 多发生于20～49岁，男性多见。好发部位为上颌切牙和单尖牙。

2. 囊肿大小不等，常与末期龋、残根或变色的死髓牙相伴随，较大的囊肿可导致颌骨膨胀，扪诊时有乒乓感。

3. X线片显示根尖区有一界限清晰的圆形或卵圆形透射区，边缘整齐，相关牙有治疗史。

4. 牙髓检测有重要鉴别意义，早期诊断可避免不必要的牙髓治疗或延误恰当的手术治疗。

（二）病理学特征

1. 肉眼观察：

（1）囊肿大小和囊壁厚薄不一，囊肿较小时可随拔除的残根或患牙一起完整摘除，为附着于患牙根尖部的囊性肿物。

（2）多数情况下，囊壁已破裂，为破碎的囊壁样组织。

2. 光镜观察：

（1）衬里上皮为厚薄不一的无角化复层鳞状上皮，上皮钉突因炎症刺激不规则增生、伸长，相互融合呈网状。

（2）上皮内细胞间明显水肿且以中性粒细胞为主的大量炎性细胞浸润，上皮的连续性常由于炎性细胞致密浸润而中断。

（3）纤维组织囊壁内炎症明显，主要为淋巴细胞、浆细胞，也混杂有中性粒细胞以及泡沫状吞噬细胞。

（4）囊壁内可见含铁血黄素和胆固醇晶体裂隙，裂隙周围常伴有多核巨细胞反应。

【病例】

患者女，7岁，主诉左下后牙肿痛1[+]年。

专科检查：面型对称，张口度、开口型正常，75牙区舌侧膨隆，无明显压痛；75牙𬌗面可见白色充填物，边缘不密合；54牙残根，断端齐龈缘，对应颊侧黏膜红肿，可见一瘘口，挤压未见溢脓。

辅助检查：CBCT示，左下颌骨75～36牙区囊性病变，包含35牙恒牙胚，36牙牙根未见明显吸收。

临床诊断：左下颌骨囊性病变（颌骨囊肿？）。

肉眼观察：灰褐囊壁样组织1个，约2.5cm×1.5cm×0.6cm，囊壁厚0.1～0.3cm。

光镜观察：炎症性纤维囊壁内衬不规则的复层鳞状上皮，增生相互融合呈网状，囊壁内见较多胆固醇晶体裂隙及泡沫状吞噬细胞（图7-2-1）。

病理诊断：左下颌骨囊肿伴感染，结合病史，符合根尖周囊肿。

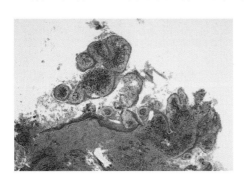 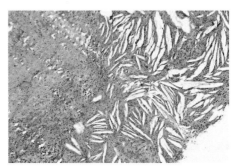

A．HE，×40　　　　　　　　B．HE，×100

图7-2-1　根尖周囊肿病例

二、炎性根侧囊肿

炎性根侧囊肿（inflammatory collateral cyst）是指发生于部分萌出或刚刚萌出牙根侧的炎症性囊肿，与冠周组织反复发炎相关。

（一）临床要点

1．牙旁囊肿：发生于阻生下颌第三磨牙的颊侧或远中颊侧，患者常有冠周炎反复发作史，牙齿为活髓。X线片显示部分阻生的下颌第三磨牙远中有边界清楚的透射区，有时病变可延伸至根尖部。

2．下颌颊侧根分叉囊肿：好发于下颌第一磨牙或第二磨牙颊侧，常表现为无痛性肿胀，感染时可伴疼痛，受累牙常向颊侧倾斜，有较深的牙周袋。X线片显示边界清楚、位于颊侧的透射影，病变有时可延伸至下颌下缘。

（二）病理学特征

囊壁内衬无角化的复层鳞状上皮，厚薄不一。结缔组织囊壁内有大量炎性细胞浸润，部分囊壁可见胆固醇结晶裂隙和异物巨细胞反应。

【病例】

患者男，19岁，主诉下后牙区反复肿胀2年。

专科检查：面部左右对称，张口度、张口型未见异常，下后牙区未见明显异常。

辅助检查：CBCT示，38、48近中中位阻生，38牙旁区低密度透射影。

临床诊断：38阻生牙，牙旁囊肿。

肉眼观察：带软组织的牙1枚，颊侧远中牙颈部可见囊壁样软组织附着，约2.5cm×2.0cm×1.1cm，剔除囊壁样组织，囊壁厚约0.2cm。

光镜观察：囊壁内衬无角化的复层鳞状上皮，厚薄不一，增生的上皮相互融合呈网状，囊壁内有大量炎性细胞浸润，以淋巴细胞为主（图7-2-2）。

病理诊断：38牙结合临床，符合牙旁囊肿。

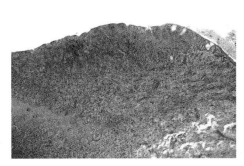 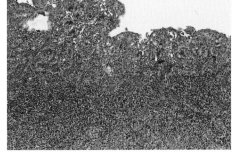

A．HE，×40   B．HE，×100

图7-2-2　牙旁囊肿病例

第三节　非牙源性囊肿

非牙源性囊肿是指与牙发育无关的囊性病损，颌骨内非牙源性上皮性囊肿的种类较多。现将较常见的病损分述如下。

一、鼻腭管（切牙管）囊肿

鼻腭管（切牙管）囊肿［nasopalatine duct（incisive canal）cyst］为最常见的非牙源性囊肿，位于切牙乳头软组织内者称为龈乳头囊肿，来源于切牙管内的鼻腭导管上皮剩余。

（一）临床要点

1．好发年龄为30～60岁，男性较多见。

2．临床上常无明显症状，仅在X线检查或戴义齿时偶然发现。最常见的表现为腭中线前部肿胀，有时可伴疼痛或瘘管形成。

3. X线片上，常常难以区分鼻腭管囊肿和较大的切牙窝。X线片上的切牙窝宽度在6mm以下为正常范围。囊肿较大时，可见囊肿位于上颌骨中线，呈卵圆形透射区，具有硬化边缘。

（二）病理学特征

1. 光镜观察：

（1）近鼻腔部者常为呼吸性上皮，而邻近口腔部的囊肿常内衬复层鳞状上皮。

（2）衬里上皮变异较大，可内衬含黏液细胞的假复层纤毛柱状上皮、立方形上皮或柱状上皮、复层鳞状上皮。

（3）结缔组织囊壁内可含有较大的血管和神经束，为通过切牙管的鼻腭神经和血管结构，囊壁内有时可见小灶性黏液腺和散在的慢性炎性细胞浸润。

【病例】

患者男，32岁，主诉拍片发现上颌囊肿1周。

专科检查：颜面颈部对称，无口角歪斜等面瘫征。口内未见明显异常。双侧腮腺及颌下腺导管口无红肿，分泌液清亮。

辅助检查：CBCT示，上颌骨11～21牙间见一低密度影，大小约1.0cm×0.8cm，位于鼻腭管上。

临床诊断：上颌骨囊肿。

肉眼观察：灰褐囊壁样组织多块，总体积约1.3cm×0.7cm×0.3cm。

光镜观察：囊肿内衬含黏液细胞的假复层纤毛柱状上皮，囊壁内见小灶性黏液腺和散在的慢性炎性细胞浸润（图7-3-1）。

病理诊断：鼻腭管囊肿。

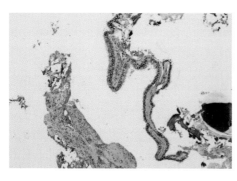 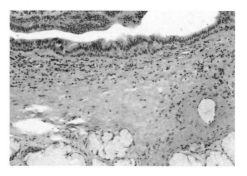

A．HE，×100   B．HE，×200

图7-3-1　鼻腭管囊肿病例

二、鼻唇（鼻牙槽）囊肿

鼻唇（鼻牙槽）囊肿［nasolabial（nasoalveolar）cyst］是一种发生于牙槽突表面近鼻孔基部软组织内的囊肿，可能来源于胚胎性鼻泪管剩余或成熟管的下前部结构。

（一）临床要点

1. 较为少见，发病年龄以30~49岁多见，女性多于男性。

2. 最常见的临床表现是局部肿胀，囊肿增大可致鼻唇沟消失，鼻翼抬高，鼻孔变形，可双侧发生。

3. X线片不易发现，有时可见上颌骨表面的浅表性骨吸收。

（二）病理学特征

光镜下可见囊壁多呈皱褶状，衬里上皮一般为无纤毛的假复层柱状上皮，含黏液细胞和杯状细胞。有时也可见复层鳞状上皮或立方形上皮。

三、球状上颌囊肿

球状上颌囊肿（globlo-maxillary cyst）较为少见，近来研究表明，其并不是一种独立的囊肿，而可能是发生在"球状上颌"部位的牙源性囊肿，如根尖囊肿、发育性根侧囊肿，甚至牙源性角化囊肿等。但也有人认为球状上颌囊肿的名称应保留。

（一）临床要点

1. 发生于上颌侧切牙和单尖牙牙根之间，邻牙为活髓牙。

2. X线片显示边界清楚的倒梨形放射透光区，常导致相邻牙牙根的移位。

（二）病理学特征

光镜下可见囊肿的衬里上皮不一，多为复层鳞状上皮和（或）纤毛柱状上皮，且组织学上不能诊断为其他囊肿。

第四节　假性囊肿

一、动脉瘤性骨囊肿

动脉瘤性骨囊肿（aneurysmal bone cyst）是一种膨胀性溶骨性病损，虽然X线片显示为囊性病变，但组织学检查无上皮衬里，故称为假性囊肿。动脉瘤性骨囊肿的致病原因可能是局部外伤、发育畸形及巨细胞瘤样变异等，但目前确切病因依然不明确。越来越多的研究支持动脉瘤性骨囊肿是在原发病灶基础上发生的一种继发性血管性改变：外伤或局部变形导致骨膜下出血，使骨组织结构发生异常改变，在病灶内形成异常的动、静脉交通，通过血流动力学作用对其周围骨组织产生压迫，致使骨质吸收，骨壁变薄呈囊状膨隆。其发病可能与染色体17p13.2位点基因突变有关。颌骨纤维异常增殖症、中心性巨细胞肉芽肿、骨化纤维瘤、纤维肉瘤和骨肉瘤等均可成为引发动脉瘤性骨囊肿的原发性病损。

（一）临床要点

1. 一般发生于30岁以下，性别差异不大。

2. 主要发生于长骨及椎骨，发生于颌骨者以下颌多见（60%），多累及颌骨后份（如下颌角、升支、磨牙区等）。

3. 临床上表现为颌骨膨隆，局部可有自发痛或压痛，囊腔内充满新鲜血液。病变发展较快，可在数周或数月内增大一定体积，引起面部不对称。

4. X线片显示囊性透射区，大多呈蜂窝状或肥皂泡样改变，可单房或多房，界限清楚。

（二）病理学特征

1. 肉眼观察：

（1）可见纤维性分隔形成数个大小不等的囊腔，呈蜂窝状或海绵状，腔内充有血液。

（2）有时可见到实性区域，可以是原发病损的一部分，也可以是现存的肿瘤，而动脉瘤性骨囊肿则是其继发表现。

2. 光镜观察：

（1）镜下见囊肿由许多充满红细胞的、大小不一的血窦或血腔构成，囊腔面无衬里上皮或内皮细胞，腔内可有血栓形成和机化。

（2）囊壁为纤维结缔组织，含毛细血管和大量成纤维细胞，在出血灶附近有多核巨细胞，囊壁中常伴有类骨质或反应性新生骨。

（3）实性区域细胞丰富，可见核分裂。

（4）有时在囊性病变的周围可见骨纤维异常增殖症、骨化纤维瘤或巨细胞肉芽肿等病变。

【病例】

患者男，26岁，主诉左上颌骨包块8个月。

专科检查：面型不对称，左面部略膨隆，张口度、张口型无明显异常。口内恒牙列，口腔卫生情况可，38牙阻生，牙龈部分覆盖。左上颌骨22～27牙颊侧及腭侧可触及骨性膨隆，界限不清楚，不活动，腭侧部分区域有乒乓感，轻微触压痛。24牙颊侧牙龈稍凹陷，质地稍硬，牙齿无明显松动。

辅助检查：CBCT示，左上颌窦壁膨胀性骨质破坏，窦腔扩大伴其内稍低密度肿块影，内见多房分隔，肿块向右突入左筛窦及左鼻腔，累及左硬腭及左上颌第4～8牙周围牙槽骨，伴上述牙根不同程度吸收，向外突向左侧颞下窝，左眼眶下壁抬高，病变邻近颅底。

临床诊断：上颌骨囊肿？

肉眼观察：灰白灰褐软组织多块，总体积约1.9cm×0.8cm×0.6cm。

光镜观察：囊肿由大小不一的血窦或血腔构成，囊腔面无衬里上皮，囊壁为纤维结缔组织，含毛细血管，囊壁中常伴有类骨质或反应性新生骨（图7-4-1）。

病理诊断：左上颌骨囊肿，未见上皮衬里，倾向动脉瘤性骨囊肿。

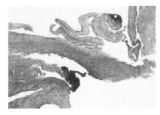 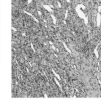 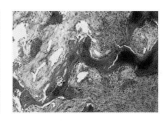

A. HE，×40　　　　B. HE，×100　　　　C. HE，×100

图7-4-1　动脉瘤性骨囊肿病例

二、单纯性（外伤性）骨囊肿

单纯性骨囊肿（simple bone cyst）是无内衬上皮的骨囊肿，其腔内可无囊液或含浆液性囊液，又可被称为外伤性骨囊肿、孤立性骨囊肿和出血性骨囊肿等。

（一）临床要点

1．75%患者在10～20岁之间，男性多见。

2．颌面部多发于下颌骨体部的前磨牙和磨牙区，上颌骨极为少见。

3．多无症状，可表现为颌骨膨胀及疼痛，邻近牙是活髓牙，一般是由于外伤引起骨髓内出血，骨髓内血肿未发生机化、血块变性、降解，使骨内形成空腔。

4．X线片显示境界较清楚的单房性透射区，较大的病损可呈多房性，边缘较薄的硬化带。牙根吸收和牙移位少见，病变区牙周膜和硬骨板完整。

（二）病理学特征

1．肉眼观察：囊肿呈卵圆形或不规则，囊壁较薄，囊腔内有少量液体，呈淡黄色或棕色。

2．光镜观察：囊壁由厚薄不一的纤维结缔组织构成，无上皮衬里；囊腔内含凝血性物质和肉芽组织。

三、静止性骨囊肿

静止性骨囊肿（static bone cyst）实际上发生于下颌骨后份舌侧的解剖切迹，它是发育过程中唾液腺和其他软组织增殖或迷入而引起的下颌骨局限性缺损。

（一）临床要点

1. 好发于下颌磨牙及下颌角区，多位于下牙槽神经管的下方。

2. 有时还可双侧同时发生，一般无症状，多在X线检查时偶然发现。

3. X线片显示边缘致密的卵圆形透射区。

（二）病理学特征

光镜下可见骨缺损区不存在明显的囊肿，可见到唾液腺组织、脂肪组织、纤维结缔组织和肌肉等。

第五节　口腔、面颈部软组织囊肿

一、皮样或表皮样囊肿

皮样或表皮样囊肿（dermoid or epidermoid cyst）好发于颌面部，多数人认为发生于胚胎发育性上皮剩余，或是外伤植入上皮所致。发生于口底的囊肿可能是由第一、二对鳃弓融合时残留的上皮所致。

（一）临床要点

1. 口底为口内最常见的部位，其次是舌。

2. 发生于口底较浅表者位于颏舌骨肌与口底黏膜之间（舌下位），较深在者位于颏舌骨肌与下颌舌骨肌之间。

3. 临床常表现为圆形或卵圆形无痛性包块，界限清楚，触之有生面团样柔韧感，波动感不明显，压迫之后可出现凹陷。

（二）病理学特征

1. 肉眼观察：囊壁较薄，囊腔内有灰白色豆腐渣样物质，皮样囊肿可有毛发。

2. 光镜观察：

（1）角化的复层鳞状上皮衬里，囊壁内没有皮肤附属器者称为表皮样囊肿。

（2）囊壁内含有皮肤附属器，如毛囊、皮脂腺、汗腺等结构则称为皮样囊肿。

（3）囊腔内为排列成层的角化物质，偶见钙化。角化物质破入周围纤维组织内时，可见异物巨细胞反应、炎性细胞浸润及胆固醇结晶。

【病例1】

患者男，22岁，发现右口角包块1年。

专科检查：右口角可见直径约1cm的包块，质软，边界清楚，形态规则，无明显触痛。

临床诊断：右口角皮脂腺囊肿。

肉眼观察：灰白囊壁样组织1个，约1.5cm×1.0cm×0.5cm，囊壁厚0.1~0.2cm，内含乳白色豆渣样物。

光镜观察：囊腔内为排列成层的角化物质，囊壁为角化的复层鳞状上皮衬里，角化物质破入周围纤维组织内，查见异物巨细胞反应、囊壁内炎性细胞浸润（图7-5-1）。

病理诊断：右口角表皮样囊肿。

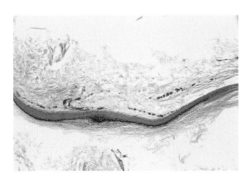

A．HE，×40   B．HE，×100

图7-5-1 表皮样囊肿病例

【病例2】

患者女，16岁，发现口底包块1^{+}年。

专科检查：口底可扪及一大小约3.0cm×2.0cm的包块，质地软，边界清，吞咽时活动，扪及无明显疼痛。伸舌时可见口底包块活动伴隆起。

临床诊断：口底皮样囊肿。

肉眼观察：灰红包块样组织1个，约3.5cm×3.5cm×1.0cm，切面囊性，囊内含大量豆渣样物质，囊壁厚0.1~0.2cm。

光镜观察：囊壁为角化的复层鳞状上皮衬里，囊腔内为大量洋葱皮样角化物，纤维囊壁内含有皮肤附属器，如皮脂腺、汗腺等结构（图7-5-2）。

病理诊断：口底皮样囊肿。

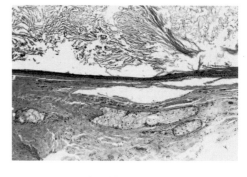

A. HE，×100 B. HE，×100

图7-5-2 皮样囊肿病例

186

二、鳃裂囊肿

鳃裂囊肿（branchial cleft cyst）又称颈部淋巴上皮囊肿，一般认为鳃裂囊肿来自鳃裂或咽囊的上皮剩余，但也有人认为其发生可能与胚胎时期陷入颈淋巴结内的唾液腺上皮囊性变有关。

（一）临床要点

1. 好发于20~40岁。

2. 大部分腮裂囊肿为第二鳃裂来源，发生于肩胛舌骨肌水平以上和下颌角以下。发生于下颌角以上和腮腺者常为第一鳃裂来源，发生于颈根区者为第三、第四鳃裂来源。

3. 一般发生于单侧颈部，少数情况下，双侧颈部可同时发生囊肿。

（二）病理学特征

1. 肉眼观察：囊肿内容物为黄绿色或棕色清亮液体，或含浓稠胶样、黏液样物。

2. 光镜观察：

（1）大部分的囊壁内衬复层鳞状上皮，可伴或不伴角化，部分囊肿可内衬假复层柱状上皮。

（2）纤维囊壁内含有大量淋巴样组织并形成淋巴滤泡。

（3）第一鳃裂囊肿的囊肿壁内缺乏淋巴样组织，与表皮样囊肿相似。

【病例】

患者男，25岁，发现左颈包块2个月。

专科检查：面型对称，张口度、开口型正常，左颈部胸锁乳突肌上份可触及一直径约3cm的质软块，活动度差，无明显触压痛。

辅助检查：彩超示，左侧颈部囊性占位，鳃裂囊肿？或其他。

临床诊断：左颈鳃列囊肿？

肉眼观察：灰红包块样组织1个，约4.0cm×3.0cm×1.0cm，切面囊性，囊内含黄色脓液。

光镜观察：囊壁内衬复层鳞状上皮，上皮表面不全角化，纤维囊壁内含有大量淋巴样组织并形成淋巴滤泡（图7-5-3）。

病理诊断：左颈鳃裂囊肿。

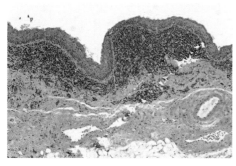

A. HE，×100   B. HE，×200

图7-5-3　鳃裂囊肿病例

三、甲状舌管囊肿

甲状舌管囊肿（thyroglossal tract cyst）是甲状舌管残余上皮发生的囊肿。

（一）临床要点

1. 可发生于任何年龄，但青少年较多见。男女之比为2：1。

2. 可发生在舌盲孔与甲状腺之间导管经过的任何部位，以甲状舌骨区发生者最多见，常位于颈正中线，直径一般为2~3cm，表面光滑，边界清楚，触之有波动感，能随吞咽上下活动。

3. 手术摘除时，舌骨中段以及甲状舌管周围的肌肉组织应一并切除。

4. 复发率小于10%。甲状舌管囊肿偶有癌变的报道，仅占所有甲状舌管囊肿病例的1%以下，多数恶性者表现为乳头状甲状腺癌。

（二）病理学特征

1. 肉眼观察：囊内容物为清亮黏液样物质，如继发感染则为脓性或黏液脓性内容物。

2. 光镜观察：

（1）囊壁可内衬假复层纤毛柱状上皮或复层鳞状上皮，常见二者的过渡形态，邻近口腔处的囊肿衬里多为复层鳞状上皮，而位置靠下方者多为纤毛柱状上皮。

（2）纤维性囊壁内偶见甲状腺或黏液腺组织。

【病例】

患者男，61岁，发现右颌下包块2⁺月。

专科检查：面型对称，张口度、开口型正常，右颌下见稍膨隆，底部有直径约2cm的软组织包块，质软，无压痛。界限较清，无明显症状。

辅助检查：核素检查示，甲状腺形态大小未见异常，未见明显占位性病变征象。

临床诊断：右颌下甲状舌管囊肿伴感染？

肉眼观察：灰红灰褐囊壁样组织1块，约3.2cm×1.8cm×0.5cm，囊壁厚约0.1cm。

光镜观察：囊肿由纤维囊壁和衬里上皮构成，囊壁内衬假复层纤毛柱状上皮，纤维性囊壁内见甲状腺组织（图7-5-4）。

病理诊断：右颌下甲状舌管囊肿。

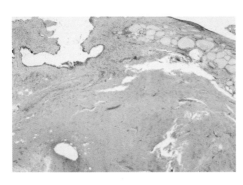 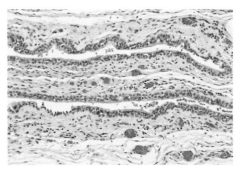

A．HE，×40   B．HE，×100

图7-5-4　甲状舌管囊肿病例

四、口腔畸胎样囊肿

口腔畸胎样囊肿（teratoid cyst）又称为异位口腔胃肠囊肿，是一种罕见的发育性囊肿。一般认为其组织来源为异位的原始胃胚胎残余。外胚层上皮与内胚层上皮在口腔舌下区、舌体和舌尖区融合过程中，可残余一些多潜能细胞，这些胚胎残余可增生分化形成多种胚叶成分，从而形成畸胎样囊肿。

（一）临床要点

1. 多发于婴儿和青少年，最常见于舌体部，其次是口底部，颈部少见。

2. 临床上无特殊症状，与表皮样囊肿或皮样囊肿不易区别。

3. 囊肿大小不一，直径为数厘米，生长缓慢，囊肿较大时可引起言语及吞咽困难。

（二）病理学特征

1. 光镜观察：

（1）囊肿衬里上皮主要为复层鳞状上皮，部分上皮为胃肠道黏膜上皮，可类似胃体和胃底黏膜，含壁细胞、主细胞、胃腺和肌膜等。

（2）有时囊肿衬里还可含肠黏膜或阑尾黏膜上皮。

五、黏液囊肿

黏液囊肿（mucocele）是外渗性黏液囊肿和潴留性黏液囊肿的统称，是一类由小唾液腺导管破裂或阻塞所致的黏液外渗或潴留而发生的软组织囊肿，常发生于下唇黏膜。浅在黏液囊肿表面呈淡蓝色，透明易破裂；深在者表面黏膜与周围口腔黏膜颜色一致。

（一）临床要点

1. 外渗性黏液囊肿：通常是机械性外伤致唾液腺导管破裂，黏液外溢进入结缔组织内。

2. 潴留性黏液囊肿：唾液腺导管阻塞，唾液潴留致导管扩张而形成囊性病损。发生于口腔的潴留性黏液囊肿相对少见，多见于50岁以上的患者，以口底、腭、颊和上颌窦部常见。

（二）病理学特征

1. 外渗性黏液囊肿：黏液池被炎性肉芽组织和结缔组织包绕或局限，没有衬里上皮。邻近的唾液腺组织呈非特异性慢性炎症。

2. 潴留性黏液囊肿：囊腔内含有浓稠液物质，衬以假复层、双层柱状或立方形上皮细胞。部分潴留性黏液囊肿衬里上皮中可见嗜酸性上皮细胞。

【病例1】

患者男，37岁，主诉右下唇肿物1个月余。

专科检查：右下唇内侧处可见包块呈黄豆大小，凸起，表面不光滑。

临床诊断：右下唇黏液腺囊肿？

肉眼观察：灰白带黏膜软组织1个，约0.8cm×0.5cm×0.5cm，对剖全送。

光镜观察：黏膜下查见一囊肿，其内有大量黏液形成黏液池，黏液池被炎性肉芽组织和结缔组织包绕或局限，没有衬里上皮，其中查见较多吞噬了黏液的泡沫细胞（图7-5-5）。

病理诊断：右下唇外渗性黏液囊肿。

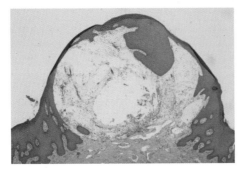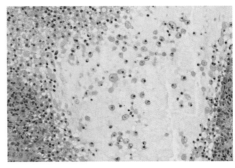

A. HE，×40　　　　　　　　　B. HE，×200

图7-5-5　外渗性黏液囊肿病例

【病例2】

患者女，49岁，主诉左下唇包块2周。

现病史：患者2周前发现左下唇下包块，按压无触痛，其余无明显症状。

专科检查：左下唇内侧查见1.0cm×0.8cm质韧包块，内含透明清亮液体，可活动，无触痛。

临床诊断：左下唇黏液囊肿。

肉眼观察：灰褐带黏膜软组织1个，约0.9cm×0.6cm×0.5cm。

光镜观察：黏膜下查见囊腔，囊腔内含有浓稠液物质，内衬假复层、双层立方形上皮细胞（图7-5-6）。

病理诊断：左下唇潴留性黏液囊肿。

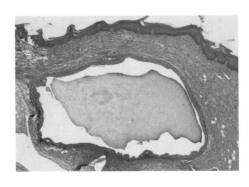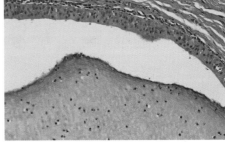

A. HE，×40　　　　　　　　　B. HE，×200

图7-5-6　潴留性黏液囊肿病例

六、舌下囊肿

舌下囊肿又称蛤蟆肿，是一种特指发生于口底的黏液囊肿，舌下囊肿病变中的黏液成分多来自舌下腺，但有些囊肿也可发生于颌下腺的导管。

（一）临床要点

1. 多见于青少年，男性稍多见。

2. 大多数舌下囊肿较为浅表，位于口底的一侧，生长缓慢，无痛。囊肿较大时，表面黏膜变薄，呈浅蓝色。深在的囊肿表现为颌下或颏下的柔软、无痛性肿物，可伴或不伴口底肿物。

（二）病理学特征

1. 光镜观察：

（1）可表现为外渗性黏液囊肿，也可表现为潴留性黏液囊肿。

（2）大多数舌下囊肿为外渗性黏液囊肿，无上皮衬里，少数潴留性黏液囊肿可内衬立方形、柱状、假复层柱状或复层鳞状上皮。

【病例】

患者女，9岁，主诉右舌下包块2年余。

专科检查：口底偏右侧扪及一大小约4.0cm×3.0cm的包块，质软，界尚清，活动度好，表面黏膜颜色正常，挤压右颌下可见唾液流出。

临床诊断：右舌下腺囊肿？

肉眼观察：灰褐灰红不整形组织1个，约3.8cm×2.3cm×1.1cm，分切选送。

光镜观察：腺体内腺泡破裂，黏液外渗，周围炎性肉芽组织包绕，形成囊肿，炎性肉芽组织囊壁无衬里上皮（图7-5-7）。

病理诊断：右舌下腺外渗性黏液囊肿。

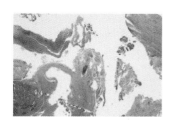 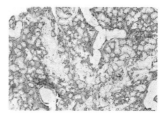

A. HE，×40   B. HE，×100   C. HE，×100

图7-5-7　右舌下腺外渗性黏液囊肿病例

（唐月阳　池彦廷　韩琪）

参考文献

［1］Hoyos cadavid A M，Kaminagakura E，Rodrigues M F S D，et al. Immunohistochemical evaluation of Sonic Hedgehog signaling pathway proteins（Shh，Ptch1，

Ptch2, Smo, Gli1, Gli2, and Gli3) in sporadic and syndromic odontogenic keratocysts.［J］. Clin Oral Investigations, 2018, 23（1）: 153-159.

［2］Coşarcă A S, Mocan S L, Păcurar M, et al.The evaluation of Ki67, p53, MCM3 and PCNA immunoexpressions at the level of the dental follicle of impacted teeth, dentigerous cysts and keratocystic odontogenic tumors.［J］.Rom J Morphol Embryol, 2016, 57（2）: 407-412.

［3］刘梅, 孙国文, 唐恩溢, 等.牙源性钙化囊肿的临床病理分析［J］.实用口腔医学杂志, 2020, 36（1）: 96-99.

［4］Gondak R O, Rocha A C, Campos J G N, et al.Unicystic ameloblastoma mimicking apical periodontitis: a case Series［J］. J Endod, 2013, 39（1）: 145-148.

［5］Aboulhosn M, Noujeim Z, Nader N, et al.Decompression and enucleation of a mandibular radicular cyst, followed by bone regeneration and implant-supported dental restoration［J］.Case Rep Dent, 2019（9）: 9584235.

［6］王维, 谭锡涛, 池宇峰.颌骨动脉瘤样骨囊肿的临床分析［J］.口腔疾病防治, 2017, 25（1）: 37-40.

［7］Althof P A, Ohmori K, Ming Z, et al.Cytogenetic and molecular cytogenetic findings in 43 aneurysmal bone cysts: aberrations of 17p mapped to 17p13.2 by fluorescence in situ hybridization.［J］.Mod Pathol, 2004, 17（5）: 518-525.

第八章

牙源性肿瘤

牙源性肿瘤（odontogenic tumor）是由成牙组织，即牙源性上皮、牙源性间充质或牙源性上皮和间充质共同发生的一组肿瘤。它们主要发生于颌骨内，少数情况下也可发生于牙龈组织内（外周性肿瘤）。与机体其他部位发生的肿瘤一样，牙源性肿瘤在细胞形态和组织结构上都与其来源的正常细胞或组织有不同程度相似，因此牙源性肿瘤中可含类似成釉器或牙髓的软组织，也可含釉质、牙本质、牙骨质或它们的混合结构或沉积物等硬组织。这组病损中包括发育异常、良性肿瘤和恶性肿瘤，生物学行为各异。

第一节　上皮性牙源性肿瘤

一、成釉细胞瘤

成釉细胞瘤（ameloblastoma）是一种较常见的上皮性牙源性肿瘤，占牙源性肿瘤的60%以上。肿瘤内主要含成釉器样结构，但无釉质或其他牙体硬组织形成。大多数肿瘤发生于颌骨内，常导致颌骨的膨大和面部变形。虽属良性肿瘤，但其生长具有局部侵袭性，术后复发率较高，也有恶变，甚至有远处转移的零星报道。现有研究表明，积极的手术治疗比保守的手术治疗复发率低，另外多囊性成釉细胞瘤的复发率远高于实性和单囊性成釉细胞瘤。

2017年WHO新分类简化了以往分型，成釉细胞瘤专指实性/多囊型或经典的骨内型成釉细胞瘤（表8-1-1）。此外，单囊型、骨外型或外周型和转移性成釉细胞瘤三类被单列出来。

表8-1-1　2017年WHO牙源性肿瘤分类

牙源性癌	良性牙源性上皮和外间充质性组织混合性肿瘤
成釉细胞癌	成釉细胞纤维瘤
非特异性原发性骨内癌	牙源性始基瘤
牙源性硬化性癌	牙瘤
牙源性透明细胞癌	牙瘤，组合型
牙源性影细胞癌	牙瘤，混合型
牙源性癌肉瘤	牙本质生成性影细胞瘤
牙源性肉瘤	良性牙源性间充质性肿瘤
良性上皮性牙源性肿瘤	牙源性纤维瘤
成釉细胞瘤	牙源性黏液瘤 / 黏液纤维瘤
成釉细胞瘤，单囊型	成牙骨质细胞瘤
成釉细胞瘤，骨外型或外周型	牙骨质-骨化纤维瘤
转移性成釉细胞瘤	巨细胞病变和骨囊肿
牙源性鳞状细胞瘤	中心性巨细胞肉芽肿
牙源性钙化上皮瘤	外周性巨细胞肉芽肿
牙源性腺样瘤	巨颌症
	动脉瘤样骨囊肿
	单纯性骨囊肿

（一）实性/多囊型成釉细胞瘤

1. 临床要点。

（1）常见于30～49岁，平均发病年龄40岁。性别无明显差异。

（2）下颌较上颌多见，以下颌磨牙区和下颌升支部最常见。发生在上颌者，以磨牙区多见。

（3）骨内肿瘤生长缓慢，平均病程6年左右。

（4）无痛性、渐进性颌骨膨大，膨胀多向唇颊侧发展。骨质受压则吸收变薄，压之有乒乓感。

（5）肿瘤区可出现牙松动、移位或脱落。疼痛区牙根可吸收，可见埋伏牙。

（6）X线片显示单房性或多房性透射影，边界清楚，可见硬化带。可导致牙移位、牙根吸收，伴有埋伏牙者显示类似含牙囊肿的X线片特点。

（7）肿瘤可沿松质骨的骨小梁间隙向周围浸润，波及范围往往超越X线片所示的肿瘤边缘，若手术不充分极易复发。

2. 病理学特征。

（1）肉眼观察：

1）肿瘤大小不一，可由小指头至小儿头般大。

2）剖面常有囊性和实性两种成分，在实性背景下，可有多处囊性区域。

3）囊腔内含黄色或褐色液体，实性区呈白色或灰白色。

（2）光镜观察：典型成釉细胞瘤的上皮岛或条索由两种细胞构成：一种为瘤巢周边的立方形柱状细胞，胞核呈栅栏状排列并远离基底膜，类似成釉细胞或前成釉细胞；另一种位于瘤巢中央，排列疏松，呈多角形或星形，类似星网状层细胞。成釉细胞瘤的组织结构和细胞形态变异较大，可有多种表现。

1）滤泡型（follicular pattern）：最常见。在结缔组织基质中可见孤立性岛状的上皮细胞团。这些上皮团周边细胞呈立方形或柱状，单层栅栏状排列，胞核远离基底膜（极性倒置），类似成釉器的成釉细胞。中央细胞类似成釉器的星网层，由多边形细胞彼此疏松连接而成，可囊性变，形成滤泡样的结构腔，增大时周边部细胞可被压成扁平状。

2）丛状型（plexiform pattern）：较常见。肿瘤上皮呈条索状，互相连接成网状，条索的周围由立方形或柱状成釉细胞样细胞构成，中央类似星网层的细胞较少。这型肿瘤发生囊性变是在肿瘤间质内。

3）棘皮瘤型（acanthomatous type）：肿瘤上皮岛内呈现广泛的鳞状化生，有时见角化珠形成。常出现在滤泡型内。

4）颗粒细胞型（granular cell type）：较为罕见。通常形成滤泡样结构，肿瘤上皮岛中央区域可见成片的含有大量嗜酸性颗粒的上皮细胞。肿瘤上皮细胞有时可发生颗粒样变性，含有大量嗜酸性颗粒的上皮细胞可部分或全部取代肿瘤的星网状细胞。

5）基底细胞型（basal cell type）：少见。由体积较小、深染的细胞组成，细胞排列成栅栏样，缺乏星网状细胞分化。需与基底细胞癌和颌骨内腺样囊性癌相鉴别。

6）角化成釉细胞瘤（keratoameloblastoma）：罕见。肿瘤内出现广泛角化。肿瘤由多个充满角化物的微小囊肿构成，衬里上皮以不全角化为主，并伴有乳头状增生。

上述组织学亚型有些往往混合出现。

【病例1】

患者男，38岁，左下颌骨肿物4年，颌骨逐渐膨隆来诊。

专科检查：面部不对称，左下颌骨肿物，大小约4.0cm×3.5cm，位于左侧面部，下颌区膨隆明显，触痛。

辅助检查：全口曲面体层X线片示，左下颌从35牙至下颌角呈多囊性透光区，边界清楚。

临床诊断：左下颌骨囊性病变？

肉眼观察：送检物为下颌骨1段，大小5.0cm×4.0cm×4.0cm，舌侧可见大小约3.0cm×3.0cm×2.0cm的肿物，剖面灰白，质中，多囊，含血性液体。

光镜观察：肿瘤形成孤立性上皮岛，为疏松结缔组织分隔，上皮岛周边围绕一层立方形或柱状细胞，胞核呈栅栏状排列并远离基底膜。上皮岛中心部由疏松排列的多角形细胞组成，类似成釉器的星网状层，上皮岛中央的星网状区有鳞状化生或角化（图8-1-1）。

病理诊断：左下颌骨实性/多囊型（滤泡型）成釉细胞瘤。

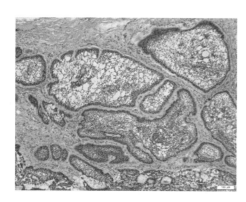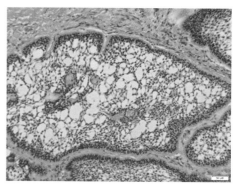

A. HE，×100   B. HE，×200

图8-1-1　实性/多囊型（滤泡型）成釉细胞瘤病例

【病例2】

患者男，25岁，右下颌后部反复肿胀2年，近半个月来肿胀明显。

专科检查：右下颌骨45牙至升支部颊侧膨隆、质硬，46牙缺失。

辅助检查：X线片示右下颌骨体部、下颌角及升支部有一多房性透射影，边缘清晰。

临床诊断：右下颌骨囊性病变。

肉眼观察：送检物为区域截断的下颌骨，剖面囊实性，含黄褐色囊液。

光镜观察：肿瘤上皮细胞增殖成网状连接的上皮条索，外周细胞为一层立方形或柱状细胞，可见胞核呈极性排列，中心部细胞类似星网状层细胞，但量较少

（图8-1-2）。

病理诊断：右下颌骨实性/多囊型（丛状型）成釉细胞瘤。

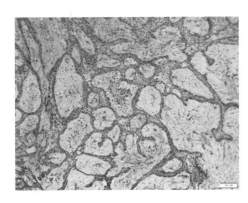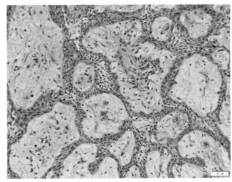

A．HE，×100 　　　　　　　　　　B．HE，×200

图8-1-2　实性/多囊型（丛状型）成釉细胞瘤病例

【病例3】

患者男，35岁，约9个月前，发现右上颌膨隆，自发现以来，病变缓慢变大，偶有疼痛。

专科检查：右上颌颊侧可见直径约3cm的肿物，表面无明显破溃，质硬，有压痛。

辅助检查：X线片示14～17牙区上颌骨可见多房性骨密度减低影，界清，16牙根吸收征象。

临床诊断：右上颌骨肿物，不排除成釉细胞瘤。

肉眼观察：送检物为右上颌骨1段，14牙至上颌结节，大小约7.0cm×5.0cm×3.0cm，剖面灰白灰红，囊实性，界清。

光镜观察：肿瘤性上皮细胞排列成大小不等的类圆形团块状或条索，周边细胞为高柱状，呈栅栏状排列，部分巢团中央细胞排列疏松，呈星网状，大部分巢团中央细胞少，星网状分化不明显，大片细胞颗粒变性，由富含嗜酸性颗粒的圆形或高柱状细胞构成，团块之间有较多纤维组织间质（图8-1-3）。

病理诊断：右上颌骨颗粒细胞型成釉细胞瘤。

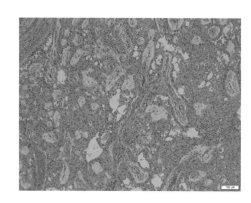
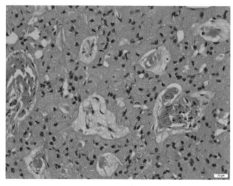

A. HE，×100   B. HE，×400

图8-1-3　颗粒细胞型成釉细胞瘤病例

（二）单囊型成釉细胞瘤

单囊型成釉细胞瘤（unicystic ameloblastoma）由Robinson和Martinez于1977年首先报道，曾先后被称为壁性成釉细胞瘤、囊肿源性成釉细胞瘤、囊型成釉细胞瘤（或丛状单囊型成釉细胞瘤）等。临床和X线表现为单囊性颌骨改变，但组织病理学检查发现其囊壁的衬里上皮表现为成釉细胞瘤样改变。

1. 临床要点。

（1）年轻人多见，常见于10～29岁，平均发病年龄25岁。

（2）好发于下颌磨牙区，超过80%的单囊型成釉细胞瘤可含有牙冠。

（3）X线片表现为边界清楚的囊性病变，可含未萌牙的牙冠，类似含牙囊肿。

（4）预后较好。Ⅰ、Ⅱ型生物学行为类似发育的牙源性囊肿，单纯刮治一般不复发。Ⅲ型因为纤维囊壁内肿瘤上皮浸润，局部侵袭性类似实行型成釉细胞瘤，治疗方法应与其相同。研究表明，开窗减压术对于发生在下颌骨的单囊型成釉细胞瘤有较好的治疗效果，复发率与切除术相近，可作为依从性较好的年轻患者的保守治疗方案，但需要进行长期随访，必要时需采取二期根治性手术。

2. 病理学特征。

依据肿瘤的组成成分和结构，单囊型成釉细胞瘤可分为3种组织学亚型：Ⅰ型为单纯囊性型，囊壁仅见上皮衬里，表现成釉细胞瘤的典型形态特点，包括呈栅栏状排列的柱状基底细胞（胞核深染且远离基底膜）和排列松散的基底上细胞，即所谓的Vickers-Gorlin标准；Ⅱ型伴囊腔内瘤结节增殖，瘤结节多表现丛状型成釉细胞瘤的特点；与前两型不同，Ⅲ型肿瘤的纤维囊壁内有肿瘤浸润岛，可伴或不伴囊腔内瘤结节增殖。

【病例】

患者男，18岁，发现右下颌囊肿1年。患者1年前自觉右下颌骨逐渐膨胀，无疼痛症状。

专科检查：面部对称，张口度正常。46～47牙颊侧骨板膨隆，质地硬，无触痛，48牙缺失。

辅助检查：X线片示46～47牙根方可见一单房性透射影，大小3.5cm×2.2cm，界清。

临床诊断：右下颌骨良性囊肿病变。

肉眼观察：送检物灰白灰褐囊壁样组织1块，大小约3.0cm×1.0cm×0.5cm，囊壁厚约0.2cm。

光镜观察：较厚的囊壁组织内衬成釉细胞瘤样上皮，其基底层细胞为立方形或柱状，胞核远离基底膜，基底上层细胞排列疏松，类似星网状层细胞，表面无角化（图8-1-4）。

病理诊断：右下颌骨单囊型成釉细胞瘤（Ⅲ型）。

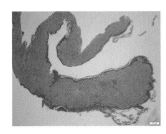 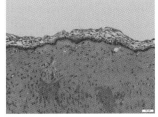 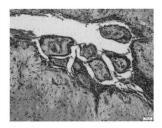

A. HE，×40　　　　　　B. HE，×100　　　　　　C. HE，×200

图8-1-4　单囊型成釉细胞瘤（Ⅲ型）病例

（三）骨外型或外周型成釉细胞瘤

1. 临床要点。

（1）骨外型或外周型成釉细胞瘤（extraosseous or peripheral ameloblastoma）：发生于牙龈或牙槽黏膜但未侵犯颌骨的一类亚型，占所有成釉细胞瘤的1.3%～10.0%。平均发病年龄50多岁，高于骨内型成釉细胞瘤。

（2）预后好，生长局限于牙龈，易于早期发现和手术切除，术后无复发。

2. 病理学特征。镜下表现与骨内型成釉细胞瘤相同，肿瘤可完全位于牙龈的结缔组织内，与表面上皮无联系，也可与之融合。

【病例】

患者女，53岁，发现腭部肿物半年。

专科检查：面部对称，张口度正常。硬腭后份中线偏右见一界不清肿物，约

1.7cm×1.2cm×1.0cm，质中软，不活动，表面黏膜部分破溃。

辅助检查：X线片示未见明确的腭部骨破坏。

临床诊断：腭部肿物伴感染。

肉眼观察：送检灰黄灰褐不整形组织1块，大小约2.0cm×1.6cm×1.2cm，切面灰褐，实性，质中。

光镜观察：腭部上皮样细胞呈巢团状生长，团块周边为一层立方形或高柱状细胞，胞核呈栅栏状排列，远离基底膜，类似成釉器的成釉细胞或前成釉细胞。团块中心由多边形或多角形细胞构成，细胞彼此连接疏松，呈网状，似成釉器的星网状层（图8-1-5）。

病理诊断：腭部外周型成釉细胞瘤。

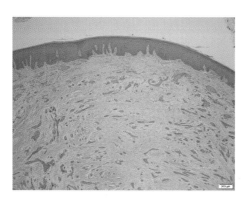 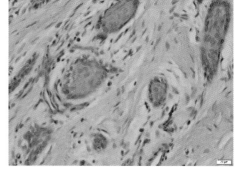

A. HE，×40   B. HE，×400

图8-1-5 外周型成釉细胞瘤病例

（四）转移性成釉细胞瘤

此类型肿瘤虽发生远处转移，但转移灶呈现良性的成釉细胞瘤的组织学特点。

1. 临床要点。

（1）原发肿瘤下颌多于上颌，以实性或多囊型为主。

（2）肺是其最常见的转移部位，其次为淋巴结和骨。

（3）5年生存率约为70%。

2. 病理学特征。转移性成釉细胞瘤的组织学表现与成釉细胞瘤相同。

二、牙源性鳞状细胞瘤

牙源性鳞状细胞瘤（squamous odontogenic tumor）是一种少见的良性牙源性肿瘤，由分化良好的鳞状上皮和纤维间质构成，通常发生于骨内，可能起源于Malassez上皮剩余。1975年WHO将牙源性鳞状细胞瘤归类为良性上皮性牙源性肿瘤。其发病率低，目前全球仅有100多例报道。

（一）临床要点

1. 以20～29岁多见。性别无明显差异。

2. 上颌切牙-尖牙区和下颌前磨牙区多见。

3. 临床上无明显症状，有时受累牙出现松动、疼痛。

4. X线片显示界限清楚的放射透光区。

5. 良性肿瘤，部分病例具有局部浸润性生长的生物学行为，但术后很少复发。

（二）病理学特征

1. 分化良好的鳞状上皮岛位于成熟的结缔组织间质内。

2. 肿瘤性上皮团块周边部的细胞呈扁平或立方形，缺乏成釉细胞瘤中的典型病变特点。

3. 部分可见钙化和退变。

【病例】

患者男，25岁，左上前牙区膨胀不适6个月，无明显症状。

专科检查：左上前牙区黏膜表面未见明显异常，牙龈稍红肿，触诊不适。

辅助检查：X线片显示左上前牙区为界限清楚的放射透光区，界清。

临床诊断：左上颌骨肿物待查。

肉眼观察：送检灰白灰红不整形软组织一堆，大小约2.5cm×2.0cm×1.0cm，实性，质中。

光镜观察：镜下可见分化良好的鳞状上皮岛位于成熟的结缔组织间质内，肿瘤性上皮团块周边部的细胞呈扁平或立方形，缺乏成釉细胞瘤中的典型病变特点，部分可见钙化和退变（图8-1-6）。

病理诊断：左上颌骨牙源性鳞状细胞瘤。

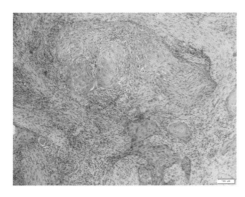 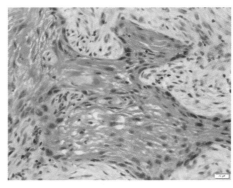

A. HE，×100　　　　　　　　B. HE，×400

图8-1-6　牙源性鳞状细胞瘤病例

三、牙源性钙化上皮瘤

牙源性钙化上皮瘤（calcifying epithelial odontogenic tumor）又称Pindborg瘤，较少见，有局部浸润性，部分患者术后可复发，有恶变报道。独特的组织学表现使其易被误诊为低分化癌，需重视。

（一）临床要点

1. 年龄分布较广，发病年龄为20～60岁，平均发病年龄为40岁。

2. 性别无差异，下颌比上颌多见，约为2∶1。

3. 临床多无症状，仅见颌骨逐渐膨胀。

4. X线片显示不规则透射区内含大小不等的阻射性团块，常与未萌牙的牙冠部相邻近。边界较清，但骨硬化带不明显。

5. 良性肿瘤，但生长具有局部浸润性，手术治疗后有复发的报告。

（二）病理学特征

1. 肉眼观察：颌骨膨大，剖面灰白或灰黄，实性，可有砂粒感，可见埋伏牙。

2. 光镜观察：

（1）由多边形上皮细胞组成，排列呈片状或岛状，偶呈筛孔状。纤维性间质常见退变。

（2）肿瘤细胞边界较清晰，常见清晰的细胞间桥。

（3）胞核圆形或卵圆形，核仁清楚。胞核较大，可见双核或多核，核多形性明显，但核分裂罕见。

（4）部分细胞胞浆透明，呈灶性聚集。

（5）肿瘤组织内常见一种特征性圆形嗜酸性淀粉样物质分布于细胞之间（硫代黄色T、刚果红阳性），淀粉样物质内常发生钙化，钙化物呈同心圆沉积。

（6）有较多的组织学变异型，包括无钙化型、透明细胞型、朗格汉斯细胞型、色素型及恶性型等。

【病例】

患者女，50岁，右下后牙区膨胀3个月，无明显症状。

专科检查：右下颌角区肿胀，牙龈稍红肿，触诊不适。

辅助检查：X线片显示右下颌角囊状骨密度减低影，内含大小不等的阻射性团块，界清。

临床诊断：右下颌骨囊性病变。

肉眼观察：送检47牙至升支的下颌骨段，肿物大小约4.0cm×3.0cm×3.0cm，剖面灰白，实性。

光镜观察：肿瘤由上皮细胞和间质构成。上皮细胞排列呈大小不等的片状、岛状或条索状。大的多角形细胞核圆形或卵圆形，大小一致，染色质细呈颗粒状，分布均匀，核膜清楚，可见核仁。胞浆丰富，嗜酸性，部分呈透明样。细胞界限清楚，部分细胞有细胞间桥，致密的结缔组织分隔上皮成分。肿瘤组织内见一种特征性圆形嗜伊红均质性淀粉样物质存在于细胞之间，其内常发生钙化，呈同心圆沉淀（图8-1-7）。

病理诊断：右下颌骨牙源性钙化上皮瘤。

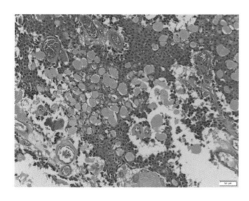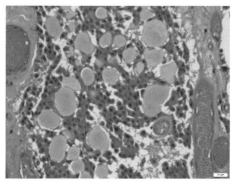

A. HE，×200

B. HE，×400

图8-1-7　牙源性钙化上皮瘤病例

四、牙源性腺样瘤

牙源性腺样瘤（adenomatoid odontogenic tumor）是一种包膜完整、生长局限的良性肿瘤，较少见，占牙源性肿瘤的2%～7%。目前认为其可来源于牙板上皮或其残余，但发病机制尚不明确，可伴发多种类型的囊肿或肿瘤，如含牙囊肿、牙源性钙化囊肿、牙瘤、成釉细胞瘤等。

（一）临床要点

1. 生长缓慢，一般无明显症状。发病年龄多为10～19岁。

2. 女性多于男性，男女之比为1:1.9。

3. 上颌比下颌多见，上颌单尖牙区为好发部位，常伴阻生牙。

4. 多发生于骨内，少数发生于骨外。肿瘤一般较小，直径1～3cm。

5. X线片显示边界清楚的单房性透射影。有时可围绕一个阻生牙的牙冠，与含牙囊肿相似。部分病例X线片示磨砂状改变。

6. 刮治后一般不复发。

（二）病理学特征

1. 肉眼观察：

（1）肿瘤较小，直径<3cm，包膜完整。剖面囊性或实性。

（2）实性部分呈灰白色；囊性部分大小不等，腔内含淡黄色胶冻状物质或血性液体，可含牙。

2．光镜观察：肿瘤上皮可形成不同结构。

（1）结节状实性细胞巢，梭形或立方形上皮细胞形成玫瑰花样结构，可见嗜酸性物质沉积。

（2）立方形或柱状细胞形成环状的腺管样结构，胞核远离腔面。管状腔隙内可含有嗜酸性物质和细胞碎屑。

（3）梁状或筛状结构，见于肿瘤的周边部或实性细胞巢之间。

（4）有时可见第四种结构，由多边形、嗜酸性鳞状细胞组成的小结节。小结节内鳞状细胞核呈轻度多形性，细胞间见有细胞间桥和钙化团块以及淀粉样物质沉着，称为牙源性钙化上皮瘤样区。

（5）有时还可见发育不良的牙本质或骨样牙本质。

【病例】

患者女，14岁，1个月前发现右上颌区膨隆。

专科检查：右上颌13～15牙区唇侧膨隆，质硬，扣诊不适。

辅助检查：X线片显示12～15牙根方见一囊性密度减低病变，大小约3.0cm×2.5cm，界清。

临床诊断：右上颌肿物待查。

肉眼观察：灰红，囊实性，含淡黄色胶冻状物质或血性液体。

光镜观察：梭形或立方形上皮细胞形成玫瑰花样结构，可见嗜酸性物质沉积。区域上皮团块中可见腺管样结构（图8-1-8）。

病理诊断：右上颌骨牙源性腺样瘤。

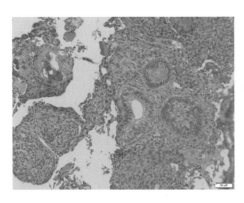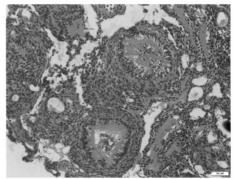

A．HE，×100   B．HE，×200

图8-1-8　牙源性腺样瘤病例

第二节 混合性牙源性肿瘤

一、成釉细胞纤维瘤

成釉细胞纤维瘤（ameloblastic fibroma）是一种真性混合性牙源性肿瘤，主要特征是牙源性上皮和间叶组织同时增殖，不伴牙本质和牙釉质形成。其预后良好，复发率低于成釉细胞瘤，但仍需要严格随访，在复发的病例中已有恶性转化为成釉细胞纤维肉瘤的报道。

（一）临床要点

1. 多见于儿童和青少年，平均发病年龄为15岁。

2. 性别无明显差异，好发于下颌磨牙区。

3. 生长缓慢，除颌骨膨大外，无明显症状。

4. X线片显示界限清楚的放射透光区。

5. 复发少见，预后良好。

（二）病理学特征

1. 肉眼观察：有包膜，无局部浸润，剖面灰白。

2. 光镜观察：

（1）肿瘤由上皮细胞和间质两种成分组成。

（2）肿瘤性上皮排列成条索状或团块状，形态与成釉细胞瘤相似，星网状细胞较少。

（3）间质成分由较幼稚的结缔组织组成，细胞丰富，呈圆形或多角形，似牙胚的牙乳头细胞。

（4）上皮与结缔组织之间有时可见狭窄的无细胞带和透明带，类似牙发育过程中牙源性上皮和间充质组织之间的诱导现象。

【病例】

患者男，18岁，下颌骨前份肿物逐渐增大6年余。

专科检查：32～42牙唇颊侧局部膨隆，大小约4.0cm×3.0cm，触诊质硬。

辅助检查：X线片显示下颌骨为多房性囊状密度减低影，界清。

临床诊断：下颌骨牙源性良性肿瘤。

肉眼观察：剖面灰白，实性，界限清楚。

光镜观察：上皮呈条索状或团块状排列，其周边为立方形或柱状细胞，中心部有少量星网状细胞。部分区上皮细胞似牙板结构。间质成分为幼稚的结缔组织，似牙胚的牙乳头细胞。在上皮与结缔组织之间可见狭窄的无细胞带或玻璃样透明带（图8-2-1）。

病理诊断：下颌骨成釉细胞纤维瘤。

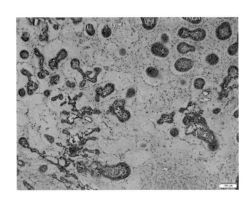
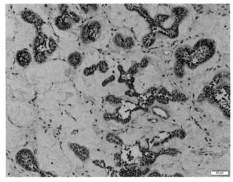

A．HE，×100   B．HE，×200

图8-2-1　成釉细胞纤维瘤病例

二、牙源性始基瘤

牙源性始基瘤（primordial odontogenic tumor）是一种上皮-间充质混合性肿瘤，由疏松排列的纤维组织组成，类似牙乳头，周边被覆一层类似成釉器内釉上皮的立方形或柱状细胞。其是WHO（2017）头颈部肿瘤分类中的新增病种，该肿瘤十分罕见，2014年由Mosqueda-Taylor等首次描述。

（一）临床要点

1. 好发于儿童及青少年，发病年龄为3～19岁。性别无明显差异。

2. 好发于下颌骨，上、下颌骨比为1∶6。

3. 多无症状，部分可见颌骨颊舌向膨隆。

4. X线片显示清楚的透射影，环绕未萌牙的牙冠。

5. 预后好，局部切除后尚无复发报告。

（二）病理学特征

1. 肉眼观察：多结节性或者圆凸，灰白色，切面实性，质中。

2. 光镜观察：

（1）纤维组织疏松排列，细胞呈梭形或星形，类似牙乳头结构。

（2）肿瘤周围见类似成釉器的内釉上皮包绕。

【病例】

患者男，11岁，发现右下颌骨包块8个月。

专科检查：面型不对称，右颊部膨隆，张口度、开口型正常。口内可见右下颌颊侧膨隆，可触及质硬包块，偏向颊侧，前至43牙，后至右下颌升支，口外可触及包块偏向颊舌侧，无触痛。

辅助检查：X线片显示右下颌46牙区及其远中颌骨内见类圆形囊腔样病变，边界清晰，边缘光滑，颌骨膨隆明显，46牙远中牙槽突侧骨质不连续，47牙移位至囊腔远中下份，牙冠缺损，囊腔中心见不规则钙化团片、有包膜。

临床诊断：下颌骨囊性肿物。

肉眼观察：送检带部分颌骨的包块，大小4.5cm×4.0cm×3.0cm，上附牙齿1枚，有包膜，包膜易剥脱，有囊性腔隙，包块表面凹凸不平，周围有许多淡黄色颗粒，切面灰白灰黄，质韧，分叶状，中央发白有光泽。

光镜观察：镜下肿瘤部分被纤维包膜包裹，由间充质纤维黏液样组织组成，内含大量梭形和星形细胞，类似牙乳头，周围被类似内釉上皮的立方形或柱状细胞包围，伴核极性倒置，部分区域可观察到细胞呈星网状层样分化，上皮细胞常局灶性内陷入间质中，可见到上皮岛成分。上皮下间质细胞聚集增多。肿瘤内未见成牙本质细胞分化，无牙体硬组织形成，间质中存在小钙化灶，钙化为圆形小硬块，呈球形、同心圆状（图8-2-2）。

病理诊断：右下颌骨牙源性始基瘤。

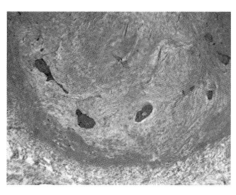
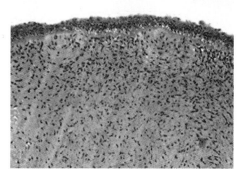

A. HE，×40   B. HE，×200

图8-2-2　牙源性始基瘤病例

三、牙瘤

牙瘤（odontoma）是成牙组织的错构瘤或发育畸形，不是真性肿瘤。肿物内含有成熟的牙釉质、牙本质、牙骨质和牙髓组织。根据这些组织的排列结构，牙瘤可分为混合性牙瘤和组合性牙瘤两种。直径通常不超过3cm，超过3cm的牙瘤被认为是巨大牙瘤。

（一）混合性牙瘤（complex odontoma）

1. 临床要点。

（1）好发于儿童和青少年。

（2）上、下颌骨均可发生，以下颌前磨牙区和磨牙区多见。

（3）X线片显示边界清楚的放射透光区，其中可见放射阻射性结节状钙化物。

（4）肿物生长有自限性，预后良好。

2．病理学特征。

（1）肿物内可见排列紊乱、相互混杂的牙体组织成分，但无典型牙结构。

（2）发育期的混合性牙瘤，与成釉细胞纤维瘤或成釉细胞纤维–牙瘤不易区别。

【病例】

患者男，23岁，右下颌骨膨胀不适8个月余。

专科检查：右下颌体部颊侧膨隆，黏膜充血肿胀，压痛明显。

辅助检查：X线片显示右下颌骨内椭圆形密度增高影，范围自46牙远中至右下颌角，大小约3.0cm×2.0cm，可见不规则高密度影。病变边界清楚，周围有狭窄的透射带。

临床诊断：右下颌骨牙瘤。

肉眼观察：灰白硬组织一堆，总体积约3.0cm×2.0cm×2.0cm，质硬。

光镜观察：大片红染的牙本质样组织，形态不规则，排列紊乱，其内部可见牙本质小管，可见类牙髓组织及少量釉质组织（图8-2-3）。

病理诊断：右下颌骨混合性牙瘤。

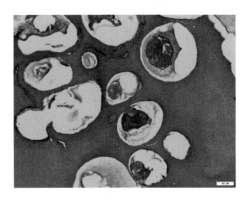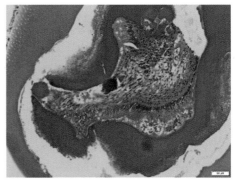

A．HE，×200   B．HE，×400

图8-2-3　混合性牙瘤病例

（二）组合性牙瘤（compound odontoma）

1．临床要点。

（1）患病年龄较小，好发于上颌切牙–尖牙区。

（2）X线片显示形态及数目不一的牙样物堆积在一起。

208

2．病理学特征：肿物内可见许多牙样结构，虽然不同于正常牙，但牙釉质、牙本质、牙骨质和牙髓的排列如同正常牙。

【病例】

患者男，10岁，拍片偶然发现左上颌骨不规则密度增高影。

专科检查：右上颌牙槽骨无明显变化，质硬。

辅助检查：X线片显示右上颌骨不规则高密度影团块，部分似牙形态，外周围绕着狭窄的透射带及骨白线。

临床诊断：右上颌骨牙瘤。

肉眼观察：送检散碎硬组织一堆，大小约1.0cm×0.8cm×0.6cm。

光镜观察：多个牙样结构，牙本质、釉质基质、牙骨质及牙髓的排列如正常牙，但大小差异很大（图8-2-4）。

病理诊断：右上颌骨组合性牙瘤。

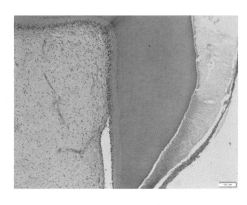 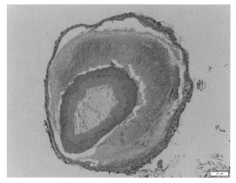

A．HE，×100   B．HE，×200

图8-2-4　组合性牙瘤病例

四、牙本质生成性影细胞瘤

牙本质生成性影细胞瘤（dentinogenic ghost cell tumor）是一种具有局部侵袭性的肿瘤，在成熟的结缔组织间质中可见成釉细胞瘤样上皮岛、影细胞和伴有数量不等的发育不良的牙本质形成。研究表明，骨内型呈浸润性生长，治疗应选择具有足够安全范围的块状切除术或节段切除术；骨外型的复发率较低，建议进行简单切除等治疗。

（一）临床要点

1．多发生于颌骨内，骨外型少见。

2．发病年龄为10～89岁。男性稍多于女性。

3．颌骨承牙区的任何部位都可发生，上、下颌骨发病率无明显差异，以尖牙至第一磨牙区常见。

4. 肿瘤钙化程度不同，X线片显示透射影或透射/阻射混合影；病损多为单房性，边缘较清楚，邻近牙根吸收较常见。

5. 部分病例生长具有局部侵袭性，术后易复发，有牙本质生成性影细胞瘤恶变为牙源性影细胞癌的报道。

（二）病理学特征

1. 牙源性上皮巢和成釉细胞瘤样上皮团块分布在成熟的结缔组织间质。

2. 病变内可见影细胞和钙化灶，间质内有成片发育不良的牙本质形成。

3. 若上皮基底层细胞转化为影细胞，基底膜可消失，影细胞突入纤维结缔组织内引起异物反应。

【病例】

患者男，45岁，右下颌骨膨隆半年。

专科检查：右下颌骨体部颊侧骨性膨隆，质硬，黏膜无明显异常。

辅助检查：X线片显示45～47牙对应颌骨多房性透射影，可有不规则高密度区，边界尚清。

临床诊断：右下颌骨囊肿病变。

肉眼观察：送检一囊实性肿物，大小约2.3cm×1.2cm×0.5cm，剖面灰白，质中。

光镜观察：肿瘤由成釉细胞瘤样上皮岛构成，可见成团的影细胞，部分影细胞可发生钙化，肿瘤间质内可形成发育不良的牙本质（或骨样牙本质）（图8-2-5）。

病理诊断：右下颌骨牙本质生成性影细胞瘤。

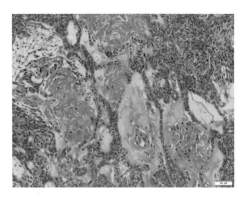

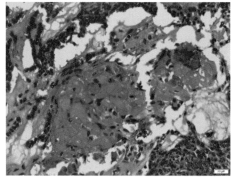

A. HE，×200　　　　　　B. HE，×400

图8-2-5　牙本质生成性影细胞瘤病例

第三节 良性牙源性间充质性肿瘤

一、牙源性纤维瘤

牙源性纤维瘤（odontogenic fibroma）发病率较低，约占牙源性肿瘤的5%。根据发生部位，牙源性纤维瘤可分为中心性（骨内性）牙源性纤维瘤和外周性（骨外性）牙源性纤维瘤。中心性牙源性纤维瘤预后良好，没有发生恶变的趋势，以保守治疗为主，多采用摘除术，文献报道的复发病例很少，目前认为复发的原因可能是病灶切除不彻底。

（一）中心性牙源性纤维瘤

中心性牙源性纤维瘤（central odontogenic fibroma）是指发生于颌骨内的纤维瘤，其中含有数量不等的非活跃性牙源性上皮。

1. 临床要点。

（1）可发生于9～80岁，平均发病年龄为30岁。

（2）女性较男性多发，好发于上颌前部。

（3）颌骨渐进性膨大，生长缓慢，无痛。

（4）X线片显示界限清楚、单房性或多房性透射影，可导致牙移位和牙根吸收。

（5）良性肿瘤，刮治后极少复发。

2. 病理学特征。

（1）肉眼观察：界限清楚，有包膜，中等硬度，剖面浅粉色。

（2）光镜观察：

1）肿瘤由细胞丰富的纤维性结缔组织构成，梭形的成纤维细胞形态、大小一致。

2）上皮丰富型肿瘤的胶原纤维之间散在牙源性上皮岛或条索。

3）可见类似发育不良牙本质或牙骨质小体的钙化物。

4）黏液样变明显的区域，细胞数量少，呈星状。

5）有时肿瘤纤维成分的细胞可含嗜伊红胞浆颗粒，构成牙源性纤维瘤的颗粒细胞变异型。

【病例】

患者男，36岁，发现右下颌骨肿物1个月，逐渐长大，无明显疼痛不适。

专科检查：右下颌骨膨隆，扣诊稍疼痛，

辅助检查：X线片显示右下颌骨有一个单房性骨密度减低区，可见不规则钙化物影，边界清楚。

临床诊断：右下颌骨囊性病变。

肉眼观察：送检灰白灰红不整形软组织一堆，大小约3.0cm×2.5cm×2.0cm，质韧。

光镜观察：可见较致密的纤维组织，成纤维细胞较疏松，胞核小，卵圆形，无异型性，胶原纤维较致密，其中散在均匀分布较多上皮小团及小条索，细胞小，胞浆略嗜酸，胞核小而深染，无异型性，未见核分裂，未见明显周边细胞栅栏状排列及中央细胞星网状分化，较多上皮团周围见玻璃样变的胶原纤维围绕（图8-3-1）。

病理诊断：右下颌骨中心性牙源性纤维瘤。

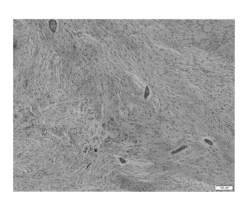
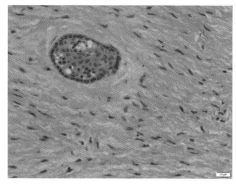

A．HE，×100　　　　　　　　B．HE，×400

图8-3-1　中心性牙源性纤维瘤病例

（二）外周性牙源性纤维瘤

外周性牙源性纤维瘤（peripheral odontogenic fibroma）常被误诊为纤维性龈瘤，组织学观察有牙源性上皮剩余的存在才能协助确诊。

1．临床要点。

（1）好发于20~29岁，女性稍多于男性。

（2）以下颌尖牙-前磨牙区和上颌前部较多见。

（3）临床上为发生于附着龈的质硬包块，有蒂或无蒂，一般为单发、局限性病损。

（4）X线片常显示软组织包块中存在钙化物质，但其下方的骨质无破坏。

（5）生长较局限，局部切除可治愈。

2．病理学特征。

（1）肉眼观察：无包膜，界限不清。

（2）光镜观察：

1）纤维组织以胶原为主，或细胞丰富，或呈黏液样改变。

2）牙骨质、骨样或牙本质样物质可沉积于基质中，有时还可见多核巨细胞。

3）纤维组织中可见数量不一的牙源性上皮岛或条索。

【病例】

患者男，30岁，5个月前出现左上牙龈肿物，缓慢生长，无疼痛。

专科检查：23～25牙颊侧牙龈可见一肿物，颜色正常，触压疼痛不明显。

临床诊断：左上牙龈肿物待查。

肉眼观察：送检黏膜软组织1块，大小2.2cm×1.1cm×0.7cm，另见散碎组织三小块，其中两小块软组织质韧。

光镜观察：黏膜固有层内胶原纤维交错排列，梭形细胞密集排列，可见牙源性上皮呈巢或条索状分布（图8-3-2）。

病理诊断：左上牙龈外周性牙源性纤维瘤。

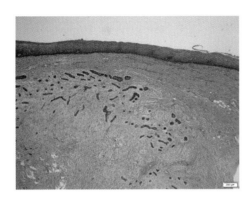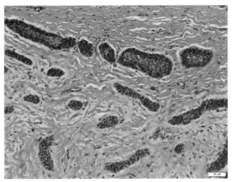

A．HE，×40　　　　　　　　　　　　B．HE，×200

图8-3-2　外周性牙源性纤维瘤病例

二、牙源性黏液瘤/黏液纤维瘤

牙源性黏液瘤/黏液纤维瘤（odontogenic myoma/myofibroma）是一种有局部浸润的罕见的良性牙源性肿瘤。目前研究报道其占颌骨牙源性肿瘤的0.5%～17.7%。牙源性黏液瘤对放疗和化疗均不敏感，手术治疗是目前的最佳方案。

（一）临床要点

1．多发于20～39岁。

2．性别无明显差异，下颌比上颌多见。

3．肿瘤生长缓慢，可导致颌骨膨隆，有时可伴疼痛或麻木，可见牙松动、移位和阻生。

4．X线片显示多房性透射影，由蜂窝状或囊状阴影组成，界限不清，常见牙根吸收。

5．肿瘤呈局部浸润性生长，且肿瘤质脆，呈胶冻状，手术不易完全切除，术后易复发，但一般不发生转移。

（二）病理学特征

1．肉眼观察：无包膜或包膜不完整，边界不清，剖面灰白，半透明，质脆，富有黏液。

2．光镜观察：

（1）肿瘤细胞排列疏松，呈梭形或星形，核卵圆形，深染，偶见不典型核，核分裂罕见。

（2）间质中见大量淡蓝色黏液基质，肿瘤有时生长加快，可能是黏液基质堆积的结果。

（3）偶见少量的牙源性上皮剩余。纤维成分多者，又称为纤维黏液瘤。

【病例】

患者男，27岁，右下颌骨肿物5年，近半年逐渐长大。

专科检查：面部不对称，右下颌骨体部膨隆，大小约4.0cm×3.0cm×1.9cm，质硬。

辅助检查：X线片显示右侧磨牙后区有一多房性透射影，界欠清，46、47牙根吸收。

临床诊断：骨化纤维瘤？

肉眼观察：送检灰白灰红不整形肿瘤组织块，大小约4.2cm×2.9cm×2.0cm，瘤体剖面灰白，质松软。

光镜观察：肿瘤由排列疏松的黏液样结缔组织构成，细胞梭形，肿瘤细胞间大量淡蓝色黏液基质，可见大量纤维结缔组织（图8-3-3）。

病理诊断：右下颌骨牙源性黏液纤维瘤。

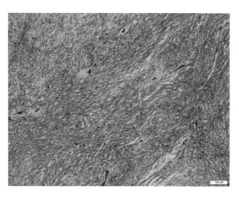 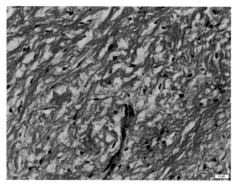

A．HE，×100   B．HE，×400

图8-3-3　牙源性黏液纤维瘤病例

三、成牙骨质细胞瘤

成牙骨质细胞瘤（cementoblastoma）是一种以形成牙骨质样组织为特征的肿瘤，常与一颗牙的牙根相连。其较少见，约占所有牙源性肿瘤的1.68%~2.60%。临床上需与骨结构不良、骨岛等影像表现类似的疾病进行鉴别。

（一）临床要点

1. 多发于10~29岁，男性较常见。

2. 下颌较上颌多见，好发于前磨牙或磨牙区。

3. 肿瘤常围绕牙根生长。

4. X线片显示界限清楚的致密钙化团块，肿瘤包绕于牙根部，牙根吸收变短，与肿瘤性硬组织融合。

5. 良性肿瘤，术后很少复发。

（二）病理学特征

1. 肉眼观察：附着于牙根的钙化团块，可有软组织包绕。

2. 光镜观察：

（1）由牙骨质样组织组成。

（2）有的呈片状排列，类似含细胞牙骨质，可见较多嗜碱性返折线（reversal line）；有的呈圆形或卵圆形矿化团块，类似牙骨质小体。

（3）在矿化组织的周边区或其他生长活跃区，可见嗜酸性、未矿化的牙骨质样组织和呈一列或数列排列的成牙骨质细胞。

（4）成牙骨质细胞可大小不一，胞核浓染，但一般没有核异型或核分裂。

（5）间质为富于血管的疏松纤维结缔组织。

【病例】

患者男，25岁，半年前发现右下颌骨逐渐膨胀，偶伴疼痛。

专科检查：右下颌骨45~46牙舌侧肿块，大小约3.0cm×2.0cm，质硬，表面黏膜正常。

辅助检查：X线片显示46牙根尖可见界限清楚的致密钙化团块，包绕于牙根部，牙根吸收变短。

临床诊断：右下颌骨骨瘤。

肉眼观察：送检灰白钙化性病变，大小约2.0cm×1.8cm×1.5cm，质硬，界限清。

光镜观察：肿瘤由牙骨质样组织构成。部分区域呈片状排列，类似含细胞牙骨质，可见明显的嗜碱性返折线。部分区域见圆形或卵圆形矿化团块，类似牙骨质小体。病变的周边区为生长活跃区，由呈放射状排列的嗜酸性、未矿化的牙骨质样组织构成，可见成列排列的成牙骨质细胞（图8-3-4）。

病理诊断：右下颌骨成牙骨质细胞瘤。

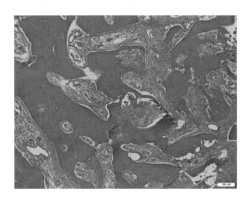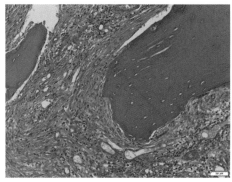

A. HE, ×200 　　　　　　　　　B. HE, ×400

图8-3-4　成牙骨质细胞瘤病例

第四节　恶性牙源性肿瘤

一、牙源性癌

牙源性癌（odontogenic carcinoma）较少见，约占所有牙源性肿瘤的1.6%。大部分颌骨内的癌瘤是由口腔黏膜癌或上颌窦黏膜癌侵犯颌骨所致，少数可由身体其他部位的恶性肿瘤转移至颌骨内所致，还有一部分原发于颌骨，可以是由先存的成釉细胞瘤恶变而来，也可直接发生于牙源性上皮剩余，还可以是其他牙源性肿瘤的恶性型或是由牙源性囊肿衬里上皮恶变而来。

（一）成釉细胞癌

成釉细胞癌（ameloblastic carcinoma）是一种少见的原发性牙源性恶性肿瘤，肿瘤具有成釉细胞瘤的某些组织学特征，但表现明显分化不良、细胞异型性和核分裂增加。成釉细胞癌分为原发型和继发型（去分化型）。继发型为成釉细胞瘤恶变而来。成釉细胞癌的治疗存在争议，但最推荐的治疗方法是颌骨切除术，手术切缘应较宽（1~2cm）。成釉细胞癌是一种高度恶性肿瘤，据报道，发生在下颌骨的成釉细胞癌5年生存率<40%，远处转移通常是致命的，可能在术后4个月到12年内出现。

1. 临床要点。

（1）发病年龄范围较广，男女发病率没有差异。

（2）多发生于下颌骨，下颌骨占1/2~2/3，好发于颌骨前部。

（3）X线片显示界限不清的透射影，有时可侵犯骨皮质。

（4）预后较差，总体生存时间的中位数约为5年。

（5）上颌骨的致死率是下颌骨的2倍，发生于上颌骨的成釉细胞癌约有1/3以上的病例出现与肿瘤相关的死亡或肺转移，下颌骨病变常在转移前出现局部复发。

2. 病理学特征。

（1）肿瘤在整体上表现成釉细胞瘤的组织学特点，可呈滤泡型、丛状型，也可表现为上皮条索或团块状。

（2）细胞具有恶性特点，如细胞多形性、核分裂、局部坏死、神经周围浸润及核深染。

【病例】

患者女，59岁，左下颌磨牙后区3年前行刮治术，术后病理回报"成釉细胞瘤"，3个月来自觉左下颌骨磨牙区膨隆，疼痛明显。

专科检查：面部不对称，左面颊部膨隆，左下颌磨牙区可见大小5.0cm×4.0cm×3.0cm的肿物，表面破溃。颌下淋巴结肿大。

辅助检查：X线片显示左下颌骨体部有4.0cm×4.0cm的透射影，多房性，周围部分边缘模糊，35、36牙根吸收。

临床诊断：左下颌骨成釉细胞瘤，恶性待排。

肉眼观察：送检左下颌骨1段，大小约4.0cm×3.0cm×2.0cm，剖面灰黄灰褐，多囊性，内含囊液。

光镜观察：肿瘤具有成釉细胞瘤的特点，主要呈滤泡型。但多数区域上皮岛中央细胞呈梭形，排列密集，有明显异型性，核分裂多见，可见病理性核分裂。送检颌下淋巴结见转移性肿瘤灶形成，其形态与颌骨原发肿瘤一致，细胞异型性更加明显，病理性核分裂多见（图8-4-1）。

病理诊断：左下颌骨成釉细胞癌。

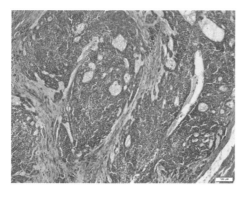 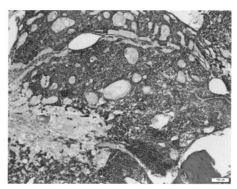

A. HE，×100　　　　　　　　　B. HE，×200

图8-4-1　成釉细胞癌病例

（二）非特异性原发性骨内癌

非特异性原发性骨内癌（primary intraosseous carcinoma，not otherwise specified）是原发于颌骨内、不能做其他分类的癌，与口腔黏膜没有原始联系，可能发生于牙源性上皮，有些病例也可能发生于牙源性囊肿或其他牙源性良性肿瘤。

1．临床要点。

（1）发病率低，较少见，可发生于各年龄，但以45岁以上多见。

（2）男性较女性多发，好发于下颌骨后份。

（3）早期症状可表现为颌骨肿大、疼痛，牙齿移位及松动，后期可穿破骨皮质，侵犯软组织，口腔黏膜可出现溃疡。

（4）X线片显示颌骨的弥漫性透射影，边界不清，骨质破坏明显，部分可表现为多房性放射透光影。

（5）预后较差，癌的组织学分级与预后相关。

2．病理学特征。

（1）一般表现为无角化的鳞状细胞癌，排列呈团块或丛状癌巢，周边细胞呈栅栏状排列，核远离基底膜，有时可发生角化，多数呈中等程度分化，坏死不明显。

（2）少数发生角化的鳞状细胞癌与发生于口腔黏膜的鳞状细胞癌难以鉴别，需结合临床和放射学检查来确诊。

（3）如组织学上可证实颌骨中心性癌发生于牙源性囊肿的衬里上皮，可确定颌骨为原发部位。

（三）牙源性硬化性癌

牙源性硬化性癌（sclerosing odontogenic carcinoma）是一种原发于颌骨内的癌，显著硬化的间质内见有上皮条索浸润性生长。迄今，仅有零星病例报道。

1．临床要点。

（1）好发于下颌骨，前磨牙和磨牙区多见，上颌骨多发生于前份和磨牙区。

（2）可导致颌骨膨隆，有时出现神经症状。

（3）X线片显示界限不清的透射影，常有皮质骨破坏、牙根吸收，上颌窦也可受累。

（4）目前认为牙源性硬化性癌属低度恶性。

2．病理学特征。

（1）单列上皮细胞条索分布在密集、硬化的间质内，不同区域分布不同，有时上皮巢被挤压成细条索而不易发现，需做免疫组织化学染色确认。

（2）细胞间变不明显，核分裂不常见，胞质可呈空泡状或透明，没有鳞状上皮分化。

（3）虽然组织表现呈良性，但肿瘤具有浸润性生长的特点，可浸润骨骼肌和神经，坏死不常见。

（4）目前对于此肿瘤是否为一种独立疾病尚无定论，需要更多病例的观察和研究。

（四）牙源性透明细胞癌

牙源性透明细胞癌（clear cell odontogenic carcinoma）是一种少见的由空泡状或透明细胞为主组成的牙源性肿瘤。原位杂交技术经常表达*EWSR1*基因断裂，可作为诊断的一个参考标志。

1．临床要点。

（1）发病率较低。

（2）多发于中老年女性。

（3）下颌骨多于上颌骨，好发于下颌骨角区或下颌骨前牙区。

（4）病程长短不一，表现为颌骨肿胀，可引起牙松动。

（5）X线片显示颌骨较广泛的骨质破坏。

（6）属于低度或中度恶性肿瘤，呈浸润性生长，常发生局部淋巴结转移，切除不彻底易复发。

2．病理学特征。

（1）肉眼观察：肿瘤无包膜，剖面灰白，实性，可浸润骨组织。

（2）光镜观察：

1）肿瘤上皮细胞呈片状、岛状、条索状排列。

2）肿瘤无腺样结构，无钙化物沉积。

3）大部分肿瘤细胞胞浆透明，PAS染色呈阳性，细胞界限明显。

4）胞核位于中心或偏向细胞一侧，较深染，可见分裂象。

5）可见少量基底样细胞，胞浆少，弱嗜酸性，与透明细胞有形态上过渡。

6）间质为成熟的结缔组织。

【病例】

患者男，34岁，下颌骨前部疼痛不适4个月。

专科检查：下颌骨前份肿胀，下颌31、32、41、42牙松动。

辅助检查：X线片显示33～44牙位之间有一界限不清的透射影，牙根无吸收。

临床诊断：下颌骨恶性肿瘤。

肉眼观察：送检下颌骨1段，带牙5枚，大小约7.1cm×4.5cm×2.6cm，颌骨颊舌侧膨隆，骨皮质尚完整。

光镜观察：肿瘤主要由透明细胞和基底样细胞构成，上皮巢由纤维间质分隔，有些周边细胞呈栅栏状排列，但中央细胞排列紧密，无星网状层样分化。肿瘤有异型性，核分裂偶见，肿瘤边缘侵犯肌肉组织及神经（图8-4-2）。

病理诊断：下颌骨牙源性透明细胞癌。

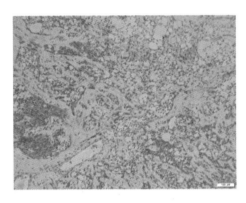 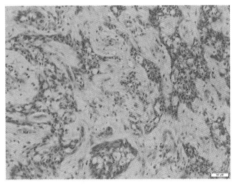

A. HE，×200　　　　　　　　　　　B. HE，×400

图8-4-2　牙源性透明细胞癌病例

（五）牙源性影细胞癌

牙源性影细胞癌（odontogenic ghost cell carcinoma）是指具有牙源性钙化囊性瘤或牙本质生成性影细胞瘤特征，又具有恶性细胞学特征和呈浸润性生长的肿瘤。其可以由良性病变恶变而来，也可为原发的恶性肿瘤，可表现为囊性肿物，也可为实性。研究表明其可继发于牙源性钙化囊肿、牙本质生成性影细胞瘤、成釉细胞瘤、牙源性钙化上皮瘤等。

1. 临床要点。

（1）多发于13~72岁，平均发病年龄约38.4岁。

（2）男性较女性多见。

（3）好发于上颌骨。

（4）常出现颌骨膨大，上颌肿瘤最终可侵犯上颌窦和鼻腔。

（5）肿瘤生长缓慢，伴疼痛、失牙、黏膜溃疡及神经症状。

（6）X线片显示界限不清的透射影，其中可见不规则阻射物质。

（7）肿瘤可导致唇颊侧骨板破坏，侵犯软组织。

（8）肿瘤呈浸润性生长，术后易复发，有肺转移甚至致死的病例报道。在已报道的16例患者中，总体5年生存率为73%。

2. 病理学特征。

（1）肉眼观察：肿瘤呈实性或多囊性，切面质韧，有砂砾感。

（2）光镜观察：

1）具有牙源性钙化囊肿或牙本质生成性影细胞瘤的某些特征，肿瘤上皮岛具有排列规则的基底细胞和中央的星网状细胞，并含数量不等的影细胞。

2）肿瘤细胞多形性，核分裂多见，有时可见肿瘤坏死以及周围组织侵犯。

3）肿瘤中还可见邻近上皮的发育不良的牙本质样物质。

【病例】

患者女，50岁，3个月前发现右上颌骨肿物，生长较快，伴疼痛。

专科检查：右上颌12～15牙根方，肿物大小约4.0cm×2.0cm，黏膜表面溃烂。

辅助检查：X线片显示12～15牙根方低密度影，边界不清，颊侧骨板破坏。

临床诊断：右上颌骨恶性肿瘤。

肉眼观察：送检右上颌骨1段，大小约4.5cm×3.0cm×2.5cm，骨质破坏，剖面灰白，界欠清。

光镜观察：主要由上皮成分及少量间质构成。肿瘤上皮形成巢状或大片状，细胞多形性，胞浆丰富，核大深染，细胞表现异型性，核分裂多见，在肿瘤巢内存在大量均质红染的影细胞灶（图8-4-3）。

病理诊断：右上颌骨牙源性影细胞癌。

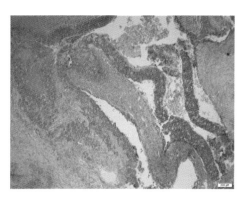 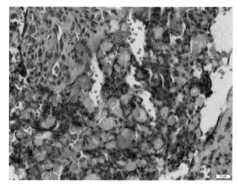

A. HE，×40　　　　　　　　B. HE，×400

图8-4-3　牙源性影细胞癌病例

二、牙源性癌肉瘤

牙源性癌肉瘤（odontogenic carcinosarcoma）是极为罕见的恶性混合性牙源性肿瘤，其组织表现类似成釉细胞纤维瘤，但其上皮及间叶组织均呈恶性表现。目前文献中仅有零星报道。

（一）临床要点

1. 肿瘤较少见，发病年龄在19～55岁，平均发病年龄为43岁。

2. 多累及下颌骨，性别无差异。

3. 肿瘤表现为下颌骨体部和升支膨隆，持续数月，可无痛也可出现嘴唇麻木。

4. X线片显示病灶较大，呈扩张性，边界不清，可有骨皮质破坏和牙根吸收。

（二）病理学特征

1. 肉眼观察：肿瘤呈多结节状，切面棕褐，外观肉质。

2. 光镜观察：

（1）表现类似成釉细胞纤维瘤，但其上皮及间叶组织均有恶性特征。

（2）肉瘤成分中细胞多形性明显，核大而奇特，偶见多核和有丝分裂。

（3）上皮成分恶性明显，细胞核大而深染，核质比升高。局灶可丧失典型的成釉细胞特征。

三、牙源性肉瘤

牙源性肉瘤（odontogenic sarcoma）是一组混合性牙源性肿瘤，上皮成分表现为良性，间叶成分表现为肉瘤的特征，以成釉细胞纤维肉瘤最为常见。

（一）临床要点

1. 发病率低，极少见。

2. 以中青年多见，平均发病年龄约30岁。

3. 男女患病率无差异。

4. 下颌骨较上颌骨多见，约为4∶1，好发于下颌骨后份。

5. 肿瘤生长较快且伴疼痛，且疼痛多发生在肿胀之前。

6. X线片显示边界不清的透射区，若肿瘤形成牙本质样物，可表现为阻射影，可出现骨组织破坏。

7. 肿瘤局部呈高度浸润性生长，较少发生远处转移（<5%）。

（二）病理学特征

1. 肉眼观察：肿物无包膜，为分叶状，剖面淡粉红色，无明显纤维束，质较软。

2. 光镜观察：

（1）上皮成分较少，上皮分化较好，呈团块状或条索状排列。

（2）间叶成分表现明显间变，细胞密集，大小不一，多形性，异型性，胞核浓染，核分裂多，可见瘤巨细胞。

第五节　与骨相关的病变

一、骨化纤维瘤

骨化纤维瘤（ossifying fibroma）是一种边界清楚、由富含细胞的纤维组织和表现多样的矿化组织构成的病变。目前认为其有三种临床病理亚型：牙骨质–骨化纤维瘤、青少年小梁状骨化纤维瘤（juvenile trabecular ossifying fibroma，JTOF）和青少年沙瘤样骨化纤维瘤（juvenile psammomatous ossifying fibroma，JPOF）。部分病例可继发动脉瘤样骨囊肿。其与纤维结构不良在影像学及组织学形态上常有重叠，鉴别诊断存在一定挑战。

（一）临床要点

1. 好发于10～39岁。

2. 不同亚型的发病年龄存在差异，青少年小梁状骨化纤维瘤发病年龄较小，多发生于8.5～12岁，青少年沙瘤样骨化纤维瘤平均发病年龄约20岁，而牙骨质–骨化纤维瘤高发年龄为20～40岁。

3. 女性较男性多见，约为5∶1。

4. 发生于承牙区，下颌骨后部多见，青少年小梁状骨化纤维瘤好发于上颌骨，而青少年沙瘤样骨化纤维瘤主要发生于鼻窦的骨壁。

5. 早期无症状，随着肿瘤增大，颌骨膨隆，牙移位，关系紊乱。青少年小梁状骨化纤维瘤表现为受累骨进展性或快速性膨隆，可引起鼻道堵塞和鼻出血。

6. X线片显示界限清楚的的单房性密度减低区，常见不同程度的阻射区，部分骨皮质变薄甚至穿孔。

7. 治疗应完整切除，不治疗可持续生长。虽然青少年小梁状骨化纤维瘤在形态学上表现极为活跃，但保守性手术后一般无复发。

（二）病理学特征

1. 肉眼观察：肿瘤界限清楚，有包膜，剖面黄白，实性。

2. 光镜观察：

（1）肿瘤由富含成纤维细胞的结缔组织构成，细胞丰富程度可有较大差异。

（2）肿瘤中的钙化结构具有多样性，常见小梁状编织骨连接成网，其周围围绕成排的成骨细胞，有时可见宽大的板层骨结构和营养不良性钙化，还可见无细胞的嗜碱性类牙骨质沉积物，呈圆形或卵圆形，周界光滑，类似牙骨质小体。

（3）青少年小梁状骨化纤维瘤由含丰富细胞的纤维组织构成，可见含细胞的带状类骨质和排列成网状的纤细幼稚的骨小梁，外周可见密集围绕的成骨细胞，细胞丰富区域可见核分裂。

（4）青少年沙瘤样骨化纤维瘤在成纤维性间质内含有丰富的沙瘤样骨小体，骨小体中可无细胞或有散在细胞，骨小体边缘没有放射状的胶原纤维，其可相互融合形成具有反转线的小梁结构。

【病例】

患者男，30岁，发现右下颌骨肿物2年，逐渐长大，无明显疼痛。

专科检查：右下颌45～47牙舌侧膨隆，大小约4.0cm×2.8cm×2.3cm，表面黏膜正常，质硬，无扪痛。

辅助检查：X线片显示右下颌骨45～47牙下方有一卵圆形骨密度减低区，大小约4.0cm×3.0cm×2.5cm，密度不均匀，界清。

临床诊断：右下颌骨化纤维瘤。

临床治疗：右下颌骨肿物切除术+区段截骨术+钛板修复术。

肉眼观察：送检下颌骨1段，体积5.0cm×5.0cm×4.0cm，舌侧明显膨隆，剖面灰白，实性，质韧，界清。

光镜观察：肿瘤界限清楚，内部见胶原纤维及成纤维细胞交错排列，其间大量不规则的骨小梁及骨样组织，呈幼稚的编织骨，较宽的类骨质，中央可见钙化，骨小梁周围可见成骨细胞，部分区域较多破骨细胞样多核巨细胞，局部梭形肿瘤细胞密集，细胞无明显异型性，核分裂少见（图8-5-1）。

病理诊断：右下颌骨骨化纤维瘤。

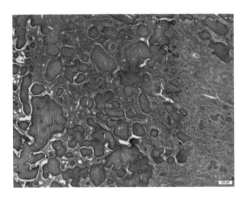 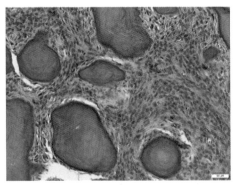

A．HE，×100　　　　　　　　B．HE，×400

图8-5-1　骨化纤维瘤病例

二、家族性巨大型牙骨质瘤

家族性巨大型牙骨质瘤（familial gigantiform cementoma）是一种少见的颌骨纤维-骨性病损。患者发病较早，颌骨多发或累及四个象限，导致面部畸形，但不累及其他骨。

（一）临床要点

1. 发病率低，较少见。

2. 性别无显著差异。

3. 发病早，可累计多象限颌骨，不累及其他部位的骨。

4. 具有家族性，部分病例表现为常染色体显性遗传，也有无遗传背景的散发病例。

5. X线片显示以多发或多象限的透射影为主或阻射影为主或透射/阻射混合影。

6. 手术具有挑战性，病变累及广泛，局部修整手术常常复发，多次复发生长加快。

（二）病理学特征

由丰富的成纤维细胞、胶原纤维及不成熟的骨小梁和牙骨质样物质组成。

【病例】

患者男，15岁，发现右上、下颌骨肿物5年，逐渐长大，无明显疼痛，父亲有类似病变。

专科检查：双侧面部不对称，右上、下颌骨膨胀，黏膜未见明显异常，质硬，无扣痛。

辅助检查：X线片显示右上、下颌骨有不规则透射/阻射混合影。

临床诊断：家族性巨大型牙骨质瘤？

临床治疗：右上、下颌骨肿物局部修整手术。

肉眼观察：送检不整形硬组织一堆，总体积约4.0cm×3.0cm×2.4cm，质硬。

光镜观察：由丰富的成纤维细胞、胶原纤维及不成熟的骨小梁和牙骨质样物质组成（图8-5-2）。

病理诊断：右上、下颌骨结合临床影像学检查，符合家族性巨大型牙骨质瘤。

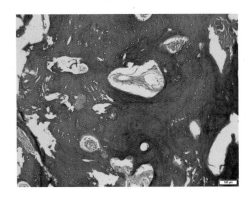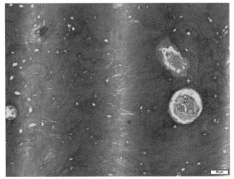

A. HE，×40　　　　　　　　B. HE，×200

图8-5-2　家族性巨大型牙骨质瘤病例

三、牙骨质-骨结构不良

牙骨质-骨结构不良（cemento-osseous dysplasias，COD）是一组发生于颌骨承牙区的非肿瘤性病损，是以纤维组织和化生性骨取代正常骨组织的特发性病变。2017年WHO将此类疾病命名为牙骨质-骨结构不良，其可分为3种类型：局灶型牙骨质-骨结构不良、根尖周牙骨质-骨结构不良和繁茂型牙骨质-骨结构不良。

（一）临床要点

1. 中年黑人女性多见。

2. 发生于牙周膜，只见于颌骨承牙区。

3. 发生于下颌前部，仅累及少数牙时，称为根尖周牙骨质-骨结构不良；发生于颌骨后牙区的类似局限性病变称为局灶型牙骨质-骨结构不良；繁茂型牙骨质-骨结构不良为多发或多个象限受累。

4. 根尖周牙骨质-骨结构不良和局灶型牙骨质-骨结构不良通常在X线检查时发现，受累牙活力正常。

5. 繁茂型牙骨质-骨结构不良可在继发感染后出现颌骨膨胀等症状。

6. X线片显示以透射影为主或阻射影为主或透射/阻射混合影，随病变时间的推移，阻射影有逐渐增加的趋势。

7. 除非病变继发感染，一般不需要治疗。

（二）病理学特征

1. 病变无包膜。

2. 大多数病变中的硬组织成分与受累牙牙根表面不融合，但与其周围的骨组织相连。

3. 各型均由富含细胞的纤维组织构成，其中含有层板骨和牙骨质样物质。

【病例】

患者女，35岁，发现右下颌骨肿物3年，逐渐长大，无明显疼痛。

专科检查：双侧面部不对称，右下颌骨膨胀，大小约5.0cm×4.0cm×2.5cm，黏膜未见明显异常，质硬，无扣痛。

辅助检查：X线片显示右下颌骨有不规则透射/阻射混合影，大小约5.1cm×4.0cm×2.6cm。

临床诊断：右下颌骨牙骨质-骨结构不良？

临床治疗：右下颌骨肿物局部修整手术。

肉眼观察：送检不整形硬组织一堆，总体积约2.0cm×1.5cm×1.5cm，质硬。

光镜观察：由富含细胞的纤维组织构成，可见骨样和牙骨质样钙化物质（图8-5-3）。

病理诊断：右下颌骨结合临床影像学检查，符合牙骨质-骨结构不良。

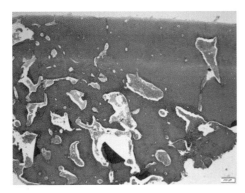 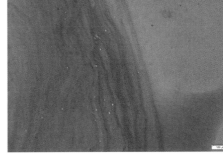

A. HE，×40   B. HE，×200

图8-5-3 牙骨质-骨结构不良病例

（池彦廷　唐月阳）

参考文献

［1］Qiao X, Shi J, Liu J, et al.Recurrence rates of intraosseous ameloblastoma cases with conservative or aggressive treatment: a systematic review and meta-analysis［J］.Frontiers in Oncology, 2021（11）: 647200.

［2］胡玲玲，潘琿，谢志坚.开窗减压术治疗颌骨囊性病变的临床研究新进展［J］.中国实用口腔科杂志，2021，14（2）：239-242.

［3］Pullon P A, Shafer W G, Elzay R P, et al.Squamous odontogenic tumor report of six cases of a previously undescribed lesion [J].Oral Surgery, Oral Medicine, and Oral Pathology, 1975, 40（5）: 616-630.

[4] Mohr B, Winter J, Wahl G, et al.Recurrent squamous odontogenic tumor: a case report and review of the literature [J].Oncology Letters, 2015, 10（5）: 2713-2722.

[5] Croonenborghs T M, Fransen J, Hauben E, et al.The first parent-child diagnosis of a multifocal squamous odontogenic tumor: a case report [J]. J Stomatol Oral Maxillofac Surg, 2021, 122（6）: 612-617.

[6]张艳宁, 侯亚丽, 于美清, 等.牙源性钙化上皮瘤1例临床病理分析及文献复习 [J].实用口腔医学杂志, 2021, 37（3）: 431-433.

[7] Manjunatha B S, Mahajan A, Mody B M, et al.Adenomatoid odontogenic tumor （AOT）arising from a dentigerous cyst: literature review and report of a case [J].Journal of Maxillofacial & Oral Surgery, 2015, 14（2）: 393-397.

[8] Kobayashi K, Murakami R, Fujii T, et al.Malignant transformation of ameloblastic fibroma to ameloblastic fibrosarcoma: case report and review of the literature [J].Journal of Cranio-Maxillo-Facial Surgery: Official Publication of the European Association for Cranio-Maxillo Facial Surgery, 2005, 33（5）: 352-355.

[9]方三高.WHO（2017）头颈部肿瘤分类新增病种: 牙源性始基瘤 [J].诊断病理学杂志, 2018, 25（11）: 784.

[10] Mosqueda-Taylor A, Pires F R, Aguirre-Urízar J M, et al.Primordial odontogenic tumour: clinicopathological analysis of six cases of a previously undescribed entity [J].Histopathology, 2014, 65（5）: 606-612.

[11] Trung H V, Anh T V H, Tam T N T, et al.Giant compound odontoma of the mandible in an adolescent [J].Journal of Pediatric Surgery Case Reports, 2021, 65（2）: 345-347.

[12] Altindis S, Tokuc B, Hosgor H, et al.Peripheral dentinogenic ghost cell tumor of the maxilla [J].The Journal of Craniofacial Surgery, 2021, 32（8）: e739-e740.

[13] Oueslati Y, Belkacem C R, Oualha L, et al.Central odontogenic fibroma of simple type: an original observation [J].SAGE Open Medical Case Reports, 2021（9）: 2050313x211012494.

[14] Banasser A M, Bawazir M M, Islam M N, et al.Odontogenic myxoma: a 23-year retrospective series of 38 cases [J].Head and Neck Pathology, 2020, 14（4）: 1021-1027.

[15]许来青, 刘媛媛, 罗晶晶, 等.成牙骨质细胞瘤的临床及影像表现分析 [J].华西口腔医学杂志, 2015, 33（4）: 419-422.

[16] Pandey S, Bhutia O, Roychoudhury A, et al.Literature review of 86 cases of

mandibular ameloblastic carcinoma［J］.National Journal of Maxillofacial Surgery，2018，9（1）：2-7.

［17］Hadj S M，Ordioni U，Benat G，et al.Clear cell odontogenic carcinoma：a review［J］.Journal of Stomatology，Oral and Maxillofacial Surgery，2017，118（6）：363-370.

［18］叶伟龙，马国武，孙波.牙源性影细胞癌1例［J］.大连医科大学学报，2021，43（1）：92-94.

［19］黄国辉，陈焕波，刘燕萍.青少年沙瘤样骨化纤维瘤1例并文献复习［J］.岭南现代临床外科，2021，21（2）：226-228.

［20］Wright J M，Vered M.Update from the 4th Edition of the World Health Organization Classification of Head and Neck Tumours：odontogenic and maxillofacial bone tumors［J］.Head and Neck Pathology，2017，11（1）：68-77.

第九章

颌骨疾病

第一节　颌骨骨髓炎

颌骨骨髓炎（osteomyelitis of jaws）是指发生于颌骨骨质和骨髓的炎症，多数为化脓性炎症，常与颌面部软组织炎症同时存在。最常见的病原菌是化脓性细菌。

一、急性化脓性骨髓炎

急性化脓性骨髓炎（acute suppurative osteomyelitis）多来自牙源性感染，少数情况可由外伤后感染和血行感染引起。病原菌主要为金黄色葡萄球菌和链球菌。

（一）临床要点

1. 好发于年轻男性，下颌骨多见，以第一磨牙常见。

2. 婴幼儿急性化脓性颌骨骨髓炎现在已很少见，多发生于出生后2～3周，多发生于上颌骨。

3. 局部和全身症状明显，严重者可并发败血症、颅内感染等。

4. X线片显示早期无明显异常表现，7～10天后，骨纹理变模糊，出现弥漫的透射影，呈斑驳的虫蚀状，界限不清。

（二）病理学特征

1. 骨髓组织充血水肿，伴有大量中性粒细胞浸润；组织溶解坏死，化脓性渗出物和坏死物质形成脓肿。

2. 骨小梁的成骨活性降低，破骨活性增高。有时骨细胞消失，骨陷窝细胞空虚，死骨形成。

二、慢性化脓性骨髓炎

慢性化脓性骨髓炎（chronic suppurative osteomyelitis）较多见，可由急性化脓性骨髓炎治疗不当或毒力弱的细菌感染引起。

（一）临床要点

1. 男性多于女性，好发于下颌磨牙区。

2. 疼痛及肿胀程度不一，可伴有牙松动、瘘管排脓、咬合紊乱、张口受限，甚至发生病理性骨折。下唇麻木等感觉异常少见。

3. X线片显示虫蚀状骨吸收，为界限不清的透射影、局灶性阻射影，死骨形成。

（二）病理学特征

1. 病变的炎症反应程度不一，中性粒细胞、淋巴细胞和浆细胞不同程度浸润，有时形成化脓性病灶。

2. 死骨形成，骨小梁间可见慢性发炎的纤维结缔组织。

【病例】

患者男，54岁，左下颌骨疼痛不适3个月余。

专科检查：面型对称，张口度、开口型正常，患者下颌34牙对应颊侧黏膜可见一大小约0.2cm×0.2cm的瘘管，挤压有白色脓液流出。

辅助检查：X线片显示左下颌33～35牙根方呈虫蚀状骨吸收，为界限不清的透射影，大小约4.0cm×3.0cm×2.0cm，局灶区有阻射影。

临床诊断：左下颌骨慢性化脓性骨髓炎？

肉眼观察：灰白软硬组织一堆，总体积约1.0cm×0.8cm×0.2cm。

光镜观察：送检物为发炎的纤维组织、炎性肉芽组织及死骨，结合临床和影像学检查，符合慢性化脓性骨髓炎（图9-1-1）。

病理诊断：左下颌骨慢性化脓性骨髓炎。

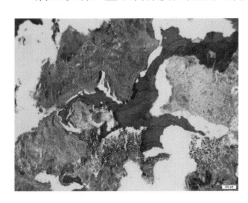 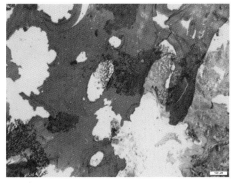

A. HE，×40   B. HE，×200

图9-1-1　慢性化脓性骨髓炎病例

三、慢性骨髓炎伴增生性骨膜炎

慢性骨髓炎伴增生性骨膜炎（chronic osteomyelitis with proliferative periostitis）又称为Garré骨髓炎、Garré慢性非化脓性硬化性骨炎或骨化性骨膜炎，是一种伴明显骨膜炎症反应的慢性骨髓炎亚型，其特征为轻度感染引起的增生性骨膜反应。

（一）临床要点

1. 好发于儿童和青少年，男性略多，下颌后份多见。

2. 进展缓慢，无痛性颌骨肿胀，质地坚硬，表面黏膜和皮肤色泽正常。

3. X线片显示骨密质肥厚，在骨密质外有不规则的骨质增生，形成双层或多层骨密质，呈"洋葱皮样"，骨髓腔内可有点状破坏。

（二）病理学特征

1. 骨膜下反应性新骨形成。

2. 可见成层增生的骨小梁，相互平行。骨小梁为编织骨，成骨活跃。

3. 有时骨小梁交织成网状，排列紊乱，需与纤维–骨性病损相鉴别。

四、慢性局灶性硬化性骨髓炎

慢性局灶性硬化性骨髓炎（chronic focal sclerosing osteomyelitis）又称为致密性骨炎，是轻度感染导致骨的局灶性反应，多与慢性根尖周炎有关。

（一）临床要点

1. 可发生于任何年龄，青年人多见，好发于下颌后牙区。

2. 无明显症状，多在X线检查时发现。X线片显示圆形界限清楚的阻射区，局限于一个或两个牙的根尖区，与牙根易区分。

（二）病理学特征

1. 骨小梁比周围正常骨组织致密，由编织骨和板层骨构成，含嗜碱性线。

2. 骨髓腔狭小，含疏松的纤维结缔组织，有少量淋巴细胞浸润。

五、结核性骨髓炎

结核性骨髓炎（tuberculous osteomyelitis）较少见，常为身体其他部位结核的继发病，也可是直接感染。

（一）临床要点

1. 发病率较低，多见于儿童。上、下颌骨均可发生，常伴发一般化脓性感染。

2. 若经血行感染，形成广泛病变，易发生病理性骨折。

3. 波及皮肤表面，可形成冷脓肿，破溃形成瘘管。

4. X线片显示边缘模糊，下颌骨可形成囊肿样腔洞，洞内可见不清晰的死骨影像。

（二）病理学特征

1. 骨髓腔形成结核性肉芽组织，由上皮样细胞、朗格汉斯巨细胞以及散在炎性细胞聚集形成。结节中心可见干酪样坏死，周围可见增生的纤维结缔组织。

2. 有时可见死骨形成。

六、颌骨放射性骨髓炎

颌骨放射性骨髓炎（radiation osteomyelitis）又称为放射性骨坏死，是头颈部恶性肿瘤放疗的严重并发症。一般认为60Gy以上照射量会增加骨坏死的发生率。该疾病由Regaud于1922年首次报道，发病率为5%～15%。

（一）临床要点

1. 发病缓慢，多在0.5～3.0年内发病。常在拔牙或局部损伤后创口不愈。

2. 局部间断性疼痛，可出现剧痛。可出现开口受限以及严重的感染、瘘口、死骨暴露、恶臭、病理性骨折等。

3. 全身症状可表现为衰弱、消瘦、贫血等。

4. X线片显示骨密度降低，不规则的死骨阻射影，边缘不整。

（二）病理学特征

1. 主要为骨的变性和坏死，骨髓炎或细菌感染为继发病变。

2. 部分骨细胞消失，骨陷窝空虚，成骨和破骨均不活跃，死骨形成。

3. 骨髓腔内可见增生的纤维组织、坏死的组织残屑以及炎性细胞浸润。

【病例】

患者女，49岁，发现右上颌骨流脓3个月余。

专科检查：面型对称，张口度、开口型正常，右侧14牙根尖有一瘘管，可见脓液排出。患者鼻腔NK/T细胞淋巴瘤放、化疗后6年。

辅助检查：X线片显示右上颌骨13～15牙根尖上方可见不规则骨密度降低，不规则的死骨阻射影，边缘不整。

临床诊断：颌骨放射性骨髓炎。

肉眼观察：送检碎骨组织一堆，总体积约3.0cm×2.0cm×1.0cm，质硬。

光镜观察：镜下见大量死骨、纤维组织，伴炎性细胞浸润（图9-1-2）。

病理诊断：右上颌骨放射性骨髓炎。

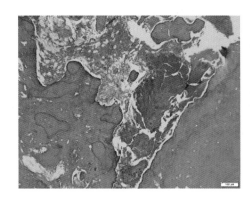
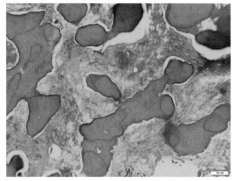

A. HE, ×100   B. HE, ×400

图9-1-2　颌骨放射性骨髓炎病例

第二节　颌骨骨髓炎以外非肿瘤性疾病

一、巨颌症

巨颌症（cherubism）又称家族性颌骨纤维异常增殖症、家族性颌骨多囊性病，是一种良性、自限性的疾病，较为少见，常有家族倾向，目前认为其是一种常染色体显性遗传性疾病，由*SH3BP2*基因突变引起。

（一）临床要点

1. 仅发生于儿童，发病年龄6个月至7岁不等，7岁以前病变发展较快，到青春期发展渐缓或停止进行。男性约为女性的2倍。

2. 好发于下颌骨，下颌骨对称性肿大，上颌骨有时也可受累，侵犯眶底并出现相应症状。

3. X线片显示颌骨对称性膨胀，有多囊性密度减低区，边界清楚，有少量骨间隔，早期病变仅限于下颌磨牙区或下颌角，继而可向升支及喙突发展，骨皮质变薄甚至消失。

（二）病理学特征

1. 肉眼观察：呈红褐色或灰褐色，质软易碎，可见囊腔。

2. 光镜观察：

（1）骨组织被含丰富血管的纤维结缔组织代替。

（2）成纤维细胞排列疏松，大小不一的多核巨细胞弥漫或灶性分布。

（3）血管丰富，壁薄，在血管周围有嗜酸性物质呈袖口状沉积，多核巨细胞常围绕或紧贴血管壁，有的在血管腔内。

【病例】

患者男，5岁，发现双侧下颌骨逐渐膨胀3年余。

专科检查：双侧下颌骨对称性肿胀，张口度三横指，开口型基本正常，下颌牙槽突肿大，牙龈稍红肿，乳牙列不整齐。

辅助检查：X线片显示双侧下颌骨下颌角至下颌升支有不规则骨密度降低，多囊性，边界较清。

临床诊断：巨颌症？

肉眼观察：送检红褐色散碎软硬组织一堆，总体积约1.0cm×0.5cm×0.3cm，质硬。

光镜观察：骨组织被含丰富血管的纤维结缔组织取代，多核巨细胞紧贴血管壁，纤维组织增生（图9-2-1）。

病理诊断：双侧下颌骨巨颌症。

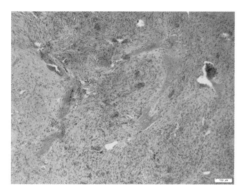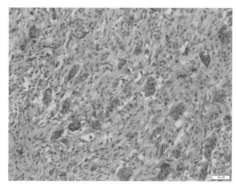

A. HE，×100   B. HE，×200

图9-2-1 巨颌症病例

二、甲状旁腺功能亢进

甲状旁腺功能亢进（hyperparathyroidism）是指甲状旁腺素（PTH）分泌亢进而造成的全身性疾病。本病分为原发性、继发性和遗传性三种类型。此类疾病的影像及病理特征缺乏特异性，需与多种病变相鉴别。应综合考虑局部及全身情况，进行系统治疗。

（一）临床要点

1. 原发性可发生于任何年龄，其他类型取决于原发病的时间。女性多见。

2. 甲状旁腺素促进溶骨，使血钙增高，引起一系列的症状和体征。

3. 肾病、骨病及高血钙是三种重要临床表现。

4．颌骨受累增大膨隆，牙槽骨吸收导致牙松动、移位、咬合关系紊乱。

5．X线片显示界限清楚、单房性或多房性密度减低区，牙槽骨的硬骨板部分或全部消失。

（二）病理学特征

1．初期：骨改建亢进，破骨细胞和成骨细胞均处于活跃状态——骨吸收和骨形成平衡。

2．病变进展，骨小梁出现穿凿性吸收，被富含血管的纤维结缔组织取代，含大量多核巨细胞。

3．血管外红细胞聚集和含铁血黄素沉积，病变呈棕褐色——棕色瘤。

4．部分可见反应性新生骨，有时纤维组织因液化坏死而发生囊性变。

【病例】

患者女，36岁，下颌骨正中膨隆6个月，伴甲状旁腺素分泌亢进。

专科检查：面型左右对称，开口度三横指，开口型基本正常。下颌骨正中膨隆，下颌前牙牙槽突肿大，32～42牙松动，牙龈红肿，龈沟内有黄棕色液体渗出。同时钙磷代谢异常。

辅助检查：X线片显示下颌骨前牙区呈多房性密度减低区，边界尚清，牙槽骨的硬骨板部分消失。

临床诊断：甲状旁腺功能亢进？

肉眼观察：送检灰红灰褐散碎软硬组织一堆，总体积约2.5cm×1.6cm×0.5cm。

光镜观察：骨组织被有丰富血管的纤维结缔组织取代，骨小梁出现穿凿性吸收，多核巨细胞紧贴血管壁，血管外红细胞聚集和含铁血黄素沉积（图9-2-2）。

病理诊断：甲状旁腺功能亢进。

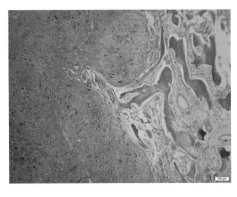 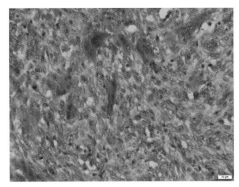

A．HE，×40   B．HE，×400

图9-2-2 甲状旁腺功能亢进病例

三、纤维结构不良

纤维结构不良（fibrous dysplasia，FD）是一种具有遗传学基础的散发性骨疾病，可累及单骨或多骨。其约占所有骨病变的2.5%和所有良性骨肿瘤的7%。病因尚不明确，但目前认为与*GNAS1*基因的功能性突变有关。纤维结构不良还可作为McCune-Albright综合征的表征之一。

（一）临床要点

1. 单骨性多见于年轻成年人，性别无明显差异；多骨性则好发于10岁以前，女性多见，上颌比下颌多见。

2. 发展缓慢，青春期后可停止生长，也可终生缓慢进展。

3. 症状不明显，表现为无痛性骨膨胀，引起颜面部不对称等。

4. 多骨性损害同时伴有皮肤色素沉着和女性性早熟等内分泌异常，称为McCune-Albright综合征。

5. X线片显示骨阻射性降低，呈磨玻璃样或棉絮状改变，界限不明显；病变内骨化明显时，可见散在密度增高区。

6. 一般不需治疗，影响颜面部或引起功能障碍的较大的病变，应采取手术切除，应在病变处于生长稳定期一段时间之后再进行手术。术后复发率约为30%，禁忌放疗，放疗可增加肉瘤变的风险。

（二）病理学特征

1. 肉眼观察：

（1）剖面骨密质变薄，与骨松质之间无明显界限。

（2）骨髓腔被灰白色结缔组织代替，可有出血或囊性变。当含有软骨时，表现为界清淡蓝色半透明物质。

2. 光镜观察：

（1）纤维组织代替正常骨组织。

（2）形态不一的编织状骨小梁均匀分布，彼此间缺乏连接，无层板结构，纤细呈弓形或分支状，类似O、C、U、L等英文字母的形态。骨小梁周围往往缺乏成排的成骨细胞。

（3）纤维结缔组织富含血管，有时还可见到骨样组织、软骨岛、破骨细胞、泡沫细胞、多核巨细胞及继发性动脉瘤样骨囊肿或黏液变等继发性改变。

【病例】

患者男，20岁，右面部膨胀畸形15余年。

专科检查：面型不对称，右侧颧骨、上颌骨区、眶部明显膨隆，质硬，无压痛。口内检查见牙列完整，12～17牙、43～44牙颊侧前庭沟膨隆，触质硬，无压痛。上牙列中线较面中线右偏约2mm，前牙深覆𬌗、深覆盖，双侧后牙中性关系，双侧颞下颌关节无弹响及压痛。

辅助检查：CT示右侧额骨、蝶骨、颧骨、上颌骨、筛骨及鼻甲以及右下颌骨膨隆，正常骨小梁结构消失，病损区密度不均，大部分呈磨砂玻璃样改变，局部骨质呈硬化或腔隙样改变，病变跨中线，右侧额窦、蝶窦、筛窦、上颌窦腔消失，右侧眼眶变形。

临床诊断：右侧颅颌面骨纤维结构不良？

肉眼观察：送检散碎骨组织一堆，总体积约5.0cm×4.0cm×3.0cm，质硬。

光镜观察：肿物由纤维组织和形态不一的编织状骨小梁构成。这些骨小梁彼此间缺乏连接，无层板结构，纤细呈弓形或分支状，类似英文字母的形态。骨小梁的周围缺乏成排的成骨细胞。结合临床和影像学检查，符合纤维结构不良（图9-2-3）。

病理诊断：右上颌骨纤维结构不良。

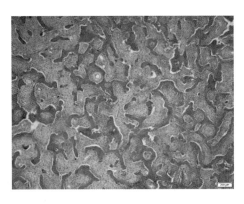
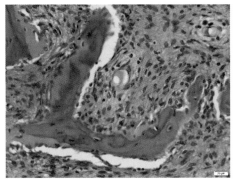

A．HE，×40   B．HE，×400

图9-2-3　纤维结构不良病例

四、朗格汉斯细胞组织细胞增生症

朗格汉斯细胞组织细胞增生症（Langerhans cell histiocytosis）为朗格汉斯细胞的肿瘤性增生，又称朗格汉斯细胞病、组织细胞增生症X或嗜酸细胞肉芽肿等，相对少见。研究发现，朗格汉斯细胞组织细胞增生症患者的朗格汉斯细胞存在原癌基因*BRAF-V600E*突变，高度支持其是一种克隆性肿瘤性疾病。

（一）临床要点

1. 临床表现差异较大，可表现为孤立的骨病损、局部或广泛播散性病损，甚至危及生命。

2. 朗格汉斯细胞组织细胞增生症分为嗜酸性肉芽肿、汉-许-克病（Hand-

Schuller-Christian disease）及勒-雪病（Letterer-Siwe disease），各病损由于发病年龄、病变部位和朗格汉斯细胞增生的程度不同，出现不同的症状、病程及预后。

3. 嗜酸性肉芽肿为慢性局限型。

（1）好发于儿童及青少年，成年人也可发生，男性多见。

（2）多发生于骨内，可为孤立性或多发性。

（3）常侵犯颌骨及牙龈，以下颌骨最多见，出现牙龈肿胀、溃疡、颌骨肿大、疼痛及牙松动等。

（4）X线片显示溶骨性破坏或穿凿性破坏，以颌骨中心破坏为主或以牙槽骨破坏为主，也可发生广泛性破坏。

（5）单骨病变一般预后良好，多发性病变治疗后易复发。

4. 汉-许-克病为慢性播散型。

（1）多发生于3岁以上的儿童，男性多见。

（2）发病迟缓，病程较长，常为多骨性病变及骨外病变。

（3）颅骨病变、突眼和尿崩症为三大特征。

（4）X线片显示颅骨不规则的穿凿性破坏，颌骨有骨质破坏的透射区。

（5）患者可治愈，但常遗留尿崩症或发育迟缓等后遗症。一般认为发病年龄越早，其预后越差。

5. 勒-雪病为急性播散型。

（1）多发生于3岁以内的婴幼儿，病程为急性或亚急性，是最严重的一型。

（2）可表现广泛的内脏器官受累，以皮肤、肝、脾、肺、淋巴结及骨等最易受累。

（3）口腔可出现乳牙松动、巨舌形成、颈部淋巴结肿大等。

（4）X线片显示颅骨及长骨有明显的骨质破坏，颌骨可表现界限清楚的溶骨性改变。

（5）本型病情较重，进展迅速，可危及生命。

（二）病理学特征

1. 主要由增生的朗格汉斯细胞及浸润的嗜酸性粒细胞和其他炎性细胞组成。

2. 可见数目不等的泡沫细胞和多核巨细胞。

3. 单骨性嗜酸性肉芽肿中嗜酸性粒细胞最多见，多呈灶性或聚集在血管周围，也可弥漫散在。

4. 汉-许-克病可见大量吞噬脂类的组织细胞，多见于坏死区周围，而嗜酸性粒细胞较少。

5. 勒-雪病中朗格汉斯细胞大量增生，出现较多异形核及核分裂，但无泡沫细胞。多核巨细胞表现为图顿巨细胞。

【病例】

患者男，15岁，左面部膨隆6个月余。

专科检查：面型不对称，左面部膨隆明显，左下颌骨可扪及一直径约3cm的包块，质韧，与周围组织边界欠清，皮肤未见破溃。

辅助检查：X线片显示左下颌骨可见形状不规则的密度降低影，边界不清，骨皮质破坏。

临床诊断：左下颌骨恶性肿瘤？

肉眼观察：送检灰红灰褐不整形软组织一堆，总体积约2.0cm×1.8cm×0.9cm，质中。

光镜观察：可见大量增生的朗格汉斯细胞、嗜酸性粒细胞和其他炎性细胞，病变内可见泡沫细胞和多核巨细胞（图9-2-4）。

病理诊断：左下颌骨嗜酸性肉芽肿。

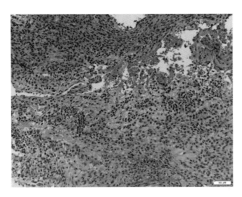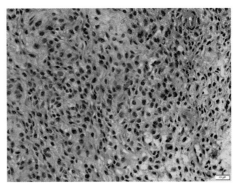

A. HE，×100   B. HE，×400

图9-2-4　嗜酸性肉芽肿病例

五、中心性巨细胞肉芽肿

中心性巨细胞肉芽肿（central giant cell granuloma，GG）曾名巨细胞修复性肉芽肿，为颌骨内的非肿瘤性、含有大量多核巨细胞的病变。1953年由Jaffe首次提出并命名此病。其发病率低，约为百万分之一，占下颌骨良性病变的7%左右。

（一）临床要点

1. 20~30岁多见，女性稍多。下颌前份常见。

2. 多数生长缓慢，无痛性生长，颌骨膨隆，牙齿松动、移位。

3. 约30%表现侵袭性特点，可出现疼痛、骨质破坏、侵犯颌骨周围软组织、牙根吸收等。

4. X线片显示界限清楚的密度减低区，可为单房性或多房性，少见牙根吸收。

（二）病理学特征

1. 肉眼观察：骨质膨隆，剖面灰白或红褐，病变较大时，可有出血、坏死和囊性变。

2. 光镜观察：

（1）由成熟纤维结缔组织构成，其中含有多核巨细胞。

（2）血管较丰富，常见出血，可见少许骨样组织。

（3）多核巨细胞多分布在新生骨或出血灶周围。

（4）类似骨巨细胞瘤，但纤维结缔组织成熟，由梭形的成纤维细胞和胶原纤维构成。

（5）巨细胞分布不均匀，数量少，细胞较小，所含细胞核的数量也少。

【病例】

患者女，25岁，下颌前牙区膨隆6个月余。

专科检查：面型不对称，下颌骨前部明显肿胀。下颌前牙区前庭沟见一大小约2.0cm×1.5cm的膨隆，触诊质韧，无明显触压痛。口内见31牙明显内倾，张口度三横指，张口型不偏，咬合关系正常。

辅助检查：X线片显示下颌骨有界限清楚的多房性密度减低区。

临床诊断：下颌骨囊性病变。

临床治疗：下颌骨肿物刮除术。

肉眼观察：送检灰红灰褐不整形软组织一堆，总体积约2.0cm×1.0cm×0.5cm。

光镜观察：由大量成熟纤维结缔组织构成，其中含有多核巨细胞，可见出血灶及少许骨样组织（图9-2-5）。

病理诊断：下颌骨中心性巨细胞肉芽肿。

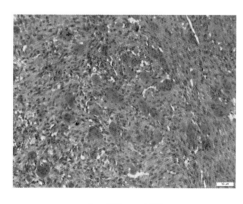
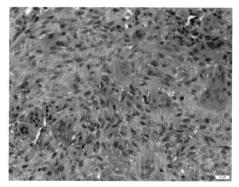

A. HE，×200   B. HE，×400

图9-2-5 中心性巨细胞肉芽肿病例

第三节　颌骨肿瘤

一、骨瘤

骨瘤（osteoma）是由分化成熟的骨组织构成的良性肿瘤。根据发病部位，骨瘤主要分为中心型骨瘤和周围型骨瘤。骨瘤的确切病因尚不明确，可能与多种因素有关，如遗传性（如Gardener综合征）因素、内分泌失调（皮肤骨瘤）、外伤及炎症。

（一）临床要点

1. 发生于任何年龄，好发于10～49岁。男性多见，为女性的2倍。下颌骨比上颌骨多见。

2. 多为单发，也可见双侧或多发。

3. 颌骨膨胀，压迫神经时出现疼痛及局部麻木感，发生于髁突时可引起张口受限。

4. X线片显示密质骨的骨小梁密集、粗大，密度增高，界限清楚。

（二）病理学特征

1. 肉眼观察：

（1）周围型骨瘤呈圆形或卵圆形，有宽广的基底附着于骨面。

（2）中心型骨瘤周围有被膜，切面为海绵状骨或致密骨。

2. 光镜观察：

（1）由致密和小梁状板层骨组织构成，可与基底部正常骨组织相连。

（2）骨小梁间有纤维、血管和脂肪等组织，有时可见造血成分。

（3）根据骨与纤维的比例，骨瘤分为致密性骨瘤和海绵状骨瘤。致密性骨瘤质地硬，主要由缺乏骨髓腔的密质骨构成。海绵状骨瘤质地较软，由成熟的层板骨性骨小梁构成，可含红骨髓或黄骨髓。

【病例】

患者男，36岁，右下颌骨膨隆6个月余，伴下唇麻木。

专科检查：面型不对称，下颌角及下颌骨舌侧胀大，表面光滑，质硬，黏膜未破溃，皮肤未见明显异常，轻微触压痛。口内见46、47牙移位，张口度三横指，张口型不偏。

辅助检查：X线片显示右下颌骨有一界限清楚的密度增高区，大小约2.0cm×1.2cm×0.6cm，骨小梁密集、粗大。

临床诊断：右下颌骨骨瘤？

肉眼观察：送检灰白灰红不整形硬组织一堆，总体积约2.0cm×1.0cm×0.5cm。

光镜观察：可见排列不规则的成熟骨小梁，骨小梁周围可见成骨细胞，骨小梁间有纤维、血管等组织（图9-3-1）。

病理诊断：右下颌骨骨瘤。

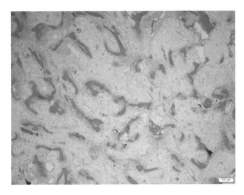 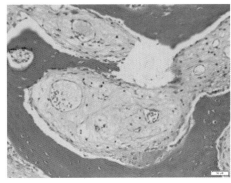

A．HE，×40　　　　　　　　　　B．HE，×400

图9-3-1　骨瘤病例

二、软骨性肿瘤

（一）骨软骨瘤

骨软骨瘤（osteochondroma）是一种较常见的良性骨肿瘤，占所有原发性骨肿瘤的8%～15%。其是发生在骨外表面的带有软骨帽的骨性突起，瘤体包含髓腔、并与基底骨的髓腔延续相通。骨软骨瘤可分为：①孤立性骨软骨瘤，最常见；②多发性骨软骨瘤，为常染色体显性遗传病。

1．临床要点。

（1）发病以青少年为主。

（2）口腔颌面部多见于髁突和喙突，偶见于上颌尖牙窝。

（3）常无症状，生长缓慢，可导致局部膨胀、张口受限等。

（4）渐进性疼痛和肿块逐渐增大可能预示该病恶变。

（5）X线片显示骨表面有蒂或无蒂的骨性病变，可有不规则钙化。

2．病理学特征。

（1）肉眼观察：

1）呈外凸的表面，其下为帽状的灰蓝色透明的软骨结构。

2）骨皮质及髓腔与病变延续相通。

3）不规则或增厚的软骨帽（＞2cm）提示恶变可能。

（2）光镜观察：表面为薄层纤维性软骨膜，其下为帽状的透明软骨样的软骨结构，再下方为成熟的骨小梁结构。

【病例】

患者男，49岁，右面部歪斜10年余，右侧外耳道堵塞1年余。

专科检查：正面观面型不对称，右侧面部膨隆，下颌向左偏斜，侧面观突度尚可。右侧耳前可触及骨性突起，边界不清，质硬，无明显触痛，活动度差。右侧外耳道被挤压仅余一缝隙。上颌中线基本不偏，下颌中线左偏约5mm，咬合平面自左上向右下倾斜，前牙对刃颌，双侧后牙基本中性关系，左侧后牙反颌。张口度正常，开口型右偏，大张口时可扪及右侧颞下颌关节弹响，无明显压痛。

辅助检查：螺旋CT示右侧髁突正常结构消失，顶部骨质不规则增生，正常髁突轮廓隐约存在，与骨质增生区边界欠清，相应关节凹骨面粗糙，可见骨质增生，原关节间隙不规则，变窄明显。下颌骨形态不对称，右侧升支较长，下颌向左侧偏斜。左侧额骨、颞骨、顶骨部分骨质缺损，边缘光滑。

临床诊断：右侧髁突骨软骨瘤继发颌面畸形？

肉眼观察：送检灰白灰褐带髁突的颌骨组织1块，约4.0cm×3.5cm×2.5cm，髁突表面增生膨大，软骨帽约1cm，颌骨可见膨隆。

光镜观察：可见软骨帽，表面为薄层纤维性软骨膜，其下为帽状的透明软骨样的软骨结构，再下方为成熟的骨小梁结构（图9-3-2）。

病理诊断：右侧髁突骨软骨瘤。

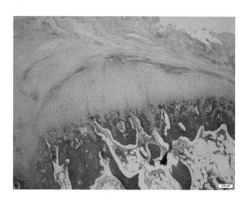 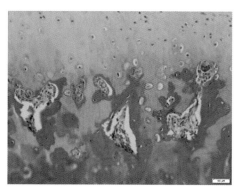

A. HE，×40　　　　　　　　　　B. HE，×400

图9-3-2　骨软骨瘤病例

（二）软骨瘤

软骨瘤（chondroma）是以透明软骨为主要病变的良性骨肿瘤。骨中心部位的软骨瘤称中央型软骨瘤或孤立性内生软骨瘤，骨膜表面的软骨瘤称为骨膜软骨瘤或皮质旁软骨瘤/骨旁软骨瘤。

1. 临床要点。

（1）发生于颌骨的软骨瘤少见。

（2）发病年龄稍高，40~60岁。上、下颌均可发生。

（3）表现为疼痛和肿胀，可引起牙根吸收、牙齿松动及下颌运动障碍。

（4）X线片显示界限清楚的透射影，可有不规则的高密度钙化影。

2. 病理学特征。

（1）肉眼观察：白色或乳白色碎片状，部分区域呈黄色或红色的砂砾样。

（2）光镜观察：

1）由分化成熟的透明软骨细胞构成，分布在淡蓝色的软骨基质陷窝中。

2）软骨细胞胞浆丰富，核小而圆，深染，偶可见双核细胞。

3）局部可见钙化与骨化，或有黏液样基质形成。

【病例】

患者女，49岁，左下颌骨肿胀不适8个月余。

专科检查：面型不对称，左下颌骨肿胀膨隆，37牙颊侧可见膨隆，大小约2.0cm×0.9cm×0.3cm，黏膜表面光滑，轻微压痛，37牙松动。X线片显示左下颌骨37牙根方有分布不均匀的透射区和阻射区，大小约2.5cm×1.2cm×1.0cm，界清。

临床诊断：左下颌骨软骨瘤？

肉眼观察：送检灰白不整形散碎硬组织一堆，总体积约2.0cm×2.0cm×1.5cm，质较软。

光镜观察：镜下可见分化成熟的透明软骨细胞分布在淡蓝色的软骨基质陷窝中，软骨细胞胞浆丰富，核小而圆，深染，偶可见双核细胞，核分裂罕见（图9-3-3）。

病理诊断：左下颌骨软骨瘤。

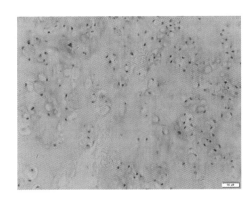 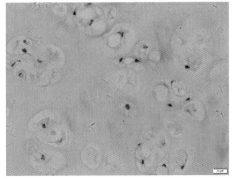

A. HE，×200   B. HE，×400

图9-3-3 软骨瘤病例

（三）软骨肉瘤

软骨肉瘤（chondrosarcoma，CHS）是仅有透明软骨分化的恶性肿瘤，可出现黏液样变、钙化和骨化。软骨肉瘤分为原发性软骨肉瘤和继发性软骨肉瘤。原发性软骨肉瘤大约占恶性骨肿瘤的20%，是列于骨髓瘤和骨肉瘤之后的第三常见的原发性恶性病变。软骨肉瘤中90%以上为原发型。

1. 临床要点。

（1）好发于成年人，发病高峰为40～70岁，男性略多于女性。

（2）颌骨约一半病例发生于20～30岁，性别差异不明显。上颌骨多见。

（3）表现为局部肿胀和疼痛，破坏骨密质，牙根吸收，牙脱落。

（4）X线片显示透射区，伴有分布不均的点状或环状阻射区，皮质侵蚀或破坏，骨皮质常增厚但缺乏骨膜反应。

2. 病理学特征。

（1）肉眼观察：剖面呈蓝灰色或白色半透明状，可见黏液样物质及小囊形成及白垩样区。

（2）光镜观察：

1）丰富的蓝灰色软骨基质，可见软骨小叶。

2）目前依据核大小、核染色（染色质浓集程度）、细胞密度等指标将软骨肉瘤分为Ⅰ～Ⅲ级。Ⅰ级：细胞密度中等，核大小一致，肥硕，染色质较深，双核细胞少见，细胞与内生软骨瘤相似。Ⅱ级：细胞密度增加，核异型性明显，染色质进一步浓集，核大小不等。Ⅲ级：细胞密度及核的多形性、异型性超过Ⅱ级，核分裂易见。

【病例】

患者男，55岁，左上颌骨疼痛4个月余。

专科检查：面型不对称，左侧面部肿胀，26、27牙颊侧可见膨隆，大小约2.1cm×1.0cm×0.5cm，黏膜表面未破溃，压痛，口内见26、27牙松动。

辅助检查：X线片显示左上颌骨磨牙区有不规则的透射区，大小约2.3cm×1.8cm×1.1cm，界不清，伴有分布不均的点状高密度影，颊侧骨皮质破坏，26、27牙根吸收。

临床诊断：左上颌骨恶性肿瘤？

肉眼观察：送检上颌骨1段，带牙3枚，25～27牙，大小约4.0cm×3.0cm×2.5cm，颊侧骨质破坏，侵犯软组织，剖面呈蓝灰色，质较软，界不清。

光镜观察：可见丰富的蓝灰色软骨基质，肿瘤细胞密度增加，核异型性增加，核深染，核大小不等（图9-3-4）。

病理诊断：左上颌骨软骨肉瘤。

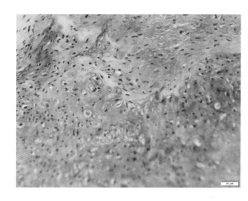
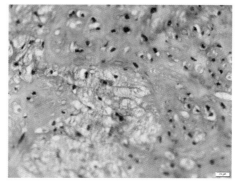

| A. HE，×200 | B. HE，×400 |

图9-3-4　软骨肉瘤病例

三、成骨性肿瘤

（一）骨样骨瘤

骨样骨瘤（osteoid osteoma）是一种良性成骨性肿瘤，体积小，有自限性生长倾向和不相称的疼痛。

1. 临床要点。

（1）体积小，直径小于1cm。

（2）疼痛明显，随着疾病发展，疼痛逐渐加重。

（3）X线片显示皮质硬化，包绕透射性的瘤巢，呈偏心性梭形硬化。

（4）预后良好，复发少见，部分病例自限性消失。

2. 病理学特征。

（1）肉眼观察：体积小，圆形，红色砂砾状，边界清晰，被硬骨质包绕。

（2）光镜观察：

1）中央区为富含血管的结缔组织，成骨细胞分化，产生骨样基质甚至骨组织。

2）细微的小梁状结构常见，衬覆肥硕的骨母细胞。

3）细胞核无多形性，一般不见软骨。

4）与其周围反应性硬骨质界限清楚。

【病例】

患者女，25岁，左上颌骨疼痛1个月余。

专科检查：面型对称，张口度三横指，张口型正常，26牙颊侧可见圆形膨隆，直径约0.9cm，压痛，余未见异常。

辅助检查：X线片显示左上颌骨可见界限清晰的透射性瘤巢，局灶硬化，大小约0.9cm×0.9cm×0.8cm，周围皮质硬化。

临床诊断：左上颌骨良性肿瘤？

临床治疗：左上颌骨肿物摘除术。

肉眼观察：送检灰白灰红硬组织1块，形态规则，直径约1cm，剖面呈红色砂砾状，边界清楚，周围有硬骨质包绕。

光镜观察：富含血管的结缔组织分布于成熟的骨组织之间，可见成骨细胞和破骨细胞（图9-3-5）。

病理诊断：左上颌骨骨样骨瘤。

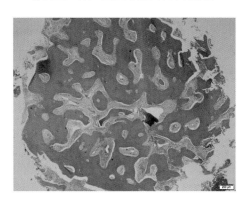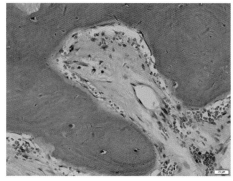

A．HE，×40　　　　　　　　　　　B．HE，×400

图9-3-5　骨样骨瘤病例

（二）成骨细胞瘤

成骨细胞瘤（osteoblastoma）是一种少见的良性成骨性肿瘤，占所有骨肿瘤的比例不足1%，10%～12%的病例发生在颌骨。其病变产生针状的编织骨，周围排列着明显的成骨细胞。

1．临床要点。

（1）发病高峰年龄为10～19岁，好发于男性。

（2）下颌骨后部多见，为上颌骨的2～3倍。

（3）可出现持续的自发性钝痛及夜间痛，可出现肿胀、牙列紊乱等。

（4）X线片显示界清的透射影，内部有骨化的阻射影。

2．病理学特征。

（1）肉眼观察：剖面红色或红褐色，有砂砾样感，可有囊性变，与正常骨组织有分界。

（2）光镜观察：

1）由形态不规则、排列紊乱、矿化程度不一的编织状骨小梁构成。

2）周围可见成骨细胞，可能有核分裂，但无不典型核分裂。

3）间质为疏松的结缔组织，血管丰富，可见散在的破骨细胞样巨细胞。

（三）骨肉瘤

骨肉瘤（osteosarcoma/osteogenic sarcoma）指肿瘤细胞能直接形成骨基质的恶性肿瘤，预后差。骨肉瘤分为普通型骨肉瘤、毛细血管扩张型骨肉瘤、小细胞骨肉瘤、低级别中心骨肉瘤、继发性骨肉瘤、骨旁骨肉瘤、骨膜骨肉瘤、高级别表面骨肉瘤。普通型骨肉瘤占所有骨肉瘤的80%以上。手术治疗结合化疗是目前普通型骨肉瘤的标准治疗方式。

1. 临床要点。

（1）好发于31~40岁，男性稍高于女性。

（2）下颌骨比上颌骨稍多见。

（3）表现为持续性疼痛和局部肿块，可出现牙痛、牙松动、拔牙创口不愈、麻木甚至病理性骨折。

（4）X线片显示骨质破坏呈虫蚀状或不规则密度降低，也可见到反应性成骨的高密度影，骨膜与骨皮质间形成特征性的Codman三角。

2. 病理学特征。

（1）肉眼观察：剖面实性，灰白鱼肉样，硬软不等，可见出血、坏死等。

（2）光镜观察：

1）肿瘤性成骨细胞可向不同方向分化，形成骨、软骨或纤维等。

2）肿瘤直接成骨是诊断骨肉瘤的重要依据。

3）普通型骨肉瘤的肿瘤细胞形态多样，如圆形、梭形、多边形等，细胞异型性明显，核深染，周围有骨基质形成。

4）局部可见软骨样分化区，梭形细胞性纤维肉瘤样结构。

【病例】

患者男，40岁，左下颌骨肿胀3个月余。

专科检查：面型左右不对称，左下颌骨肿大，张口度三横指，开口型基本正常，36~38牙颊侧牙龈可见直径约2.5cm的肿物，黏膜表面有破溃，界不清，质中，35~38牙松动，左下唇麻木。

辅助检查：X线片显示左下颌自35牙至左下颌升支骨质破坏呈虫蚀状，界不清，大小约3.0cm×2.5cm×2.3cm，部分区域可见不规则高密度影，颊舌侧骨皮质不连续，36、37、38牙根吸收。

临床诊断：左下颌骨恶性肿瘤。

肉眼观察：送检左下颌骨1段，上附牙4枚（35~38牙），总体积约5.0cm×4.0cm×3.5cm，36~38牙颊侧可见实性肿物，大小2.5cm×2.3cm，临床已部分剖开，剖面灰白灰褐，实性，质中，界不清，可见牙槽骨破坏，牙根吸收。

光镜观察：骨小梁间见肿瘤细胞密集，弥漫分布，呈多角形或梭形，异型性明显，核大，较多核分裂，细胞之间可见红染的骨基质形成，肿瘤中心区形成较多，并有钙化团块。还可见软骨形成，细胞间基质蓝染，细胞有明显异型性，有大小不规则的陷窝（图9-3-6）。

病理诊断：左下颌骨普通型骨肉瘤。

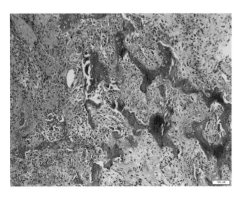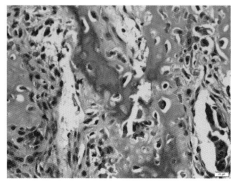

A．HE，×100   B．HE，×400

图9-3-6 普通型骨肉瘤病例

四、骨促结缔组织增生性纤维瘤

骨促结缔组织增生性纤维瘤（desmoplastic fibroma of bone）由轻度异型的梭形细胞及其产生的大量胶原构成，较为罕见，占所有原发性骨肿瘤的0.1%。

（一）临床要点

1. 好发于20岁以前的青少年，无明显性别差异。

2. 多发于长骨，偶见于颌骨，下颌骨多见。

3. 进展较缓慢，颌骨无痛性膨大，生长加快时，可出现疼痛、麻木等神经症状及牙松动。

4. 肿瘤活动性差，可穿破骨皮质。

5. X线片显示溶骨性透射区，呈周界清晰或模糊的单房性或多房性透射影，病变内可见假骨小梁形成，骨膜新骨形成少见。

（二）病理学特征

1. 肉眼观察：剖面灰白，质硬韧。

2. 光镜观察：

（1）主要由成熟的成纤维细胞构成，呈波浪状和漩涡状。

（2）生长活跃，产生大量胶原纤维。

（3）组织学分化良好，无恶性表现。

【病例】

患者女，16岁，右下颌逐渐膨大，肿胀不适1年余。

专科检查：面部不对称，右下颌骨体部骨质膨隆，压痛，未扪及乒乓感，黏膜未见明显异常，45～47牙松动。

辅助检查：X线片显示右下颌45～47牙根方有多房性低密度影，累及下颌角，大小约4.5cm×3.5cm×2.0cm，界尚清。

临床诊断：右下颌骨肿物待查，性质待定。

肉眼观察：送检下颌骨1段，带牙3枚，总体积约5.5cm×3.7cm×2.3cm，颌骨颊舌侧可见明显膨隆，膨隆区大小4.0cm×2.3cm×2.0cm，切面灰白，实性，质中。

光镜观察：肿瘤主要由成熟的成纤维细胞构成，排列成波浪状和漩涡状，未见核分裂（图9-3-7）。

病理诊断：右下颌骨骨促结缔组织增生性纤维瘤。

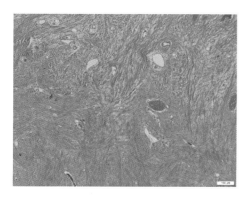 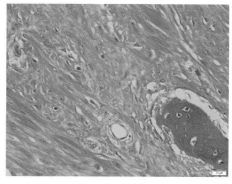

A. HE，×100   B. HE，×400

图9-3-7 骨促结缔组织增生性纤维瘤病例

五、骨髓源性恶性肿瘤

（一）尤文肉瘤

尤文肉瘤（Ewing sarcoma，EWS）是一种高度恶性的圆形细胞肉瘤，又称原始神经外胚层肿瘤。尤文肉瘤染色体易位形成的融合基因主要包括*EWS-ETS*和*FUS-ETS*两类。

1. 临床要点。

（1）青少年多见，男性稍多。全身骨骼均可发病，下颌骨为好发部位。

（2）颌骨肿大、疼痛，可出现唇麻木、黏膜溃疡形成等。

（3）全身症状明显，可出现发热、白细胞升高、贫血及血沉加快等。

（4）X线片显示不规则溶骨性破坏，骨皮质破坏，骨膜反应性呈洋葱皮样。

（5）对放疗敏感，早期可经血行转移，预后较差。

2．病理学特征。

（1）肉眼观察：剖面灰白，质软，无包膜，可见假囊肿和坏死物质。

（2）光镜观察：

1）肿瘤细胞呈圆形或多角形，形态一致，胞膜不清楚，由纤维性条索分隔。

2）细胞核圆形，大小一致，核仁不明显，核分裂不多。

3）血管丰富，肿瘤细胞可围绕血管生长，周边可有反应性新骨形成。

【病例】

患者男，19岁，右下颌骨肿胀疼痛半年余。

专科检查：面型不对称，右下颌角及下颌骨肿大，47牙颊侧黏膜表面可见一溃疡面，面积约0.8cm×0.5cm，触诊疼痛，右下唇麻木，47牙松动移位，张口度三横指，张口型正常。

辅助检查：X线片显示右下颌骨有界限不清的密度减低区，大小约3.0cm×2.2cm×1.1cm，颊侧骨皮质破坏，浸润软组织。

临床诊断：右下颌骨恶性肿瘤？

肉眼观察：送检下颌骨1段，带牙3枚，总体积约4.0cm×3.0cm×2.3cm，颊侧膨隆，骨质破坏，剖面灰白，质较软，鱼肉状，界不清，累及软组织。

光镜观察：由大小一致、密集排列的小细胞构成，圆形或椭圆形，核仁不明显，染色质分布均匀，核分裂可见（图9-3-8）。

病理诊断：右下颌骨尤文肉瘤。

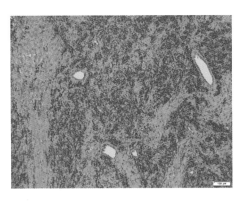
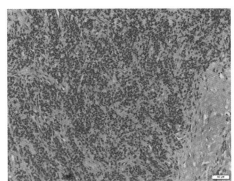

A．HE，×100　　　　　　　B．HE，×200

图9-3-8　尤文肉瘤病例

（二）浆细胞瘤

浆细胞瘤（plasmacytoma）也称为骨髓瘤，以异常浆细胞弥漫性增殖，侵犯骨及软组织为主要特点。浆细胞瘤约占所有造血系统肿瘤的15%。

1. 临床要点。

（1）好发于中老年人，多在50~70岁。男性多于女性。

（2）多发性较常见，单发者少见且可发展为多发性。

（3）颌骨主要见于下颌骨后份。

（4）局部表现为疼痛、麻木、肿胀、牙松动、病理性骨折等，常出现鼻、牙龈出血，贫血等。

（5）X线片显示界限清楚的圆形穿凿样透射影，也可呈弥漫性骨破坏。

（6）单发性浆细胞瘤预后较好，多发性浆细胞瘤预后差。

2. 病理学特征。

（1）肿瘤细胞密集成簇，细胞间基质缺乏。

（2）分化良好的浆细胞可类似正常浆细胞，分化不良的肿瘤细胞大小不一，核异型性明显，核分裂多见。

（3）有时可见卢梭体，或出现浅蓝色球形小体，PAS染色呈阳性。

【病例】

患者男，左下颌骨区疼痛麻木4个月余。

专科检查：面型基本对称，张口度、开口型正常，左下磨牙后区颊侧黏膜红肿，扣痛明显，左下唇有麻木感，36、37牙松动。

辅助检查：X线片显示左下颌35~37牙根方有穿凿样透射影，大小约3.8cm×3.2cm×1.9cm，界限不清，区域可见灶性阻射影。

临床诊断：左下颌骨恶性肿物？

肉眼观察：送检带软组织的下颌骨1段，灰白灰红，可见骨质破坏，大小约3.9cm×3.0cm×2.0cm。

光镜观察：肿瘤细胞为浆细胞样，密集分布，细胞间基质缺乏（图9-3-9）。

病理诊断：左下颌骨浆细胞瘤。

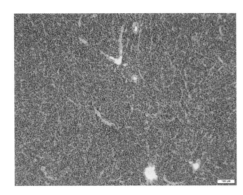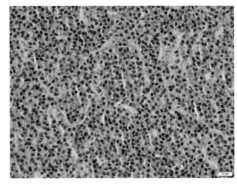

A．HE，×40　　　　　　　　　　B．HE，×200

图9-3-9　浆细胞瘤病例

六、颌骨转移性肿瘤

骨是恶性肿瘤较常转移的部位之一，仅次于肺和肝。

（一）临床要点

1．下颌骨多见，好发于下颌骨体和下颌角。

2．原发瘤多为乳腺癌、肺癌、肾癌等恶性肿瘤，也可是甲状腺、前列腺、结肠、胃、肝等部位发生的恶性肿瘤。

3．早期多无症状，逐渐出现疼痛、膨隆、牙松动、口唇麻木、病理性骨折等。

4．X线片显示不规则密度减低区，边界不清，有时可有成骨性改变。

（二）病理学特征

肉眼观察一般呈多灶性，质地软，镜下特征与原发性瘤组织病理形态相似。

（池彦廷　唐月阳）

参考文献

［1］韩煜，何悦.放射性颌骨坏死的病因学研究进展［J］.口腔医学，2020，40（4）：362-365.

［2］Morice A，Joly A，Ricquebourg M，et al.Cherubism as a systemic skeletal disease：evidence from an aggressive case［J］.BMC Musculoskeletal Disorders，2020，21（1）：564.

［3］Chrcanovic B R，Guimarães L M，Gomes C C，et al.Cherubism：a systematic literature review of clinical and molecular aspects［J］.International Journal of Oral and Maxillofacial Surgery，2021，50（1）：43-53.

［4］Palla B，Burian E，Fliefel R，et al.Systematic review of oral manifestations related to hyperparathyroidism［J］.Clinical Oral Investigations，2018，22（1）：1–27.

［5］Bernaola–Paredes W E，Veronese H R M，De Andrade Celestino M，et al.An atypical bilateral presentation of fibrous dysplasia（FD）in the mandible：clinical，imaging and therapeutic characterization［J］.International Journal of Surgery Case Reports，2021（84）：106049.

［6］Varga E，Korom I，Poly á nka H，et al.BRAFV600E mutation in cutaneous lesions of patients with adult Langerhans cell histiocytosis［J］.Journal of the European Academy of Dermatology and Venereology，2015，29（6）：1205–1211.

［7］吴涛，张茜，毛东锋，等.朗格汉斯细胞组织细胞增生症研究进展［J］.中华危重症医学杂志（电子版），2021，14（4）：331–333.

［8］Jaffe H L.Giant–cell reparative granuloma，traumatic bone cyst，and fibrous（fibro–oseous）dysplasia of the jawbones［J］.Oral Surgery Oral Medicine Oral Pathology and Oral Radiology1953，6（1）：159–175.

［9］Schreuder W H，Henk V，Westermann A M，et al.Pharmacological and surgical therapy for the central giant cell granuloma：a long–term retrospective cohort study［J］.Journal of Cranio–Maxillo Facial Surgery［J］，2017，45（2）：232–243.

［10］Herford A S，Stoffella E，Tandon R.Osteomas involving the facial skeleton：a report of 2 cases and review of the literature［J］.Oral Surgery，Oral Medicine，Oral Pathology and Oral Radiology，2013，115（2）：e1–e6.

［11］Wolford L M，Movahed R，Dhameja A，et al.Low condylectomy and orthognathic surgery to treat mandibular condylar osteochondroma：a retrospective review of 37 cases［J］.Journal of the American Association of Oral&Maxillofacial Surgeons，2014，72（9）：1704–1728.

［12］Silveira F M，Romanini J，Pellicoli A C A，et al.Osteoblastoma of the mandible in a male patient：a case report［J］.General Dentistry，2021，69（2）：60–63.

［13］Heymann D，Rédini F.Targeted therapies for bone sarcomas［J］.Bonekey Reports，2013（2）：378.

［14］Woods T R，Cohen D M，Islam M N，et al.Desmoplastic fibroma of the mandible：a series of three cases and review of literature［J］.Head and Neck Pathology，2015，9（2）：196–204.

［15］宋子秀，岳冠军，王华.尤文肉瘤临床病理学及分子遗传学研究进展［J］.临床肿瘤学杂志，2020，25（11）：1037–1042.

第十章

口腔软组织和淋巴造血系统肿瘤与瘤样病变

软组织是指纤维组织、脂肪组织、平滑肌组织、横纹肌组织、血管和淋巴管以及外周神经系统的非上皮性骨外组织的总称。按胚胎发育的观点，大多数软组织来源于胚胎时期的中胚层，少数来源于神经外胚层。良性软组织肿瘤几乎都可经完整切除而治愈，大多数不会发生局部复发。中间型（局部侵袭性）软组织肿瘤呈浸润性和局部破坏性生长，容易局部复发，但无转移潜能。恶性软组织肿瘤亦称肉瘤，具有局部破坏性生长和复发潜能，并能发生远处转移，根据组织学类型和分级，转移率从20%到100%不等。口腔软组织和淋巴造血系统发生的肿瘤种类多，组织形态多样，十分复杂。

第一节　良性肿瘤及瘤样病变

一、牙龈瘤

牙龈瘤（epulis）是指牙龈局限性反应性增生性病变，多有牙结石、牙菌斑和创伤等刺激因子，而非真性肿瘤。

（一）临床要点

1. 纤维性龈瘤：发生于各年龄组，但30～50岁者多见，女性多见，为有蒂或无蒂包块，质地坚实，颜色正常或稍红，表面可有溃疡和渗出物。

2. 血管性龈瘤：上颌牙龈稍多于下颌牙龈，前牙区唇侧好发，可发生于任何年龄，但儿童和青少年以及妊娠期妇女多见，好发于女性。病损在最初几周进展相对较快，表现为质软、紫红色包块，常伴有溃疡和出血。妊娠性龈瘤可发生于妊娠期任何时间，以妊娠前3个月多见，分娩之后，妊娠性龈瘤可以自发消退或缩小。

3. 巨细胞性龈瘤：为牙龈上外突性瘤样增生物，下颌牙龈稍多见，部位以前牙区多见。大约60%发生于女性。其临床表现与化脓性肉芽肿一致，包块有蒂或无蒂，呈暗红色或紫红色，可发生溃疡和出血。病变发生在牙间区者，颊和舌侧肿物与牙间狭窄带相连形成一种时漏状（hour-glass shape）外观，可使牙齿移位并侵蚀骨质。

4. 临床上牙龈瘤单纯切除后复发率可达到10%～20%。对于复发病例，部分学者认为应该将受累牙拔除，同时去除牙周膜、骨膜及临近的骨组织，但该观点仍存在较多的争议。

（二）病理学特征

1. 纤维性龈瘤：病变由纤维结缔组织构成，胶原纤维束呈放射状、环形或不规则排列。病变周围无明显包膜，与周围正常结缔组织相混合。表面覆有复层鳞状上皮，可有溃疡形成。结缔组织见数量不等的炎性细胞浸润，以淋巴细胞、浆细胞为主，可伴有钙化或骨化。

2. 血管性龈瘤：组织学特点是大量壁薄的中小血管增生，形成大量内皮细胞围绕的管腔，腔内充满红细胞。这些血管有时呈分叶状排列。

3. 巨细胞性龈瘤：镜下见毛细血管增生丰富，常见出血灶及含铁血黄素沉着，纤维间质可见多核破骨细胞样巨细胞，巨细胞常呈灶性聚集，巨细胞周界清楚或与邻近巨细胞混合不分。

【病例1】

患者男，58岁，主诉上前牙牙龈包块40⁺年。

专科检查：11牙与21牙间牙龈见一包块，大小约2.0mm×3.0mm，质韧，无触痛，表面光滑。

临床诊断：11、21牙牙龈瘤？

肉眼观察：送检灰白带黏膜软组织1个，约0.5cm×0.4cm×0.3cm，质软。

光镜观察：低倍镜下呈息肉样外观，黏膜下为成熟的胶原纤维束交织排列，其间有炎性细胞浸润，以浆细胞浸润为主（图10-1-1）。

病理诊断：11、21牙间纤维性龈瘤。

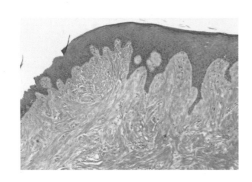 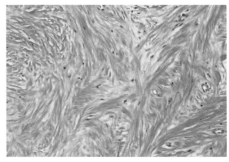

A. HE，×100　　　　　　　　　　　B. HE，×200

图10-1-1　纤维性龈瘤病例

【病例2】

患者女，32岁，主诉左上后牙舌侧牙龈明显增生2⁺月，伴出血。

专科检查：26、27牙舌侧牙龈明显增生，色鲜红，探诊易出血，带蒂，大小约2.5cm×1.5cm，未累及颊侧。

临床诊断：26、27牙牙龈瘤。

肉眼观察：送检灰白灰红软组织1个，约2.0cm×1.5cm×0.5cm，质软。

光镜观察：黏膜上皮下小血管和大的薄壁血管增多，间质水肿，炎性细胞浸润，可见溃疡形成，溃疡下区炎症明显（图10-1-2）。

病理诊断：26、27牙龈血管性龈瘤伴溃疡形成。

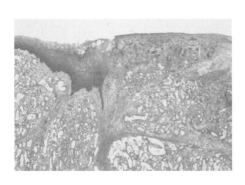 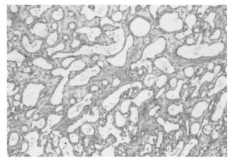

A. HE，×40　　　　　　　　　　　B. HE，×100

图10-1-2　血管性龈瘤病例

【病例3】

患者男，36岁，主诉右上颌颊侧牙龈肿物3年。

专科检查：颌面部对称，皮肤颜色、质地、温度均正常。开口度、开口型正常，颞下颌关节无弹响、压痛及杂音。14、15牙颊侧牙龈可见1.5cm×1.0cm大小的肿物，表面光滑，界限清楚，质地坚实，有蒂。14、15牙轻度松动，口腔卫生状况较差。双侧颌下及颈部未触及肿大淋巴结。

临床诊断：右上颌牙龈瘤。

肉眼观察：送检灰白带黏膜软组织1个，约1.5cm×1.0cm×1.0cm，质韧。

光镜观察：病变区与覆盖的鳞状上皮之间可见纤维组织间隔，巨细胞灶之间有纤维间隔，巨细胞数量多，呈灶性聚集，大小和形态不一，毛细血管增生丰富，见出血灶及含铁血黄素沉着（图10-1-3）。

病理诊断：14、15牙颊侧牙龈巨细胞性龈瘤。

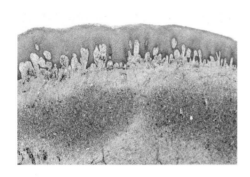 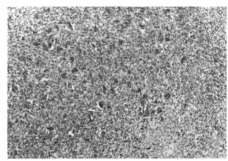

A. HE，×40   B. HE，×100

图10-1-3　巨细胞性龈瘤病例

二、纤维瘤

纤维瘤（fibroma）是常见的口腔纤维组织增生性病变，绝大多数情况下并不是一种真性肿瘤，而是局部刺激因素或创伤所引起的反应性纤维结缔组织增生，因此，也称为刺激性纤维瘤、创伤性纤维瘤、局灶性纤维组织增生、纤维性结节或纤维上皮息肉等。

（一）临床要点

1. 最常见的部位是沿着咬合线的颊黏膜，舌和牙龈也是常见部位。

2. 病变通常不引起临床症状，除非有继发性创伤性溃疡。

3. 病损形成之后，肿物可以维持多年无明显增大。轻微创伤可能是始发因素，表面白色为摩擦性过度角化所致。

4. 该病变典型的表现为表面光滑的结节，颜色与周围黏膜类似，有蒂或无蒂，大小不等，直径几毫米至几厘米，但大多数小于1.5cm。

5. 通常采用保守的外科手术治疗，复发少见。

（二）病理学特征

1. 肉眼观察：病变由纤维结缔组织组成结节性肿块，表面被覆复层鳞状上皮。

2．光镜观察：

（1）结缔组织致密、纤维化，胶原纤维束呈放射状、环形或不规则排列。但少数病例可表现为疏松结缔组织。

（2）病变周围无明显包膜，纤维组织逐渐和周围结缔组织相混合。

【病例】

患者女，52岁，主诉右下唇增生物2个月。

专科检查：右下唇可见一直径约4mm的粉红色增生物，质中，无触痛。

临床诊断：右下唇增生物待诊。

肉眼观察：送检灰白带黏膜包块样组织1个，约0.3cm×0.2cm×0.2cm，质软。

光镜观察：被覆上皮变薄，上皮表层过度角化，上皮钉突萎缩，结缔组织致密、纤维化，胶原纤维束呈放射状、环形或不规则排列，其间有散在慢性炎性细胞浸润（图10-1-4）。

病理诊断：右下唇纤维瘤。

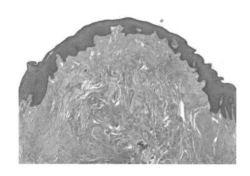
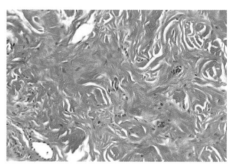

A．HE，×40   B．HE，×200

图10-1-4　纤维瘤病例

三、血管瘤

（一）临床要点

1．婴儿血管瘤：婴儿最常见的肿瘤，最常见的发病部位为头颈部，80%是单发，20%是多发。病理大体上可分为增殖期（1岁内）、消退期（1岁以后）及消退完成期3期。

2．分叶状毛细血管瘤：又称化脓性肉芽肿，是一种增生性病变，常发生于皮肤或口腔黏膜，呈息肉样，可有蒂，表面有溃疡。

（二）病理学特征

1．婴儿血管瘤。

（1）肉眼观察：真皮浅层的病变常呈红色；位于皮下组织的病变，深度不同，可表现为蓝色或无色。

（2）光镜观察：

1）增殖期血管瘤以丰硕的增生性内皮细胞构成明确的、无包膜的团块状小叶为特征，其中有外皮细胞参与。

2）消退期早期，血管数量明显增加，扩张的毛细血管排列紧密，结缔组织间质少。随着退化进展，增生的血管数量减少，疏松的纤维性或纤维脂肪性组织在小叶内和小叶间开始分隔血管。

2. 分叶状毛细血管瘤。

（1）肉眼观察：呈息肉样小肿块，紫红色，质软。

（2）光镜观察：

1）病变突起，表面被覆痂皮，表皮形成围领状。

2）表面上皮完好，其下病变呈结节状。

3）增生的内皮细胞形成小叶状结构，小叶内含较小的血管腔隙。

【病例】

患者男，80岁，主诉左下牙龈包块1$^+$月。

专科检查：全口腔卫生情况较差，发现带蒂包块位于36～37牙唇侧牙龈，大小约1.0cm×1.0cm，质韧，表面呈结节状，有假膜覆盖，基底部质韧，活动度好，边界清，无继发痛，无触痛。

临床诊断：36～37牙牙龈刺激性纤维瘤？

肉眼观察：灰白带黏膜软组织1个，约1.0cm×1.0cm×0.5cm，质软。

光镜观察：病变由纤维性间隔分隔，增生的内皮细胞构成的小叶组成，内皮细胞呈多边形或短梭形，细胞界限不清，胞核深染，可见分裂象（图10-1-5）。

病理诊断：36～37牙牙龈分叶状毛细血管瘤。

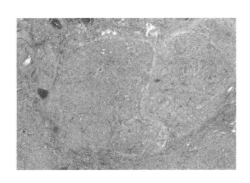 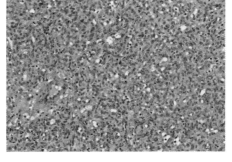

A. HE，×40   B. HE，×200

图10-1-5　分叶状毛细血管瘤病例

四、静脉畸形

（一）临床要点

好发于成年人，多位于深部软组织，典型者呈蓝色，质软，边界欠清。

（二）病理学特征

1. 肉眼观察：典型的静脉畸形呈蓝色，触之柔软，可被压缩，边界欠清。

2. 光镜观察：由薄壁血管构成，血管腔大小悬殊，不规则；管腔相互吻合，腔内充满血液；管壁内衬一层扁平的内皮细胞，管壁外一般无平滑肌纤维；血管内可见继发性血栓和静脉石形成。

【病例】

患者女，28岁，发现左颊部包块1年3个月。

专科检查：面型对称，张口度、开口型正常。左侧咬肌前缘上份可触及一直径约1.5cm的包块，边界尚清，形态呈卵圆形，触之质韧，活动度好，无触痛。

辅助检查：彩超示，左颊部咬肌前缘查见大小约2.3cm×1.3cm×1.2cm的弱回声团，形态较规则，边界较清楚，内部回声呈网状，内未探及明显血流信号，探头加压探及少许点线状血流信号。左颊部咬肌前缘实性占位：血管瘤？

临床诊断：左颊包块待查。

肉眼观察：灰褐带黏膜软组织1个，约2.1cm×1.5cm×0.5cm，切面灰白，实性，质软，分切全送。

光镜观察：由薄壁血管构成，血管腔大小悬殊，不规则，管腔相互吻合，腔内充满血液，管壁内衬一层扁平的内皮细胞（图10-1-6）。

病理诊断：左颊静脉畸形。

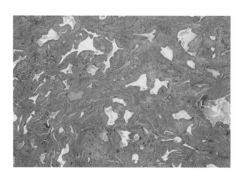
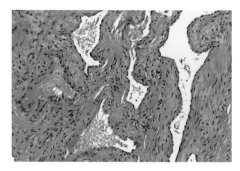

A. HE，×40   B. HE，×200

图10-1-6　静脉畸形病例

五、淋巴管瘤

（一）临床要点

1. 好发于头颈部，颈部淋巴管瘤好发于颈后三角，典型表现为软的、具有波动感的肿块。

2. 口腔淋巴管瘤最常见的是舌前2/3，经常可以引起巨舌。

（二）病理学特征

1. 肉眼观察：

（1）肿块位置浅表，表面呈鹅卵石样，类似成簇状的透明小水泡。

（2）继发性出现后血液渗入淋巴管腔可使"小泡"看上去呈紫色。

（3）位于深部的病变表现为柔软的、界限不清的肿块。

2. 光镜观察：

（1）由淋巴管组成，淋巴管可显著扩张或呈囊样结构。

（2）典型管腔内衬扁平内皮细胞，管腔中含有蛋白样液体。

（3）如果病变组织中有囊性扩张的淋巴管和血管同时出现，则为脉管瘤。

【病例】

患者男，56岁，发现左颈部包块11$^+$月。

专科检查：面型对称，张口度、开口型正常，左下颌骨下缘扪及一包块，大小约1.5cm×1.5cm，质硬，界清，活动度可，表面与皮肤粘连，触之无明显不适。

辅助检查：彩超示左颈部低回声（脂肪瘤？）。

临床诊断：左颊皮样囊肿？

肉眼观察：脂肪样组织1个，约1.8cm×1.6cm×0.5cm，似有包膜，切面有清亮液体流出，液体流出后，包块变小。

光镜观察：病变由淋巴管组成，淋巴管可显著扩张或呈囊样结构，在淋巴管壁中见淋巴细胞聚集，管腔内衬扁平内皮细胞（图10-1-7）。

病理诊断：左颈部淋巴管瘤。

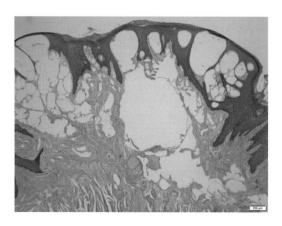
图10-1-7　淋巴管瘤病例（HE，×40）

六、颗粒细胞瘤

颗粒细胞瘤（granular cell tumor）是一种具有神经外胚叶分化的肿瘤，由边界不清、含颗粒的丰满细胞构成，通常与骨骼肌细胞密切相关。

（一）临床要点

1. 发病高峰在40～60岁，10%～20%是多发，男女比例为1：2。

2. 少见，常见于舌部。可以多发，累及一个以上的口内部位，或累及口腔和口外部位。

3. 良性肿瘤，主要以手术切除为主，完全切除预后良好，但仍有10%的病例临床表现为恶性行为而且有不到2%的病例出现远处转移。

（二）病理学特征

1. 肉眼观察：肿瘤为光滑、无蒂的黏膜膨隆，直径在1～2cm，质硬。被覆的上皮颜色正常或略苍白。

2. 光镜观察：

（1）病变无包膜，有时延伸到邻近组织，特别是骨骼肌。

（2）肿瘤细胞核小，深染，胞质丰富，内含大量小而规则的嗜酸性颗粒。

（3）细胞膜常不明显，通常具有合胞体外观。

（4）S-100强阳性，神经元特异性烯醇酶等也为阳性，CD68表现为胞质内小颗粒阳性。

【病例】

患者女，35岁，发现左颊部包块2年。

专科检查：面型基本对称，张口度、开口型正常，左颊上颌前庭沟处可触及一大小约1.0cm×1.0cm的包块，边界清，活动度欠佳，稍有触痛。

临床诊断：左颊部纤维瘤？

肉眼观察：灰白灰红软组织2个，总体积1.0cm×0.6cm×0.5cm，质软。

光镜观察：由丰满的嗜酸性粒细胞构成，胞质含大量均质颗粒，胞核小、深染；颗粒细胞向上深入上皮，在结缔组织乳头内形成小肿瘤岛（图10-1-8）。

免疫组织化学染色结果：S-100（＋），Vimentin（＋），CD57（部分细胞+）（图10-1-9）。

病理诊断：左颊部颗粒细胞瘤。

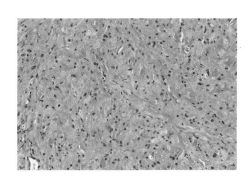

A. HE，×200   B. HE，×400

图10-1-8　颗粒细胞瘤病例

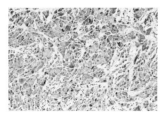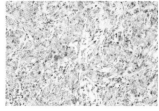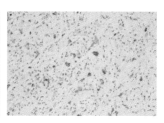

A. S-100   B. Vimentin   C. CD57

图10-1-9　颗粒细胞瘤病例免疫组织化学染色结果（SP，×200）

七、神经鞘膜瘤

神经鞘膜瘤（neurilemoma）亦称施万细胞瘤，是施万细胞来源的良性神经性肿瘤。

（一）临床要点

1. 多见于中年人。舌是口腔神经鞘膜瘤最常见的部位。

2. 肿瘤生长缓慢，包膜完整，为圆形或类圆形包块，质地坚韧。

（二）病理学特征

1. 肉眼观察：肿瘤呈圆形或卵圆形，表面光滑，有完整包膜；切面灰白或浅黄，实性，质地较硬。

2．光镜观察：

（1）完整包膜，肿瘤细胞由梭形细胞构成。

（2）可见两种不同的组织学结构，Antoni A区和（或）Antoni B区构成囊性区。

（3）梭形细胞通常围绕中央非细胞性、嗜酸性区域呈栅栏状或器官样排列形成Verocay小体。

（4）免疫组织化学染色S-100弥漫阳性。

【病例】

患者男，17岁，发现左面部包块3年余。

专科检查：面型对称，张口度、开口型正常。左侧耳屏前方触及一包块，大小约4.0cm×4.0cm，质地偏硬，边界清楚，活动度可，无触痛。

临床诊断：左腮腺多形性腺瘤？

肉眼观察：灰白灰红腺体样组织2个，总体积约7.0cm×5.0cm×2.5cm，可见一包块，大小约3.0cm×2.5cm×1.5cm，切面灰白，实性，质软，可见完整包膜，界限清。

光镜观察：肿瘤由梭形细胞构成。有两种不同的组织学结构：Antoni A区和Antoni B区。梭形细胞围绕中央非细胞性、嗜酸性区域呈栅栏状排列形成Verocay小体（图10-1-10）。

免疫组织化学染色结果：CK（-），S-100（+），SOX10（+），Ki-67（+，<1%）（图10-1-11）。

病理诊断：左腮腺区神经鞘膜瘤。

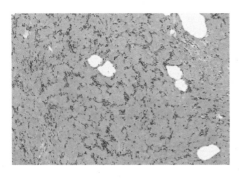 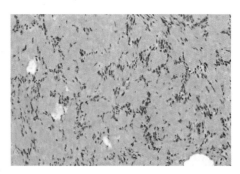

A．HE，×100   B．HE，×200

图10-1-10　神经鞘膜瘤病例

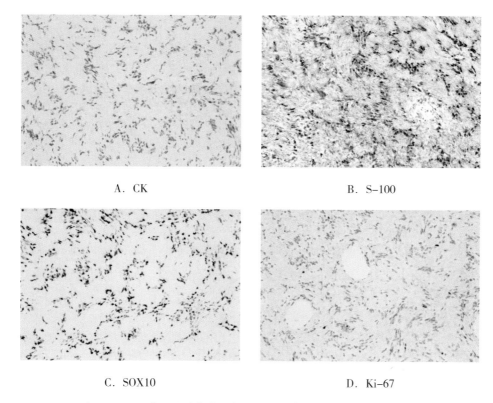

A. CK

B. S-100

C. SOX10

D. Ki-67

图10-1-11　神经鞘膜瘤病例免疫组织化学染色结果（SP，×200）

八、神经纤维瘤

神经纤维瘤（neurofibroma）是由分化的神经鞘细胞、神经束膜样细胞、成纤维细胞和多少不等的有髓和无髓的轴索组成的良性肿瘤。

（一）临床要点

1．最常见为单发型，多见于青年人，生长缓慢。

2．皮肤是神经纤维瘤的好发部位，表现为大小不一的棕色斑，口腔病变最常见的部位是舌和颊黏膜。

3．治疗方式主要是局部手术切除，很少复发。

（二）病理学特征

1．肉眼观察：肿瘤通常有界限；切面灰白或灰黄，湿润，半透明，有光泽，质地柔软。

2．光镜观察：

（1）神经纤维瘤组织疏松并弥漫浸润受累神经。

（2）多数细胞主要为纤细的梭形细胞，表现出波浪状排列，胞质淡染，核菱形、纤细、弯曲，稍深染，胞核两端尖细而非杆状。

（3）肿瘤细胞与纤细的胶原纤维或不等量的黏液样物质相混合，肿瘤组织中可见为数较多的肥大细胞。

（4）免疫组织化学染色结果：肿瘤细胞呈Vimentin阳性，施万细胞表达S-100，EMA、Glut-1、Claudin-1、NF在神经束膜细胞中呈散在阳性。间质细胞呈CD34阳性。

【病例】

患者男，58岁，主诉右上后牙区牙龈新生物1年半。

专科检查：面型对称，张口度、开口型正常。46、47牙缺失。𬌗面磨耗严重，部分牙本质暴露。18牙拔除后，18牙牙槽嵴顶可见突起软组织新生物，局部充血红肿，质软可移动，触稍痛。

辅助检查：CBCT示，全口牙槽骨中-重度吸收，16、17牙牙槽骨吸收至根分叉以下，37牙根尖周及远中骨吸收影，边缘较光滑清晰。

临床诊断：右上后牙肉芽肿？

肉眼观察：灰白软组织2个，总体积约1.0cm×1.0cm×0.5cm，质软。

光镜观察：黏膜下见大量梭形细胞增生，其中小血管增生扩张，细胞主要为纤细的梭形细胞，表现出波浪状排列，胞质淡染，核菱形、纤细、弯曲，稍深染，胞核两端尖细而非杆状（图10-1-12）。

免疫组织化学染色结果：S-100（+），CR（-），NF（+/-），EMA（-），Glut-1（-），β-C（-），ALK（-），CD34（+），RB（+/-），Myogenin（-），HMB45（-）。FISH检查：未检出*NTRK1*基因易位。

病理诊断：右上后牙神经纤维瘤。

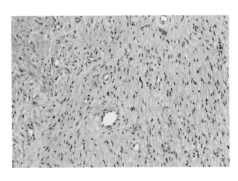 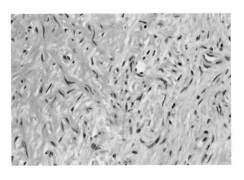

A. HE，×200   B. HE，×400

图10-1-12　神经纤维瘤病例

九、疣状黄瘤

疣状黄瘤（verruciform xanthoma）是好发于口腔黏膜的一种少见的无症状瘤

样病变，最初由Shafer于1971年报道，曾被称为组织细胞增生症Y。

（一）临床要点

1. 多见于中老年人，平均发病年龄50岁，男性稍多。

2. 好发于牙龈和牙槽黏膜，多为单发。

3. 患者常无明显症状，边界清楚，灰白或淡黄色结节，表面呈疣状、乳头状、颗粒状或斑块状，可有蒂或无蒂，直径0.1～2.0cm。

4. 口腔黏膜疣状黄瘤以单个病灶为主，但也可为多个病灶。据报道，口腔、外阴及皮肤可同时发生广泛疣状黄瘤，也可与其他疾病共同发生，如口腔寻常型天疱疮、原位癌、日光性角化病、口腔扁平苔藓等。

5. 疣状黄瘤局部切除即可治愈，预后良好，复发率极低，不恶变。

（二）病理学特征

1. 上皮呈疣状或乳头状增生，表面被覆不同角化程度的复层鳞状上皮，可见角质栓。上皮表面反复深陷折叠，形成裂隙，但无异常增生征象。固有层可见不同程度的中性粒细胞和淋巴细胞浸润。

2. 根据病变表面上皮形态可分为疣状型、乳头状型、平坦型（病变向深部增生为主，表面平坦）。

3. 在上皮钉突间乳头内的结缔组织中可见大量的泡沫细胞或黄瘤细胞聚集。泡沫细胞胞体多边形，胞浆富含脂质，胞核小、固缩深染。但深处的结缔组织很少有泡沫细胞存在。

4. 免疫组织化学染色结果：泡沫细胞在PAS染色淀粉酶消化前后均呈阳性，Vimentin、CD68阳性，胞质内CK（AE1/AE3）和FⅧ弱阳性，α1-AT、α1-ACT和S-100阴性。

【病例】

患者女，54岁，主诉左舌包块4⁺年。

专科检查：左舌腹中份见直径5mm的黄色增生物，界清，质中，无触痛，双颊后份可见线状白纹，右颊后份白纹区稍充血，无明显触痛。

辅助检查：自体荧光检查显示，右颊后份斑纹区可见较大范围荧光缺失，左舌腹中份黄色病损区边缘可见线状荧光缺失。

临床诊断：左舌腹疣状黄瘤？

肉眼观察：灰白带黏膜软组织1个，大小约0.5cm×0.5cm×0.3cm，质软。

光镜观察：黏膜表层不全角化，上皮钉突伸长，黏膜固有层结缔组织乳头间有泡沫细胞聚集呈簇状，胞体宽大、圆形，其界限清楚，胞质丰富、含脂质，胞核小、固缩深染、位于中央（图10-1-13）。

病理诊断：左舌腹疣状黄瘤。

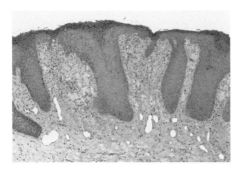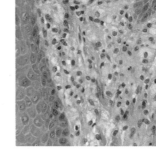

A．HE，×100   B．HE，×400

图10-1-13　疣状黄瘤病例

十、嗜酸性淋巴肉芽肿

（一）临床要点

1．好发于青壮年男性。

2．好发部位为腮腺区、耳后，可呈对称性。

3．发病缓慢，表现为无痛性皮下结节，常伴有表面皮肤瘙痒和色素沉着。

（二）病理学特征

1．肉眼观察：多为灰白色、质地中等的无痛性肿块。

2．光镜观察：表现为肉芽肿结构，嗜酸性粒细胞和淋巴细胞灶性或弥漫性浸润；血管增生，血管壁增厚，呈洋葱皮样外观。

【病例】

患者女，47岁，发现右颌下肿大4年。

专科检查：面型不对称，张口度、开口型正常。右颌下可触及一大小约2.0cm×1.0cm的实性肿物，质地韧，边界不清，扪及无痛。

辅助检查：彩超示，右颌下腺实性占位，右颌下腺查见长大淋巴结，右颈部Ⅱ、Ⅲ区查见异常淋巴结（建议穿刺活检）。穿刺活检病理报告结果：右颌下淋巴组织增生性病变，需行免疫组织化学染色协助诊断。

临床诊断：右颌下包块（腺源性良性肿瘤？）

肉眼观察：灰黄腺体及包块组织1个，总体积约4.3cm×4.0cm×3.0cm，已切开，包块边界不清，有部分包膜，包块大小约3.2cm×2.0cm×2.0cm。

光镜观察：病变主要为肉芽肿结构，嗜酸性粒细胞和淋巴细胞灶性浸润，嗜酸性粒细胞和淋巴细胞数量增加（图10-1-14）。

病理诊断：右颌下嗜酸性淋巴肉芽肿。

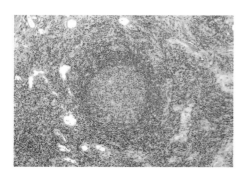
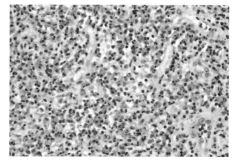

A. HE，×100   B. HE，×400

图10-1-14　嗜酸性淋巴肉芽肿病例

第二节　中间型肿瘤

一、炎性肌纤维母细胞肿瘤

炎性肌纤维母细胞肿瘤（inflammatory myofibroblastic tumor，IMF）是一种由梭形的肌纤维母细胞组成，伴淋巴细胞、浆细胞和（或）嗜酸性粒细胞浸润的肿瘤。遗传学显示约50%的病例有*ALK*基因（2q23）重排，肿瘤组织中只有肌纤维母细胞有*ALK*基因重排，炎症性成分的细胞遗传学表现正常。

（一）临床要点

1. 好发于儿童和青少年，女性多见。

2. 主要位于胃肠道、肠系膜/大网膜、腹膜和盆腔，其次为肺、纵隔、上呼吸道、头颈部（如颌骨和下颌后区）等。

3. 本病是一种潜在恶性或低度恶性的肿瘤，具有局部复发倾向。

（二）病理学特征

1. 肉眼观察：病变呈结节状或分叶状，质地坚韧，大小不一；切面灰白或灰黄，可有灶性出血或坏死。

2. 光镜观察：

（1）病变由增生的梭形成纤维细胞和肌纤维母细胞组成，呈束状或涡状排列。

（2）间质内伴有大量的浆细胞、淋巴细胞和嗜酸性粒细胞，少数为中性粒细胞浸润。

（3）免疫组织化学染色结果：Vimentin弥漫强阳性表达，多数病例表达

α–SMA、MSA或Desmin，约50%病例表达ALK，范围为36%～60%。

【病例】

患者男，30岁，发现右下颌骨包块2个月余。

专科检查：面型对称，张口度、开口型正常。右颌下区淋巴结肿大，有直径约0.5cm的肿大淋巴结，质韧，活动度可，与周围组织关系清晰。右下颌第一、二磨牙缺失，相对应下颌骨膨隆，右下唇麻木。

临床诊断：右下颌骨包块待诊。

肉眼观察：颌骨组织1段，总体积约6.5cm×3.5cm×2.0cm，颌骨向颊舌侧膨隆，膨隆区大小约2.5cm×2.0cm，锯开，切面灰白，实性，部分区域质软，挖取软组织，选送。选取软组织周围骨组织脱钙。

光镜观察：成熟的淋巴细胞、浆细胞浸润背景中见增生的纤维母细胞/肌纤维母细胞，呈束状及轮辐状排列，间质中小血管丰富（图10-2-1）。

病理诊断：右下颌骨纤维源性肿瘤，亚型为炎性肌纤维母细胞肿瘤（交界性/中间型肿瘤）。

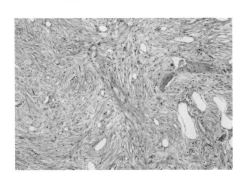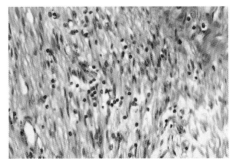

A. HE，×100　　　　　　　　　　　B. HE，×400

图10-2-1　炎性肌纤维母细胞肿瘤病例

二、低度恶性肌纤维母细胞肉瘤

低度恶性肌纤维母细胞肉瘤（low-grade myofibroblastic sarcoma，LGMFS）是一种罕见的低度恶性肿瘤，来源于间叶组织。肿瘤细胞呈梭形，肿瘤细胞显示肌纤维母细胞性分化。

（一）临床要点

1. 多发生于30～70岁的成年男性。

2. 好发于头颈部，如腭舌、牙龈、下颌骨、鼻旁窦和颅底。

3. 多表现为局部无痛性的肿胀或逐渐增大的肿块。

4. 局部广泛切除，可在术前或术后辅以放疗。局部复发约20%，可多次复发。患者年龄大，肿瘤细胞核分裂大于6/10个高倍视野及肿瘤内见凝固性坏死者提示预后不佳。

（二）病理学特征

1. 肉眼观察：肿瘤质地坚实，界限不清，大小不定，切面灰白。

2. 光镜观察：

（1）病变由成束、淡嗜伊红的梭形细胞组成，常弥漫浸润至周围的软组织，特别是横纹肌和脂肪组织。

（2）肿瘤细胞可浸润穿插在单个肌束之间，形成类似增生性肌炎中的棋盘样结构。

（3）浸润至脂肪组织内，类似侵袭性纤维瘤病，位于头颈部者，还可浸润或包绕残留的腺体。

（4）免疫组织化学染色结果：梭形细胞表达Vimentin、Actins、Desmin，并可表达Calponin，部分病例还可表达fibronectin、CD34和β–catenin。Caldesmon、S–100和上皮标记均为阴性。

【病例】

患者女，76岁，发现左侧颌面部肿胀3个月。

专科检查：左眶下肿胀，可触及质硬肿块，边缘不清。张口度、开口型正常。左上颌26牙残冠，26牙颊侧前庭沟可触及质硬包块。

辅助检查：头部螺旋CT示，左眶下间隙内见软组织影，左上颌结节、左上颌窦外侧壁、颧弓内侧、眶下板下外侧可见明显骨质破坏。

临床诊断：左上颌、眶下恶性肿瘤？

肉眼观察：灰白软组织多块，总体积约2.1cm×1.8cm×0.8cm，质软。

光镜观察：由成束、淡嗜伊红的梭形细胞组成，呈交织的条束状排列，细胞分化较差，未见坏死灶，胞核深染，核分裂易见（图10-2-2）。

免疫组织化学染色结果：S100（–），PCK（–），SMA（＋），CD34（–），H3K27me3（＋），Des（＋），CD163（–），TE1（–），Stat6（–），Ki-67阳性率约为25%。

病理诊断：左上颌、眶下镜下见梭形细胞肉瘤，分化较差，核分裂大于10个/10个高倍视野，未见坏死，低度恶性肌纤维母细胞肉瘤。

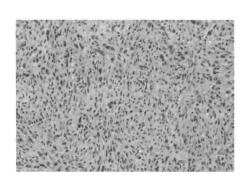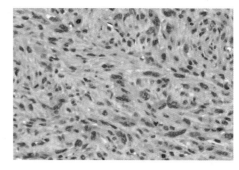

A. HE，×200 B. HE，×400

图10-2-2　低度恶性肌纤维母细胞肉瘤病例

第三节　恶性肿瘤

一、横纹肌肉瘤

横纹肌肉瘤（rhabdomyosarcoma）是起源于横纹肌细胞或向横纹肌细胞分化的间叶细胞的恶性肿瘤，是一种最常见的儿童软组织肉瘤，具有高度可变的生物学行为，占所有横纹肌肉瘤的35%~40%。

（一）临床要点

1. 好发于儿童。头颈部为好发部位，腭是口腔内最好发部位。

2. 肿瘤常为无痛性、生长较快的浸润性肿块，

3. 肿瘤具有高复发率和低生存率。

（二）病理学特征

1. 肉眼观察：肿瘤边界不清，切面灰白，鱼肉样外观，有些病变呈息肉样或葡萄状，可有短蒂，切面黏液水肿样，常伴感染坏死。

2. 光镜观察。

（1）胚胎性横纹肌肉瘤：细胞类似不同分化阶段的骨骼肌细胞，肿瘤组织靠近上皮或黏膜层出现一致密的未分化的细胞带，称为新生层。

（2）腺泡状横纹肌肉瘤：肿瘤细胞聚集呈巢并由纤维分隔，细胞巢周围的细胞呈单层附着于纤维分隔上，而中央细胞附着丧失，漂浮于有空隙的腺泡样结构内。

（3）多形性横纹肌肉瘤：肿瘤细胞异型性、多形性明显（显示骨骼肌细胞的不同发育阶段），以梭形细胞或带状细胞为主，可见圆形、网球拍状、蜘蛛样

横纹肌母细胞。

（4）免疫组织化学染色结果：肿瘤细胞MSA、Desmin、Myoglobin、Myogenin、MyoD1等阳性。Myogenin和MyoD1抗体对横纹肌肉瘤高度特异和敏感（必须核阳性）。

【病例】

患者男，35岁，发现左下后牙牙龈颊侧包块2个月余。

专科检查：面型对称，张口度、开口型正常，34、35牙牙龈颊侧可见一大小约3.0cm×3.0cm的包块，生长至下颌前庭沟，界限较清楚，无明显浸润基底，扪诊无明显不适。双侧颌颈部未触及明显肿大淋巴结。

辅助检查：CBCT显示，34、35牙从牙颈部到根尖可见一低密度影像，边界不清晰，突破唇侧骨皮质，范围波及36牙近中牙根。

临床诊断：左下颌骨中央性下颌骨癌？

肉眼观察：颌骨组织1段，总体积约7.5cm×5.0cm×5.0cm，下颌骨内查见软组织包块，大小约3.0cm×3.0cm×3.0cm，剔除包块，颌骨有破坏，包块切面灰白，实性，质韧，选送。

光镜观察：梭形细胞束状、杂乱排列，带状细胞混杂于梭形细胞之间，易见核分裂，胞质内可见纵纹，未见横纹（图10-3-1）。

免疫组织化学染色结果：EMA（－），Desmin（＋），SMA（－），Caldesmon（－），Myogenin（＋），MyoD1（＋），CD34（－），S-100（－），CD99（＋），TLE1（＋），STAT6（－），P53（＋），P16（＋），Ki-67（＋，60%）。

病理诊断：左下颌骨间叶组织肿瘤，细胞丰富，梭形，异型性，易见核分裂（4~7个/高倍视野）。结合形态学及免疫组织化学染色结果，支持为肌源性肉瘤，高级别，符合横纹肌肉瘤。FNCLCC评分：2级。

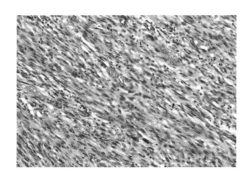
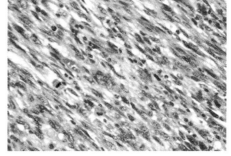

A. HE，×200　　　　　　　　B. HE，×400

图10-3-1　横纹肌肉瘤病例

二、恶性淋巴瘤

恶性淋巴瘤（malignant lymphoma，ML）是原发于淋巴结和结外淋巴组织的免疫细胞恶性肿瘤。现简要介绍口腔颌面部较常见或有某些特征的几种恶性淋巴瘤。

（一）弥漫性大B细胞淋巴瘤

弥漫性大B细胞淋巴瘤（diffuse large B-cell lymphoma，DLBCL）是由大或中等大小的B淋巴细胞构成的肿瘤，为最常见的B细胞淋巴瘤。

1. 临床要点。

（1）老年人好发，男性较女性稍多见。

（2）淋巴结内和结外均可发，超过40%的病例原发于结外，最常见的结外区域为胃肠道，口腔颌面部发病多见于舌根。

（3）表现为单个或者多个淋巴结或者结外部位有迅速长大的肿块。

（4）弥漫性大B细胞淋巴瘤属于侵袭性淋巴瘤，但采用联合化疗有治愈的可能性。肿瘤增殖率高，则预后差。Bcl-2（＋）、P53（＋）是预后不好的指标。

2. 病理学特征。

（1）肉眼观察：淋巴结肿大，切面均质，鱼肉状，可有出血和坏死。

（2）光镜观察：

1）淋巴结结构或结外组织被弥漫性的淋巴组织取代。

2）结外弥漫性大B细胞淋巴瘤常形成瘤块，伴或不伴有纤维化。

3）滤泡间区可见累及部分淋巴结，但累及淋巴窦不常见。

4）淋巴结周围组织常有浸润，可见宽窄不一的硬化性纤维条带。

5）免疫组织化学染色结果：肿瘤细胞表达广泛的B细胞抗原标记，50%～70%的病例表达免疫球蛋白表面和（或）胞质抗原。

【病例】

患者女，64岁，发现右颌下包块1个月。

专科检查：面型不对称，右颌下较左侧肿大。右颌下可见一包块，表面皮肤正常。右颌下可扪及2.0cm×2.0cm的包块，表面光滑，活动度可。张口度可，开口型不偏。24牙缺失，35～37牙固定义齿修复，46～47牙种植桩。

辅助检查：彩超示，右颌下腺实性占位。混合瘤？其他？

临床诊断：面部肿物。

肉眼观察：腺体及包块组织1个，总体积约5.0cm×3.0cm×2.8cm，包块大小约2.5cm×2.5cm×2.3cm，有包膜，切面灰白，质韧，腺体片切，未见明确病变。

光镜观察：正常组织被弥漫性的淋巴组织取代，肿瘤细胞大小不一，部分胞核呈泡状，核膜核仁清晰，核分裂像易见（图10-3-2）。

免疫组织化学染色结果：CD20（+），CD79a（+），CD3（-），CD10（-），Bcl-6（+），Mum-1（+），Cyclin D1（-），CD21（-），PD1（+，>80%），CD30（-），CD5（-），Bcl-2（+，>80%），C-MYC（+，40%~50%），P53（+，40%~50%），Ki-67（+，80%）。原位杂交EBER1/2（-）。基因重排（PCR+GENESCAN）检测：查见IgH克隆性扩增峰，未查见IgK扩增峰。

病理诊断：右颌下非霍奇金淋巴瘤，为侵袭性B细胞淋巴瘤，符合弥漫性大B细胞淋巴瘤（WHO，侵袭性，高增殖活性），Hans分类提示多为非生发中心B细胞来源，且为Bcl-2及C-myc双表达。

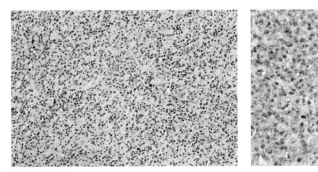 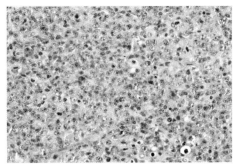

A. HE, ×200   B. HE, ×400

图10-3-2　弥漫性大B细胞淋巴瘤病例

（二）黏膜相关淋巴组织结外边缘区B细胞淋巴瘤

黏膜相关淋巴组织结外边缘区B细胞淋巴瘤（extranodal marginalzone B-cell lymphoma of mucosa-associated lymphoid tissue，MALT lymphoma）是一种由多种形态不同的小B细胞构成的结外淋巴瘤。

1. 临床要点。

（1）中老年多见，男女比例约为（1~2）：3。

（2）头颈部是黏膜相关淋巴组织结外边缘区B细胞淋巴瘤较为常见的发生部位，常累及唾液腺组织。

（3）口腔颌面部发生的黏膜相关淋巴组织结外边缘区B细胞淋巴瘤最常见的症状是腮腺区无痛性缓慢生长肿块。舍格伦综合征患者出现唾液腺区肿块是淋巴瘤变的高风险因素。

2. 病理学特征。

（1）肉眼观察：淋巴结肿大，切面灰黄、灰白，质地较细腻，鱼肉状。

（2）光镜观察：

1）肿瘤细胞沿滤泡周围浸润性生长，形成边缘区分布，然后扩展至滤泡套区，在边缘带扩散，形成融合的区域，取代部分或全部滤泡。

2）在腺体组织中腺上皮常被散在或聚集成团的淋巴瘤细胞破坏，形成淋巴上皮病变（指由3个或3个以上的边缘区细胞在腺体内聚集成团，常伴有上皮细胞嗜碱性变）。

3）肿瘤细胞可为小细胞、边缘区细胞（中心细胞样细胞）、单核样细胞，常混有散在的免疫母细胞和中心母细胞样细胞。

4）免疫组织化学染色结果：肿瘤细胞表达全B细胞抗原如CD19、CD20、CD79a、Bcl-2、PAX5，不表达CD5、CD10、CD23和CyclinD1，Ki-67指数不高。

【病例】

患者女，70岁，发现吞咽梗阻2年，声音嘶哑1年。

专科检查：面型对称，张口度、开口型正常。右舌根可见一直径约3.0cm的肿物，后界不可见，包块表面光滑，边界较清，质较软，不可活动，触之无疼痛。舌体感觉及运动未见明显异常。右耳前可触及一包块，直径约0.5cm，质硬，不可活动，患者张口时有牵扯痛。双侧颌下及颈部未触及明显肿大淋巴结。

辅助检查：①耳鼻咽喉镜检查示，咽喉部黏膜慢性充血，舌根局部肿胀，舌根囊肿？②喉咽CT示，舌根部见不规则片条软组织密度影，边界不清，密度欠均匀，相应层面咽侧、后壁不均匀增厚，增强明显强化，考虑占位病变。③病理报告："舌根部"黏膜慢性炎症，淋巴组织增生。

临床诊断：右舌根肿物（淋巴瘤？）。

肉眼观察：灰白带黏膜的舌体组织1个，总体积约6.5cm×5.5cm×4.0cm，切面灰白，实性，质中。

光镜观察：黏膜下见大量淋巴组织增生，其中查见上皮团块，肿瘤细胞是小到中等细胞，核轻微不规则，染色质中等，核仁不明显，近似中心细胞，胞质相对丰富、淡染（图10-3-3）。

免疫组织化学染色结果：上皮细胞PCK（+），P63（+）；增生的淋巴样细胞CD20（+），CD79（+），CD3（-），CD5（-），CyclinD1（-），CD43（-），CD23（-），CD10（-），IgG4（-），CD138（-），Ki-67/MIB-1（+，10%~20%，部分区域40%~50%）。滤泡树突状细胞CD23（+）。EBER1/2-ISH（-）。基因重排检测（GENESCAN）：查见IgH、IgK克隆性扩增峰。

病理诊断：右舌根非霍奇金淋巴瘤，B细胞淋巴瘤；首先考虑惰性小B细胞淋巴瘤，符合MALT淋巴瘤伴浆细胞分化。

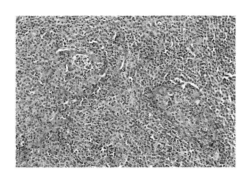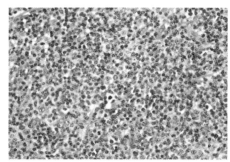

A. HE，×200   B. HE，×400

图10-3-3　黏膜相关淋巴组织结外边缘区B细胞淋巴瘤病例

（三）结外NK/T细胞淋巴瘤（鼻型）

结外NK/T细胞淋巴瘤（鼻型）（extranodal NK/T cell lymphoma，nasal type）是由NK细胞或T细胞构成的结外淋巴瘤。

1. 临床要点。

（1）几乎只发生于成年人，男性居多。

（2）鼻和腭部是最常见的部位，与EB病毒感染相关。

（3）典型表现是溃疡，组织坏死，形成洞穿性缺损，有恶臭。

2. 病理学特征。

（1）光镜观察：

1）常有显著坏死，肿瘤细胞常呈弥漫性浸润，异形淋巴细胞常侵犯血管壁，引起血管壁纤维素样坏死，或管腔内血栓形成引起血管阻塞，导致凝固性坏死。

2）肿瘤细胞形态很广泛。肿瘤细胞小、中等大，间杂大细胞，混合有浆细胞、免疫母细胞、嗜酸性粒细胞、小淋巴细胞和组织细胞，类似炎症性病变。

3）肿瘤细胞核多不规则，染色质颗粒状，体积较大的细胞核呈泡状，核仁不显著或有小核仁，胞浆淡染至透亮。

4）免疫组织化学染色结果：肿瘤细胞CD56、CD3-epsilon、CD2阳性；细胞毒颗粒蛋白，如颗粒酶B、穿孔素、TIA-1阳性；原位杂交EB病毒检测阳性，其他T细胞和NK细胞相关抗原阴性。

【病例】

患者男，38岁，双唇反复肿胀2$^+$年。

专科检查：右唇周皮肤、双唇发红肿胀明显，扪质韧，上唇中线两侧黏膜组织增生，中线凹陷处基底黏膜完整，上唇右份内侧黏膜组织增生，间杂多处疱破后融合的不规则糜烂面及散在针尖大小疱破糜烂面；右侧翼下颌皱襞上份见一直

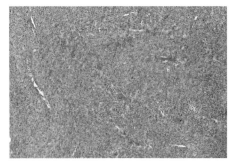

径2mm的溃疡面；唇周皮肤可见散在疱破结痂面；舌背丝状乳头增生，中份见极浅淡沟纹，额纹、鼓腮、吹气未见明显异常，右侧鼻唇沟较左侧变浅。

临床诊断：肉芽肿性唇炎？复发性阿弗他溃疡，复发性单纯疱疹。

肉眼观察：灰红软组织1个，总体积约1.0cm×0.9cm×0.8cm，质软。

光镜观察：淋巴组织增生性病变，伴坏死溃疡形成，浸润的淋巴细胞中等大小，细胞核形不规则，可见核分裂，异形淋巴细胞侵犯血管壁（图10-3-4）。

免疫组织化学染色结果：CD20（-），CD3（+），CD5（-），CD30（部分+），CD56（+），GB（部分+），TIA-1（-），CD43（+），MPO（-），CD117（-），Ki-67/MIB-1（+，60%）。EBER1/2-ISH：（+，30%，>150个/高倍视野）。

病理诊断：右口角EB病毒相关淋巴组织增生性疾病，符合结外NK/T细胞淋巴瘤（鼻型），侵袭性。

A．HE，×100　　　　　　　　　　　B．HE，×400

图10-3-4　结外NK/T细胞淋巴瘤（鼻型）病例

三、口腔转移性肿瘤

口腔转移性肿瘤是原发于身体其他部位的恶性肿瘤转移至口腔软组织或颌骨内，约占口腔恶性肿瘤的1%。其重要意义在于有时身体其他处的原发肿瘤没有症状也未被发现，而首先在口腔内发现转移瘤，进一步追查才找出肿瘤的原发部位。

（一）临床要点

1．最常见部位为附着龈，其次是舌。

2．口腔转移性肿瘤一般发生于中老年人。

3．性别不同，口腔移性肿瘤的原发部位不同。男性分别是肺、肾、肝、前列腺，女性则分别为乳腺、生殖器、肾、结肠/直肠。

4．口腔转移性肿瘤的临床表现与转移部位有关。牙龈转移灶早期表现类似牙龈增生性或反应性病变，如化脓性肉芽肿、巨细胞肉芽肿和纤维性龈瘤等。伴有颌骨转移时则表现为肿胀、疼痛、麻木和牙齿松动，而且多见于下颌骨。值得注意的是转移性绒毛膜癌，常出现反复出血，甚至出血不止的症状，与妊娠性牙龈瘤临床表现相似。

（二）病理学特征

口腔转移性肿瘤的来源及组织学类型多种多样，最多见的是腺癌。这些肿瘤的组织学改变与口腔常见的唾液腺肿瘤相似。

【病例】

患者男，57岁，右颌下无痛性包块缓慢生长2年。

专科检查：面型对称，张口度、开口型正常。右颌下、颈上区可触及一包块，大小约4.0cm×2.5cm，质硬，边界较清，活动度欠佳，无明显触压痛。双侧颌下及颈部未触及明显肿大淋巴结。

辅助检查：彩超示，右颌下腺实质边缘有弱回声团，大小约3.6cm×2.6cm，形态规则，其内可见较丰富的血流信号。

临床诊断：右颈上区包块：神经鞘瘤？

肉眼观察：灰红包块1个，大小约4.0cm×4.0cm×3.0cm，似有包膜，切面灰白、实性，质中。

光镜观察：肿瘤由增生的乳头状上皮构成，其间可见甲状腺滤泡样结构，腔内充满了嗜酸性胶质，肿瘤细胞胞质丰富，核呈磨玻璃样，可见咖啡豆样核（图10-3-5）。

免疫组织化学染色结果：CK19（+），Galectin3（+），HBME-1（+），TG（+），Ki-67（+，3%）。BRAF/PCR：检出*BRAF*基因15号外显子点突变（V600E），检出*TERT*基因启动子228位点突变，未检出250位点突变。

病理诊断：右颈上区乳头状癌。

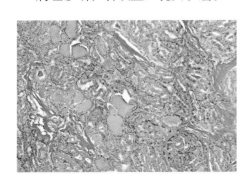
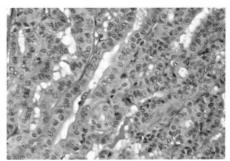

A. HE，×100　　　　　　　　　　B. HE，×400

图10-3-5　乳头状癌转移病例

（唐月阳　池彦廷）

第十章 / 口腔软组织和淋巴造血系统肿瘤与瘤样病变

281

［1］Yıldırım C，Zerener T，Sencimen M.Congenital gingival granular cell tumor：a case report［J］.J Dent（Shiraz），2017，18（1）：70-72.

［2］Rachel C，Perez M C N.Congenital granular cell epulis［J］.Arch Pathol Lab Med，2014，138（1）：128-131.

［3］Son H Y，Kim J P，Ko G H，et al.Lingual squamous cell carcinoma surrounded by granular cell tumor［J］.Chonnam Med J，2012，48（1）：65-68.

［4］Giuliani M，Lajolo C，Pagnoni M，et al. Granular cell tumor of the tongue （Abrikossoff 's tumor）：a case report and review of the literature［J］.Minerva Stomatol，2004，53（7-8）：465-469.

［5］Hiroshi Y，Akihiro K，Yoshihide O，et al.Schwannoma of the mental nerve：usefulness of preoperative imaging：a case report.［J］.Oral Surg Oral Med Oral Pathol Oral Radiol Endod，2004，97（1）：126.

［6］方琼，杨邵东，蒋方艳，等.口腔黏膜疣状黄瘤35例临床病理分析［J］.临床口腔医学杂志，2015，31（7）：426-428.

［7］赵新，张翠翠，王建广，等.头颈部嗜酸性淋巴肉芽肿14例临床分析［J］.中华口腔医学研究杂志（电子版），2014，8（1）：23-27.

［8］Antonescu C R，Suurmeijer A J H，Lei Z，et al.Molecular characterization of inflammatory myofibroblastic tumors with frequent ALK and ROS1 gene fusions and rare novel RET rearrangement.［J］.Am J Surg Pathol，2015，39（7）：957-967.

［9］哈正蓬，罗丕福，廖昆玲，等.儿童ALK阴性的左肺炎性肌纤维母细胞肿瘤1例［J］.诊断病理学杂志，2021，28（9）：789-790.

［10］Mentzel T，Dry S，Katenkamp D.Low-grade myofibroblastic sarcoma：analysis of 18 cases in the spectrum of myofibroblastic tumors［J］.Am J Surg Pathol，1998，22（10）：1228-1238.

［11］Córdoba R S M，Inarejos C E J. Childhood rhabdomyosarcoma［J］. Radiologia，2016，58（6）：481-490.

［12］Schoofs G，Braeye L，Vanheste R.Hepatic rhabdomyosarcoma in an adult：a rare primary malignant liver tumor.case report and literature review［J］.Acta Gastroenterol Belg，2011，74（4）：576-581.

［13］刘运岭.牙龈转移癌诊治分析［J］.中国实用医药，2006（2）：1-2.

［14］周萍，朱正龙，吴敢峰，等.口腔转移癌2例临床病理分析及文献复习［J］.临床口腔医学杂志，2012，28（7）：418-420.